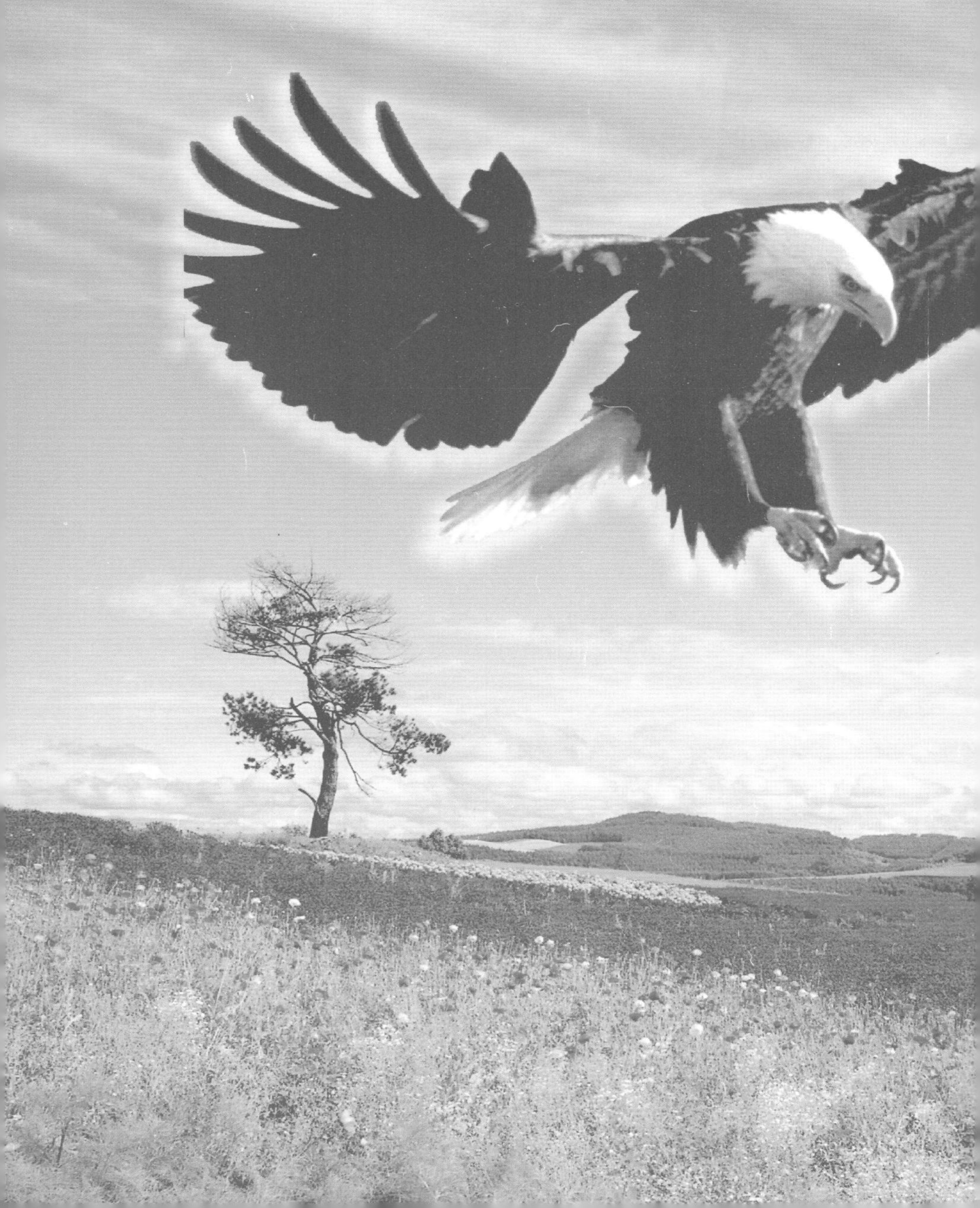

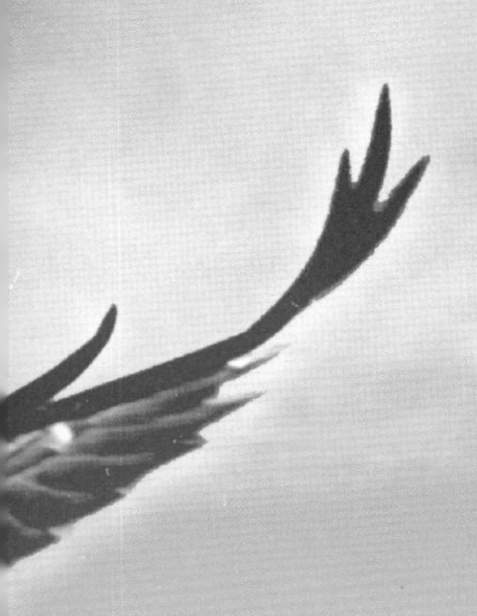

大展好書　好書大展

品嘗好書　冠群可期

中醫經典古籍 1

《儒門事親》點校

原著　（金）張從正
編選　余瀛鰲　林　菁　田思勝等

大展出版社有限公司

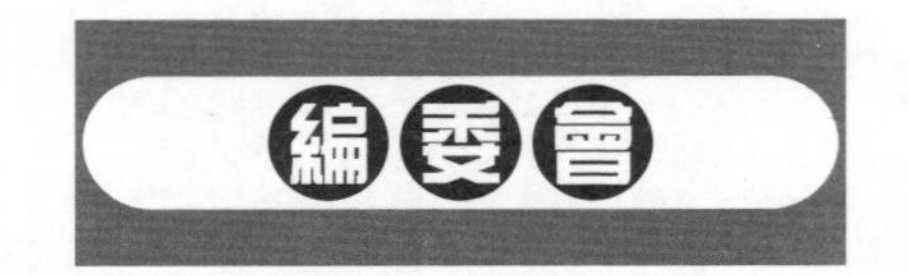
編委會

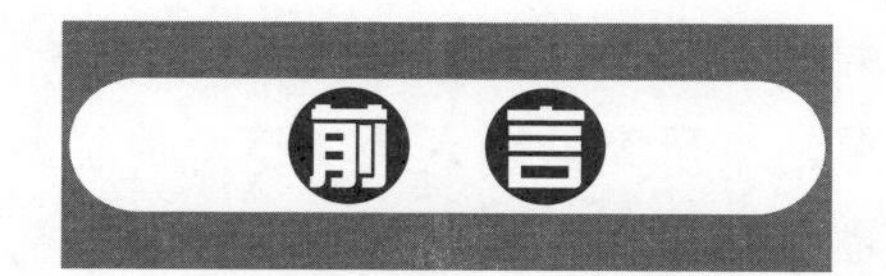

前言

半個多世紀以來，中醫研究的內容與方法有了長足的發展，有些學者將其分為五個方面：

1. 文獻研究

從上世紀50年代至60年代中期，對中醫古代醫籍進行了大量的收集、保存、點校、註釋、語釋、影印和出版。這一階段的文獻整理研究，給21世紀的中醫作了「留種」的工作。

2. 理論研究

上世紀50年代以來，由衛生部和教育部門組織、許多院校集體編寫了高等中醫院校統編教材。從1958年到上世紀末，共編寫了六版教材，對中醫基礎理論進行了系統的闡釋。幾十年來，一代又一代的中醫學子，主要就是靠這套教材學習中醫。

3. 臨床研究

集中在對證的研究（證本質、證候學），再如辨證論治的規範化研究、中醫病名研究、治則治法研究、方藥研究等，都具有一定規模和影響。

4. 多學科研究

從古代哲學角度研究中醫，如周易與中醫、道學與中醫；有的從哲學方法論、控制論、訊息論、系統論、生物全息理論等解釋中醫理論。還有的從天文學、氣象學、太陽黑子活動週期來研究五運六氣；還有的從數學研究製作五行的數學模型等。

5. 實驗研究

採用西醫的若干理論指標分析驗證中醫藥的療效，如清熱解毒、養陰生津方藥對一些傳染病、感染性疾病的療效；通裏攻下方藥對某些急腹症的療效；活血化瘀方藥對冠心病的療效等。在實驗結果比照基礎上進一步深入到探討八綱辨證的病理解剖學基礎等，從早期的抑菌抑毒實驗，到多方法、多層面、分子水平上更為微觀的研究，對中醫藥理論和臨床方藥機理的探討，採用了另一條途徑和方法。

從內容上看，這些研究工作，對某一理論、某些具體的理法方藥的理論研究較多，從整體研究和構建中醫學理論體系者少；從發展趨勢上，以現代醫學思路和方法指導者越來越多，以中醫理論自身發展規律研究者少，從中醫學之所以能悠久不衰的實踐根基入的更少。

近年來，許多年輕學生和初涉臨床工作的年輕學生，提出閱讀古籍，結合臨床實用，感到無從下手，在古今結合、理論與實踐結合、書本與臨床結合上有許多不便。有鑒於此，立足在不僅是給古醫籍點校做一番「整容」，而且是根據古籍的基礎，在臨床研究與實踐上，做些印證的檢索和說明，第一是對古籍保護、流傳有所促進，第二為初涉臨者和青年中醫學生提供深入研究的一些線索，這也是一種嘗試，這種嘗試，對於繁榮中醫文獻，也許有一定益處。

中國出版工作者協會國際合作出版促進委員人會研究中心與遼寧科技出版社自2003年便開始組織中國中醫科學院（原中國中醫研究院），山東、江蘇、山西、湖南、四川中醫文獻研究、臨床教學人士就此項目展開點校、評注和補綴工作，歷時兩年有餘，始見端倪。寄望叢書，能對後學有所裨益。

編著者

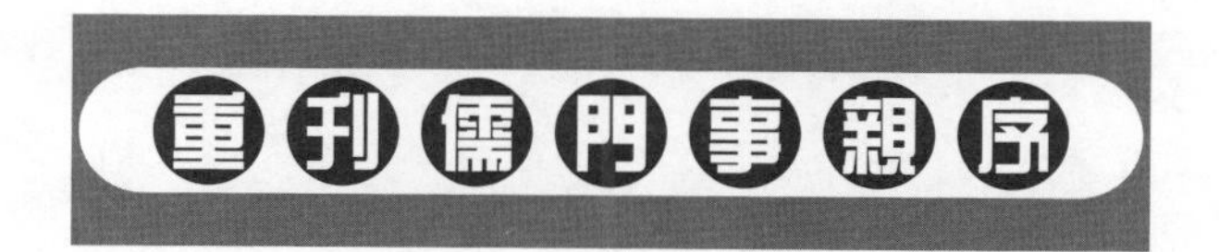

是書也，戴人張子和專為事親者著。論議淵微，調攝有法。其術與東垣、丹溪並傳。名書之意，蓋以醫家奧旨，非儒不能明；藥品酒食，非孝不能備也。故曰：為人子者，不可不知醫。

予幼失怙，慈親在堂，逾七望八，滫髓既具，未嘗不防以藥物。每慮當有所饋，委之時醫，恐為盡道之累。將欲遍閱方書，諸家著述繁雜，竊為是皇皇者數載矣。近得是書，如獲寶璐，執是以證，何慮臆說之能惑，惜其板久失，傳本多亥豕之訛，因付儒醫聞忠較訂鋟梓，與世之事親者共云。

嘉靖辛丑三月戊子復元道人邵輔序

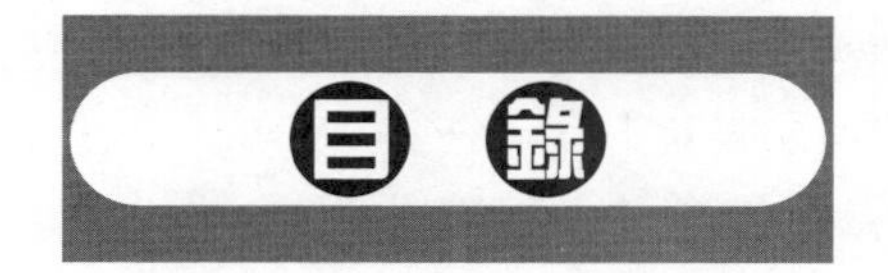

《儒門事親》評述……21
卷之一……27
七方十劑繩墨訂一……27
指風痺痿厥近世差互說二……33
立諸時氣解利禁忌式三……41
瘧非脾寒及鬼神辨四……45
小兒瘡疱丹熛癮疹舊蔽記五……47
證婦人帶下赤白錯分寒熱解六……50
霍亂吐瀉死生如反掌說七……53
目疾頭風出血最急說八……56
過愛小兒反害小兒說九……59
服藥一差轉成他病說十……62
卷之二……66
偶有所遇厥疾獲瘳記十一……66
攻裏發表寒熱殊塗箋十二……69
汗下吐三法該盡治病詮十三……72
凡在上者皆可吐式十四……75
凡在表者皆可汗式十五……79
凡在下者皆可下式十六……83

推原補法利害非輕說十七……88
證口眼喎斜是經非竅辨十八……92
疝本肝經宜通勿塞狀十九……95
五虛五實攻補懸絕法二十……101
卷之三……104
喉舌緩急砭藥不同解二十一……104
五積六聚治同鬱斷二十二……107
斥十膈五噎浪分支派疏二十三……110
飲當去水溫補轉劇論二十四……113
嗽分六氣毋拘以寒述二十五……115
九氣感疾更相為治衍二十六……119
三消之說當從火斷二十七……125
蟲䘌之生濕熱為主訣二十八……130
補論二十九……134
水解三十……138
卷之四……140
風一……140
暑二……140
濕三……141
火四……141
燥五……142
寒六……142
解利傷寒七……142
中風八……144
臨床新用……144
痺九……147
臨床新用……147
痿十……149
厥十一……150
癇十二……150
瘧十三……151
泄痢十四……151
疳利十五……152
臟毒下血十六……152
下利膿血十七……152

臨床新用……153
水泄不止十八……154
痔漏腫痛十九……155
臨床新用……155
霍亂吐瀉二十……157
大便澀滯二十一……157
臨床新用……158
五種淋瀝二十二……158
臨床新用……159
酒食不消散二十三……161
酒食所傷二十四……161
沉積水氣二十五……161
諸積不化二十六……162
骨蒸熱勞二十七……162
臨床新用……163
虛損二十八……164
上喘中滿二十九……164
一切涎嗽三十……164
咳嗽三十一……165
臨床新用……165
欬逆三十二……167
風痰三十三……167
咯血衄血嗽血三十四……167
臨床新用……167
消渴三十五……169
臨床新用……169
雷頭三十六……170
臨床新用……170
頭痛不止三十七……172
兩目暴赤三十八……173
臨床新用……173
目腫三十九……174
病目經年四十……174
風衝泣下四十一……174
臨床新用……175
風蛀牙疼四十二……176
口瘡四十三……176
臨床新用……176
喉閉四十四……177
臨床新用……177
癭四十五……178
臨床新用……179
背疽四十六……180
臨床新用……181
瘰癧四十七……182
臨床新用……182
便癰四十八……185
臨床新用……185
惡瘡四十九……187
下疳五十……187

臨床新用……187
卷之五……189
瘡瘍瘤腫五十一……189
臨床新用……189
瘡腫丹毒五十二……191
凍瘡五十三……191
金瘡五十四……192
誤吞銅鐵五十五……192
魚刺麥芒五十六……193
蛇蟲所傷五十七……193
臨床新用……194
杖瘡五十八……195
禁蠍五十九……195
落馬墜井六十……195
婦人月事沉滯六十一……195
臨床新用……196
血崩六十二……197
臨床新用……197
腰胯疼痛六十三……199
頭風眩運六十四……200
經血暴下六十五……200
臨床新用……200
赤白帶下六十六……201
臨床新用……202
月事不來六十七……203
臨床新用……204
婦人無子六十八……205
臨床新用……205
小產六十九……207
臨床新用……207
大產七十……208
產後心風七十一……208
乳汁不下七十二……209
臨床新用……209
產後潮熱七十三……210
乳癰七十四……210
臨床新用……210
雙身大小便不利七十五……211
雙身病瘧七十六……211
雙身傷寒七十七……212
身重喑啞七十八……212
懷身入難七十九……212
眉煉八十……212
牙疳八十一……213
夜啼八十二……213
臨床新用……213
丹瘤八十三……214
臨床新用……214
疳眼八十四……215
身瘦肌熱八十五……215

臨床新用……216
大小便不利八十六……217
臨床新用……217
久瀉不止八十七……218
通身浮腫八十八……219
臨床新用……219
發驚潮搐八十九……221
拗哭不止九十……222
身熱吐下九十一……222
風熱涎嗽九十二……222
臨床新用……222
水瀉不止九十三……223
臨床新用……224
瘡疥風癬九十四……227
臨床新用……227
甜瘡九十五……228
白禿瘡九十六……228
瘧疾不癒九十七……228
腰痛氣刺九十八……229
赤瘤丹腫九十九……229
臨床新用……229
瘡疱癮疹一百……230
卷之六……232
【風 形】……232
因驚風搐一……232
風搐反張二……233
飧泄三……233
臨床新用……234
因風鼻塞四……235
臨床新用……235
風痰五……236
癩六……237
手足風裂七……238
胃脘痛八……238
臨床新用……238
搐搦九……240
面腫風十……241
驚風十一……241
臨床新用……241
風溫十二……242
風水十三……242
臨床新用……243
小兒風水十四……245
臨床新用……246
腎風十五……247
勞風十六……248
中風十七……248
【暑 形】……248
中暑十八……248
瘖瘧十九……249

【火　形】……249
馬刀二十……249
項瘡二十一……250
代指痛二十二……250
瘰癧二十三……251
咽喉腫塞二十四……251
舌腫二十五……251
腰胯痛二十六……252
狂二十七……252
臨床新用……253
痰厥二十八……254
臨床新用……255
滑泄乾嘔二十九……255
笑不止三十……256
膈食中滿三十一……256
目盲三十二……257
臨床新用……257
小兒悲哭不止三十三……259
小兒手足搐搦三十四……259
目赤三十五……259
【熱　形】……260
沙石淋三十六……260
膏淋三十七……261
二陽病三十八……262
小兒面上赤腫三十九……262
頭熱痛四十……262
勞嗽四十一……262
勞嗽咯血四十二……263
吐血四十三……264
臨床新用……264
嘔血四十四……266
因藥燥熱四十五……267
肺癰四十六……267
臨床新用……268
痿四十七……270
口瘡四十八……270
虛勞四十九……270
心痛五十……271
傷寒極熱五十一……271
失笑五十二……272
赤目五十三……272
目睘五十四……272
疱後嘔吐五十五……273
熱厥頭痛五十六……273
產前喘五十七……274
血崩五十八……274
婦人二陽病五十九……274
月閉寒熱六十……275
惡寒實熱六十一……275
遇寒手熱六十二……276

嘔逆不食六十三……276
痓瘛六十四……277
牙痛六十五……277
淋六十六……277
口臭六十七……277
臨床新用……278
【濕　形】……279
疝六十八……279
水疝六十九……279
留飲七十……279
黃疸七十一……280
黃病七十二……281
病發黃七十三……281
臨床新用……281
水腫七十四……283
湧水七十五……283
停飲腫滿七十六……284
濕痺七十七……284
臨床新用……286
屈膝有聲七十八……287
白帶七十九……288
濕嗽八十……288
瀉兒八十一……288
濕癬八十二……289
臨床新用……290
濕䘌瘡八十三……291
泄瀉八十四……292
洞泄八十五……292
大便少而頻八十六……293
暑泄八十七……294
腹滿面腫八十八……294
卷之七……295
【燥　形】……295
臂麻不便八十九……295
大便燥結九十……295
孕婦便結九十一……296
偏頭痛九十二……297
腰胯痛九十三……298
【寒　形】……299
因寒腰強不能屈伸九十四……299
寒疝亦名水疝九十五……300
感風寒九十六……301
凍瘡九十七……301
寒痰九十八……302
瀉利惡寒九十九……302
【內　傷　形】……302
因憂結塊一百……302
病怒不食一百一……303
不寐一百二……303

臨床新用……304
驚一百三……306
兒寐不寤一百四……306
孕婦下血一百五……307
臨床新用……307
收產傷胎一百六……308
懷恐脅痛一百七……309
背疽一百八……310
肺癰一百九……310
咽中刺塞一百十……310
誤吞物咽中一百十一……311
腸澼下血一百十二……311
水腫睾丸一百十三……312
臨床新用……312
伏驚一百十四……313
【外 傷 形】……314
孕作病治一百十五……314
杖瘡一百十六……314
落馬發狂一百十七……315
犬傷脛腫一百十八……315
足閃肭痛一百十九……316
膝肭跛行一百二十……316
杖瘡入水一百二十一……317
卷之八……318
【內 積 形】……318
傷冷酒一百二十二……318
心下沉積一百二十三……318
茶癖一百二十四……319
腹脹水氣一百二十五……319
痃氣一百二十六……319
胸膈不利一百二十七……320
冷疾一百二十八……320
積塊一百二十九……321
肥氣積一百三十……321
伏瘕一百三十一……321
停飲一百三十二……322
臨床新用……322
積氣一百三十三……326
沉積疑胎一百三十四……327
是胎非積一百三十五……327
【外 積 形】……328
瘤一百三十六……328
膠瘤一百三十七……328
癭一百三十八……328
痔一百三十九……329
卷之九……330
誤中湧法……330
誤中寒涼……331

臨變不惑……331
當禁不禁……332
不忌反忌……333
高技常孤……334
群言難正……335
病人負德 癒後吝財……336
同類妒才 群口誣戴人……337
卷之十……338
四因氣動……339
風木鬱之病……340
暑火鬱之病……340
濕土鬱之病……340
燥金鬱之病……340
寒水鬱之病……341
初之氣……341
二之氣……341
三之氣……341
四之氣……341
五之氣……342
終之氣……342
風木肝酸 達針……342
暑火心苦 發汗……342
濕土脾甘 奪針……342
燥金肺辛 清針……343
寒水腎鹹 折針……343
大寒子上初之氣……343
春分卯上二之氣……343
小滿巳上三之氣……344
大暑未上四之氣……344
秋分酉上五之氣……344
小雪亥上終之氣……345
肝之經足厥陰風乙木……345
膽之經足少陽風甲木……345
心之經手少陰暑丁火……346
小腸經手太陽暑丙火……346
脾之經足太陰濕己土……346
胃之經足陽明濕戊土……346
心包絡手厥陰為母血……347
三焦經手少陽為父氣……347
大腸經手陽明燥庚金……347
肺之經手太陰燥辛金……347
腎之經足少陰寒癸水……348
膀胱經足太陽寒壬水……348
六門病證藥方……349
《內經》濕變五泄……350
《金匱》十全之法……351
《金匱》十全五泄法後論……353
卷之十一……356
風論……356
論火熱二門……360

濕熱門……364
風門……365
濕門……372
寒門……373
內傷……373
外傷治法……374
婦人風門……375
火類門……375
濕門……378
寒門……378
半產……378
小兒風門……379
二火類……380
卷之十二……383
吐劑……383
汗劑……385
下劑……386
風門……392
暑門　瘧附……395
濕門　嗽附……397
火門……399
燥門……401
寒門……402
兼治於內者……404
兼治於外者……405
獨治於內者……405
獨治於外者……408
調治……412
卷之十三·劉河間先生三消論……415
劉河間先生三消論因在前，此書未傳於世，恐為沈沒，故刊而行之。……415
卷之十四·治法心要……430
扁鵲華佗察聲色定死生訣要……430
診百病死生訣第七……433
病機……438
標本運氣歌……439
辨十二經水火分治法……439
治病……440
六陳……440
十八反……440
運氣歌……440
五不及……441
斷病人生死……441
四因……441
五苦六辛……442
卷之十五……443
瘡瘍癰腫第一……443

口齒咽喉第二……………456
目疾證第三………………458
頭面風疾第四……………463
解利傷寒第五……………466
諸腰腳疼痛第六…………467
婦人病證第七……………467
咳嗽痰涎第八……………470
心氣疼痛第九……………472
小腸疝氣第十……………473
腸風下血第十一…………474
小兒病證第十二…………477
破傷風邪第十三陰毒傷寒亦附於此……………479
諸風疾證第十四…………480
水腫黃疸第十五…………484
下痢泄瀉第十六…………485
諸雜方藥第十七…………486
辟穀絕食第十八…………488
儒門事親後序跋……………………………491

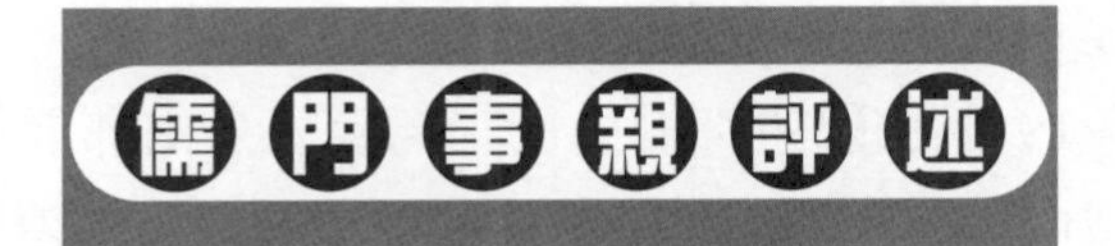

張從正，字子和，號戴人，金代睢州考城（河南省蘭考縣）人，因久居宛丘（今河南淮陽一帶），故亦有張宛丘之稱。約生活於公元1158年～1228年。其幼承家學，隨父習醫，青年時任過軍醫，晚年曾在太醫院供職。其學遠則取法於《素問》、《難經》、《傷寒論》，近則私淑於劉完素。臨床用藥偏於寒涼，自述用河間辛涼之劑四十餘年，論治消渴亦宗劉完素之學，而倡「三消當從火斷說」，但其又不盡同於劉完素。

鑑於當時嗜補之習頗盛，凡治疾病，不問虛實，濫投溫補，以至邪氣稽留，為害甚烈，因而大倡攻邪論，主張「先論攻其邪，邪去而元氣自復」，治病一以汗吐下三法為主要手段，豐富和發展了《內經》的有關理論及方法，被後世尊為攻邪派的宗師。元人張頤齋序《儒門事親》，盛讚其術，謂「南渡以來，宛丘張子和出焉，探歷聖之心，發千載之秘，凡所拯療，如取如攜，識者謂長沙、河間，復生於斯世矣。」清代醫家王士雄亦對其評價甚高，稱「自古以來，善治病者，若如戴人」。

張氏著作唯《儒門事親》一書，共十五卷，所載內容包括了內、外、婦、兒、五官、針灸等各科，集中反映了其獨到的學術思想和豐富的學術經驗。

1. 病由邪生，攻邪已病

（1）**病由邪生**：張從正認為疾病是由邪氣造成的，邪氣或由體外入侵而來，或由體內變化而生，停留於體內而不去，是一切疾病產生的根本原因，正如其所云：「夫病之一物，非人身素有之也。或自外而入，或由內而生，皆邪氣也。天之六氣，風、暑、火、濕、燥、寒；地之六氣，霧、露、雨、雹、冰、泥；人之六味，酸、苦、甘、辛、鹹、淡。」並指出由於邪氣的來源有三，性質各不相同，因而侵犯人體的部位亦有所區別，其云：「故天邪發病，多在乎上；地邪發病，多在乎下；人邪發病，多在乎中。此為發病之三也。」張氏還指出邪氣影響於人體，能否導致疾病，以及致病之後，病情的輕重、預後的好壞、病程的長短等，皆取決於邪氣的盛衰，其云「邪之中人，輕則傳久而自盡，頗甚則傳久而難已，更甚則暴死。」充分反映出張氏重視邪氣的發病學觀點，是對中醫理論的發展。

（2）**治病首當攻邪**：張氏認為疾病的形成、轉歸、預後，既然都繫於邪氣的進退，因此治療疾病便應首先攻擊邪氣，其云：「邪氣加諸身，速攻之可也，速去之可也。」而反對「先固其元氣，元氣實，邪自去」的作法，指出「若先論固其元氣，以補劑補之，真氣未勝，而邪已交馳橫騖而不可制矣。有邪積之人而議補者，皆鯀湮洪水之徒也。」強調早補或誤補易致閉門留寇，使邪氣囂張蔓延，病情加重，故而主張「先論攻其邪，邪去而元氣自復也。」即使有該補之證，也當以攻藥居其先。

(3) **損有餘即補不足**：張氏受《內經》「土鬱奪之」及王冰「奪謂下之，令無壅礙」的啟發，認識到：「《內經》一書，惟以氣血通流為貴，《內經》之所謂下者，乃所謂補也。陳莝去腸胃潔，癥瘕盡而營衛昌，不補之中有真補存焉」。「下中自有補」。這種以瀉為補，寓補於瀉含有辨證法的治療思想，不僅是其重視下法的理論根據，而且亦成為其倡導攻邪、慎於補正的理論基礎，故其指出：「醫之道，損有餘乃所以補其不足也」。

(4) **攻邪應就近而祛之**：張氏認為攻邪宜針對邪氣所犯的部位，因勢利導，分別予以汗、吐、下三法，使邪氣或從外解，或從上湧，或從下瀉，皆就近而祛之，如其云：「處之者三，出之者亦三也。諸風寒之邪，結於皮膚之間，藏於經絡之內，可汗而出之；風痰宿食，在膈或上脘，可湧而出之；寒濕固冷，熱客下焦，在下之病，可瀉而出之」。此亦受到《內經》的影響，如《素問．陰陽應象大論》云「其高者因而越之，其下者引而竭之，其在皮者，汗而發之」。

(5) **反對濫用補法，提倡養生宜食療**：張氏主張「養生當論食補，治病當論藥攻」，故反對濫用補藥，指出「凡藥有毒也，非大毒、小毒謂之毒，雖甘草、苦參不可不謂之毒，久服必有偏勝，氣增而久，夭之由也」。然而，反對濫用，非廢補不用，認為確屬虛勞，應補之得法；認為食補優於藥補，血肉有情之品對身體的補養作用當然優於草根樹皮，宜「以五穀養之，五果助之，五畜益之，五菜充之，相五臟所宜，毋使偏傾可也。」精不足者，補之以味，酸苦甘辛鹹，各補其臟，使病者得進五穀者，真得補之道也。張氏認為應注意飲食的均衡，飲食方面偏嗜也會使機體陰陽失衡，而產生疾病。

2. 攻邪三法

張從正指出：「世人欲論治大病，捨汗、吐、下三法，其餘何足言哉？」故其攻去病邪，亦主要採用汗、吐、下三法。這一作法與《內經》、《傷寒論》的影響分不開，亦與其大倡「三法可兼眾法」有密切的關係。其平生對三法的運用，積累了極為豐富的經驗，他說：「所論三法致精緻熟，有得無失，所以敢為來者言也」。

(1) 汗法：張從正在《凡在表者皆可汗式》中指出，風寒暑濕邪氣在於皮膚之間而尚未深入者，最迅速有效的治法，就是發汗。《素問》有刺熱的方法，開玄府而逐邪氣，與發汗的道理並無一致，但不如用藥發汗收效更速。發汗的方法有多種，不但辛溫可發汗，辛涼亦能發汗，此外還有薰法、導引等。發汗的方法既多，施用的範圍亦較廣，對於汗法的具體運用，張從正認為首要明辨陰陽、表裏、虛實。凡表證如麻黃湯類為表實而設，桂枝湯類為表虛而設。但汗法的實際施用，遠不止此，如飧泄不止，日夜無度，完穀不化，若脈見浮大而長，身表微熱者，都可用汗法還可與吐法、下法先後連用，或者吐法和汗法兼用，如破傷風、驚風、狂、酒病、痺症等，都可隨證情酌於吐下之後繼用汗法，甚至吐汗法並用，至於辛溫發汗與辛涼發汗的分辨，張從正確具有豐富的經驗。他說：「凡解利傷寒時氣疫疾，當先推天地寒暑之理，以人參之，南陲之地多熱，宜辛涼之劑解之；北方之地多寒，宜辛溫之劑解之。」張從正汗法所用的方藥，除辛溫劑概用張仲景麻桂湯方外，辛涼劑則慣用防風通聖散與雙解散。

（2）**吐法**：張從正說：「自胸以上，大滿大實，痰如膠粥，微丸微散，皆兒戲也，非吐病安能出？仲景之言曰：大法春宜吐，蓋春時陽氣在上，人氣與邪氣亦在上，故宜吐也。」從理論上講，病變在胸膈以上，無論其為痰涎、為邪濁、為飲食，用催吐劑因勢利導，使之從上而出，最為捷徑，即「高者越之」之義，這是很可以理解的。張從正對吐法的具體運用，如傷寒頭痛，瓜蒂散；雜病頭痛，蔥白豆豉湯；痰食證，獨聖散加茶末少許；兩脅肋刺痛，獨聖散加全蠍梢等。凡吐至昏眩，不必驚疑，如見頭暈目眩，飲冰水可解，無冰水，亦可用涼水；吐後禁貪食過飽和難以消化的食物，並禁房事和七情刺激。以上方法都是指偏於熱證、實證而言的。

如有下列情況，則禁用吐法：①性情剛暴；②好怒喜淫；③信心不堅；④病勢臨危；⑤老年氣弱；⑥自吐不止；⑦亡陽血虛；⑧諸種血證。

（3）**下法**：張從正認為：脾胃積滯可用攻下法；傷寒大汗後，重複勞發，熱氣不盡者，可下；雜病腹中滿痛不止者，此為內實，可下；傷寒發熱大汗之後，脈沉實，寒熱往來，時時有涎嗽者，可下；目黃九疸食勞，可下；落馬墜井，跌仆損傷，腫發痛，日夜號泣不止者，可下；

杖瘡發作，語言錯亂，時時嘔吐者，可下。至於攻下之方，可用大承氣湯，或用導水丸，或用大柴胡湯加味，或用茵陳蒿湯，或用禹功散，或用神佑丸，總以辨證其或為熱實，或為水實，或為痰實，或為濕積，或為血瘀等之不同，而分別施用。如非實證，則不能任意妄攻，如洞泄寒中，傷寒脈浮，表裏俱虛，心下虛痞，厥而唇青，手足冷，小兒內瀉轉生慢驚，小兒兩目自視，魚口出氣以及十二經敗證等均為禁下之例。

3. 情志療法

張從正治療疾病，不僅善於使用汗、吐、下三法，而且還善於運用情志療法。《內經》曾云：「怒傷肝，悲勝怒；喜傷心，恐勝喜；思傷脾，怒勝思；憂傷肺，喜勝憂；恐傷腎，思勝恐」，指出情志病變的治療，可以根據五行生剋的理論，採取以情勝情的方法。這一獨特的治法，對張從正產生了深刻的影響，他在吸取前人經驗的基礎上，對其作了更為詳盡的闡發，他說：「悲可以治怒，以悲淒苦楚之言感之。喜可以治悲，以謔浪褻狎之言娛之。恐可以勝喜，以恐懼死亡之言怖之。怒可以治思，以污辱欺罔之言觸之。思可以治恐，以慮彼志此之言奪之。」張氏對《內經》「驚者平之」的理論獨具見解。

歷代醫家對此多採用「鎮驚、定神、安志」的治療原則，而張氏卻獨樹一幟提出：「惟習可以治驚，平謂平常也。夫驚以其忽然而遇之也，使習見習聞則不驚矣。」並將這些方法廣泛運用於臨床，取得了極好的療效，值得借鑒和推崇。

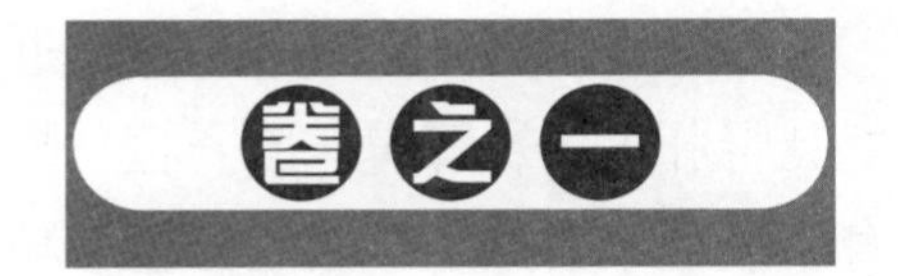

☆☆ 七方十劑繩墨訂一 ☆☆

方有七，劑有十，舊矣。雖有說者，辨其名而已，敢申昔人已創之意而為之訂。夫方者，猶方術之謂也。《易》曰：方以類聚。是藥之為方，類聚之義也。或曰：方謂五方也，其用藥也，各據其方。如東方瀕海鹵斥，而為癰瘍；西方陵居華食，而多贅瘿；南方瘴霧卑濕，而多痺疝；北方乳食，而多臟寒滿病；中州食雜，而多九疸、食癆、中滿、留飲、吐酸、腹脹之病。

蓋中州之地，上之象也，故脾胃之病最多。其食味、居處、情性、壽夭，兼四方而有之。其用藥也，亦雜諸方而療之。如東方之藻、帶，南方之丁、木，西方之薑、附，北方之參、苓，中州之麻黃、遠志，莫不輻輳而參尚。故方不七，不足以盡方之變；劑不十，不足以盡劑之用。劑者，和也。方者，合也。故方如瓦之合，劑猶羹之和也。方不對病則非方，劑不蠲疾則非劑也。七方者，大、小、緩、急、奇、偶、復也；十劑者，宣、通、補、瀉、輕、重、滑、澀、燥、濕也。

夫大方之說有二。有君一臣三位九之大方，有分兩大而頓服之大方。蓋治肝及在下而遠者，宜頓服而數少之大方；病有兼證而邪不專，不可以一二味治者，宜君一臣三佐九之大方。王太僕以人之身三折之，上為近，下為遠。近為心肺，遠為腎肝，中為脾胃。胞、脏、膽亦有遠近。以予觀之，身半以上，其氣三，天之分也；身半以下，其氣三，地之分也；中脘，人之分也。又手之三陰陽，亦天也，其氣高；足之三陰陽，亦地也，其氣下；戊己之陰陽，亦人也，其氣猶中州。故肝之三服，可並心之七服；腎之二服，可並肺之七服也。

小方之說亦有二。有君一臣二之小方，有分兩微而頻服之小方。蓋治心肺及在上而近者，宜分兩微而少服而頻之小方，徐徐而呷之是也。病無兼證，邪氣專，可一二味而治者，宜君一臣二之小方。故腎之二服，可分為肺之九服，及肝之三服也。

緩方之說有五。有甘以緩之之緩方，糖、蜜、棗、葵、甘草之屬是也。蓋病在胸膈，取甘能戀也。有丸以緩之之緩方，蓋丸之比湯散，其氣力宣行遲故也。有品件群眾之緩方，蓋藥味眾，則各不得騁其性也。如萬病丸，七八十味遞相拘制也。有無毒治病之緩方，蓋性無毒則功自緩矣。有氣味薄藥之緩方，蓋藥氣味薄，則長於補上治上，比至其下，藥力已衰。故補上治上，制之以緩。緩則氣味薄也。故王太僕云：治上補上，方若迅急，則上不任而迫走於下。制緩方而氣味厚，則勢與急同。

急方之說有五[1]。有急病急攻之急方，如心腹暴痛，兩陰溲便閉塞不通，借備急丹以攻之。此藥用不宜恆，蓋病不容俟也。又如中風牙關緊急，漿粥不入，用急風散之屬亦是也。有湯散蕩滌之急方，蓋湯散之比丸，下咽易散而施用速也。有藥性有毒之急方，蓋有毒之藥，能上湧下泄，可以奪病之大勢也。有氣味厚藥之急方，藥之氣味厚者，直趣於下而氣力不衰也。故王太僕云：治下補下，方之緩慢，則滋道路而力又微；制急方而氣味薄，則力與緩等。

奇方之說有二。有古之單方之奇方，獨用一物是也。病在上而近者，宜奇方也。有數合陽數之奇方，謂一、三、五、七、九，皆陽之數也。以藥味之數皆單也。君一臣三，君三臣五，亦合陽之數也。故奇方宜下不宜汗。

偶方之說有三。有兩味相配之偶方。有古之複方之偶方，蓋方之相合者是也。病在下而遠者，宜偶方也。有數合陰陽[2]之偶方，謂二、四、六、八、十也，皆陰之數也。君二臣四，君四臣六，亦合陰之數也。故偶方宜汗不宜下。

複方之說有一[3]。方有二方三方相合之複方，如桂枝[4]越婢一湯。如調胃承氣湯方，芒硝、甘草、大黃外，參以連翹、薄荷、黃芩、梔子，以為涼膈散。是本方之外別加餘味者，皆是也。有分兩均劑之複方，如胃風湯各等份是也。以《內經》考之，其奇偶四則，反以味數奇者為奇方，味數偶者為偶方。下復云：汗者不以奇，下者

---

[1] 五：據下文，五疑當作「四」。

[2] 陽：據文義似當作「數」。

[3] 一：〔批〕「一」疑「二」字。

[4] 桂枝：〔批〕「桂枝」下疑當有「二」字。

不以偶。及觀仲景之製方，桂枝湯，汗藥也，反以三味為奇；大承氣湯，下藥也，反以四味為偶。何也？豈臨事制宜，復有增損者乎？考其大旨，王太僕所謂汗藥如不以偶，則氣不足以外發；下藥如不以奇，則藥毒攻而致過。必如此言，是奇則單行，偶則並行之謂也。急者下本易行，故宜單；汗或難出，故宜並。蓋單行則力孤而微，並行則力齊而大。此王太僕之意也。

然太僕又以奇方為古之單方，偶為複方。今此七方之中，已有偶又有複者，何也？豈有偶方者，二方相合之謂也；複方者，二方、四方相合之方歟？不然，何以偶方之外，又有複方者歟？此「複」字，非「重複」之「複」，乃「反覆」之「覆」。何以言之？蓋《內經》既言奇偶之方，不言又有重複之方，惟云：奇之不去則偶之，是謂重方。重方者，即複方也。下又云，偶之不去，則反佐以取之。所謂寒熱溫涼，反從其病也。由是言之，複之為方，反覆，亦不遠《內經》之意也。

所謂宣劑者，俚人皆以宣為瀉劑，抑不知十劑之中，已有瀉劑。又有言宣為通者，抑不知十劑之中，已有通劑。舉世皆曰春宜宣，以為下奪之藥，抑不知仲景曰：大法春宜吐，以春則人病在頭故也。況十劑之中，獨不見湧[1]劑，豈非宣劑即所謂湧劑者乎？《內經》曰：高者因而越之，木鬱則達之。宣者，升而上也，以君召臣曰宣，義或[2]同此。傷寒邪氣在上，宜瓜蒂散。頭痛，蔥根豆豉湯。傷寒懊憹，宜梔子豆豉湯。精神昏憒，宜梔子厚朴湯。自瓜蒂以下，皆湧劑也，乃仲景不傳之妙。今人皆作平劑用之，未有發其秘者。予因發之，然則為湧明矣。故風癇中風，胸中諸實，痰飲寒結胸中，熱蔚化上，上而不下，久則嗽喘、滿脹、水腫之病生焉，非宣劑莫能癒也。

所謂通劑者，流通之謂也。前後不得溲便，宜木通、海金沙、大黃、琥珀、八正散之屬；裏急後重，數至圊而不便，宜通因通用。雖通與瀉相類，大率通為輕，而瀉為重也。凡痺痳蔚滯，經隧不流，非通劑莫能癒也。

所謂補劑者，補其不足也。俚人皆知山藥丸、鹿茸丸之補劑也，然此乃衰老下脫之人，方宜用之。今往往於少年之人用之，其舛甚矣。古之甘乾、甘溫、苦溫、辛溫，皆作補劑，豈獨硫磺、天雄然後為補哉？況五臟各有補瀉，肝實瀉心，肺虛補腎。《經》曰：東方實，西方虛，瀉南方，補北方。大率虛有六：表虛、裏虛、上虛、下虛、陰虛、陽虛。設陽虛則以乾薑、附子，陰虛則補以大黃、硝石。世傳以熱為補，以寒為瀉，訛非一日。豈知酸苦甘辛鹹，各補其臟。《內經》曰：精不足者，補之以味。善用藥者，使病者[3]而進五穀者，真得補之道也。若大邪未去，方滿方悶，心火方實，腎水方耗，而驟言鹿茸、附子，庸詎知所謂補劑者乎！

所謂瀉劑者，泄瀉之謂也。諸痛為實，痛隨利減。《經》曰：實則瀉之。實則散而瀉之。中滿者，瀉之於

---

[1] 湧：作原「通」，十劑中有通，據上下文義當作「湧」，故改。下一「湧」字同。

[2] 或：原作「惑」，〔批〕「惑當作或」。今據四庫本改。

[3] 者：據文義似當作「去」。

內。大黃、牽牛、甘遂、巴豆之屬，皆瀉劑也。惟巴豆不可不慎焉。蓋巴豆其性燥熱，毒不去，變生他疾。縱不得已而用之，必以他藥制其毒。蓋百千證中，或可一二用之。非有暴急之疾，大黃、牽牛、甘遂、芒硝足矣。今人往往以巴豆熱而不畏，以大黃寒而反畏，庸詎知所謂瀉劑者哉！

所謂輕劑者，風寒之邪，始客皮膚，頭痛身熱，宜輕劑。消風散、升麻、葛根之屬也。故《內經》曰：因其輕而揚之。發揚所謂解表也。疥癬痤疿，宜解表，汗以泄之，毒以薰之，皆輕劑也。故桂枝、麻黃、防風之流亦然。設傷寒冒風，頭痛身熱，三日內用雙解散及嚏藥解表出汗，皆輕劑之云爾。

所謂重劑者，鎮縋之謂也。其藥則硃砂、水銀、沉香、水石、黃丹之倫，以其體重故也。久病咳嗽，涎潮於上，咽喉不利，形羸不可峻攻，以此縋之。故《內經》曰：重者，因而減之。貴其漸也。

所謂滑劑者，《周禮》曰：滑以養竅。大便燥結，小便淋澀，皆宜滑劑。燥結者，其麻仁、鬱李之類乎。淋澀者，其葵子、滑石之類乎。前後不通者，前後兩陰俱閉也。此名曰三焦約也。約，猶束也。先以滑劑潤養其燥，然後攻之，則無失矣。

所謂澀劑者，寢汗不禁，澀以麻黃根、防己；滑泄不已，澀以荳蔻、枯白礬、木賊、烏魚骨、罌粟殼。凡酸味亦同乎澀者，收斂之意也。喘嗽上奔，以齏汁、烏梅煎。寧肺者，皆酸澀劑也。然此數種，當先論其本，以攻去其邪，不可執一以澀，便為萬全也。

所謂燥劑者，積寒久冷，食已不飢，吐利腥穢，屈伸不便，上下所出水液，澄澈[1]清冷，此為大寒之故。宜用乾薑、良薑、附子、胡椒輩以燥之。非積寒之病，不可用也。若久服，則變血溢血泄、大枯大涸、溲便癃閉、聾瞽痿弱之疾。設有久服而此疾不作者，慎勿執以為是，蓋疾不作者或一二，誤死者百千也。若病濕者，則白朮、陳皮、木香、防己、蒼朮等，皆能除濕，亦燥之平劑也。若黃連、黃柏、梔子、大黃，其味皆苦。苦屬火，皆能燥濕。此《內經》之本旨也。而世相違久矣。嗚呼！豈獨薑附之儔，方為燥劑乎！

所謂濕劑者，潤濕之謂也。雖與滑相類，其間少有不同。《內經》曰：辛以潤之。蓋辛能走氣，能化液故也。若夫硝性雖鹹，本屬真陰之水，誠濡枯之上藥也。人有枯涸皴揭之病，非獨金化為然。蓋有火以乘之，非濕劑莫能癒也。

☆☆ 指風痺痿厥近世差互[2]說二 ☆☆

風痺痿厥四論，《內經》言之詳矣。今余又為之說，不亦贅乎？曰：非贅也。為近世不讀《內經》者，指其差互也。夫風痺痿厥四證，本自不同，而近世不能辨，一概作風冷治之，下虛補之，此所以曠日彌年而不癒者也。夫四末之疾，動而或勁者為風，不仁或痛者為痺，弱而不用

[1] 澈：原作「徹」，〔批〕「徹當作澈」，今據改。

[2] 互：原作「玄」，〔批〕「玄當作互，下同」。今據原目錄改。

者為痿，逆而寒熱者為厥。此其狀未嘗同也。故其本源又復大異。

風者，必風熱相兼；痺者，必風濕寒相合；痿者，必火乘金；厥者，或寒或熱，皆從下起。今之治者，不察其源，見其手足嚲曳，便謂之風。然《左傳》謂：風淫末疾。豈不知風、暑、燥、濕、火、寒六氣，皆能為四末之疾也哉！敢詳條於下，有意於救物者，試擇焉可也。

夫風之為狀，善行而數變。《內經》曰：諸風掉眩，皆屬肝木。掉搖眩運，非風木之象乎？紆曲勁直，非風木之象乎？手足掣顫，斜目喎口，筋急攣搐，瘈瘲驚癇，發作無時，角弓反張，甚則吐沫，或泣或歌，喜怒失常，頓僵暴仆，昏不知人，茲又非風木之象乎？故善行而數變者，皆是厥陰肝之用也。夫肝木所以自甚而至此者，非獨風為然。蓋肺金為心火所制，不能勝木故也。此病之作，多發於每年十二月，大寒中氣之後，及三月四月之交，九月十月之交。何以言之？大寒中氣之後，厥陰為主氣，巳亥之月，亦屬厥陰用事之月，皆風主之時也。故三月四月之交，多疾風暴雨，振拉摧拔，其化為冰雹。九月十月之交，多落木發屋之變。故風木鬱極甚者，必待此三時而作。凡風病之人，其脈狀如弓弦而有力，豈敢以熱藥投之，更增其勢[1]哉！

今人論方者，偶得一方，間曾獲效，執以為能。著灸施針，豈由病者。巧說病人，使從已法，不問品味剛柔，君臣輕重，何臟何經[2]，何部何氣，凡見風證偏枯，口眼喎斜，涎潮昏憒，便服靈寶、至寶、清心、續命等藥。豈知清心之雜以薑、桂，靈寶之亂以起石、硫黃，小續命湯藏以附子。惟夫至寶，其性尚溫。《經》曰：風淫於內，治以辛涼。如之何以金石大熱之藥，以治風耶？有以熱治熱者，一之為甚，其可再乎？故今之劉河間自製防風通聖散、搜風丸之類，程參政祛風丸、換骨丹，用之者獲效者多矣。而謗議百出，以誣其實。

余嘗見《內經．氣交變論》中言五鬱之法，鬱極則為病，況風病之作，倉卒之變生。嘗治驚風癇病，屢用汗、下、吐三法，隨治隨瘉。《內經》中明有此法。五鬱中木鬱達之者，吐之令其條達也。汗者是風隨汗出也，下者是推陳致新也。此為汗、下、吐三法也。瘉此風病，莫知其數，如之何廢而不用也？余恐來者侮此法，故表而出之。

昔項開完顏氏風病搐，先右臂並右足，約搐六七十數。良久，左臂並左足，亦搐六七十數，不瘥，兩目直視，昏憒不識人。幾月餘，求治於余，先逐其寒痰三四升；次用導水、禹功丸散，泄二十餘行；次服通聖散辛涼之劑，不數日而瘥，故書此以證之。

夫痺之為狀，痲木不仁，以風濕寒三氣合而成之。故《內經》曰：風氣勝者為行痺。風則陽受之，故其痺行，旦劇而夜靜。世俗莫知，反呼為走注疼痛虎咬之疾。寒氣勝者為痛痺。寒則陰受之，故其痺痛，旦靜而夜劇。世俗不知，反呼為鬼忤。濕氣勝者為著痺。濕勝則筋脈皮肉受之，故其痺著而不去，肌肉削而著骨。世俗不知，反呼為

[1] 勢：四庫本作「熱」。

[2] 經：原作「輕」〔批〕「輕」當作「經」。今據四庫本改。

偏枯。此疾之作，多在四時陰雨之時，及三月九月，太陽寒水用事之月，故草枯水寒為甚。或瀕水之地，勞力之人，辛苦失度，觸冒風雨，寢處津濕，痺從外入。況五方七地，寒暑殊氣，剛柔異禀，飲食起居，莫不相戾。故所受之邪，各有淺深。或痛或不痛，或仁或不仁，或筋屈而不能伸，或引而不縮。寒則蟲行，熱則縮緩，不相亂也。皮痺不已，而成肉痺；肉痺不已，而成脈痺；脈痺不已，而成筋痺；筋痺不已，而成骨痺；久而不已，內捨其合。若臟腑俱病，雖有智者，不能善圖也。凡病痺之人，其脈沉澀。今人論方者，見諸痺證，遽作腳氣治之。豈知《內經》中本無腳氣之說。或曰：諸方亦有腳氣統崙，又有腳氣方藥，若止取《素問》，則諸方皆非耶[1]？曰：痺病以濕熱為源，風寒為兼，三氣合而為痺。奈何治此者，不問經絡，不分臟腑，不辨表裏，便作寒濕腳氣，烏之附之，乳之沒之，種種燥熱攻之，中脘灸之，臍下燒之，三里火之，蒸之熨之，湯之炕之，以至便旋澀滯，前後俱閉，虛燥轉甚，肌膚日削。食飲不入，邪氣外侵，雖遇扁、華，亦難措手。若此者何哉？胸膈間有寒痰之故也。痺病本不死，死者醫之誤也。雖亦用蒸之法，必先湧去其寒痰，然後諸法皆效。《內經》曰：五臟有俞穴，六腑有合穴。循脈之本分，各有所發之源，以砭石補之，則痺病瘳。此其《內經》中明白具載，如之何不讀也？陳下酒監魄[2]德新，因赴冬選，犯寒而行，真氣元衰，加之久臥冷濕，食飲失節，以冬遇此，遂作骨痺。骨屬腎也，腰之高骨壞而不用，兩胯似折，面黑如炭，前後廉痛，痿厥嗜臥，遍問諸醫，皆作腎虛治之。余先以玲瓏灶熨蒸數日，次以苦劑，上湧訖寒痰三二升。下虛上實，明可見矣，次以淡劑，使白朮除脾濕，令茯苓養腎水，青[3]官桂伐風木。寒氣偏勝，則加薑、附，否則不加，又刺腎俞、太谿二穴，二日一刺。前後一月，平復如故。僕嘗用治傷寒汗下吐三法，移為治風痺痿厥之法，癒者多矣。

痿之為狀，兩足痿弱，不能行用。由腎水不能勝心火，心火上爍肺金。肺金受火制，六葉皆焦，皮毛虛弱，急而薄著，則生痿躄。躄者，足不能伸而行也。腎水者，乃肺金之子也。令腎水衰少，隨火上炎。腎主兩足，故骨髓衰竭，由使內太過而致然。《至真要大論》云諸痿喘嘔皆屬於上者，上焦也。三焦者，手少陽相火也。痿、喘、嘔三病，皆在膈上，屬肺金之部分也，故肌痺傳為脈痿；濕痺不仁，傳為肉痿；髓竭足躄，傳為骨痿；房室太過為筋痿，傳為白淫。大抵痿之為病，皆因客熱而成。好以貪色，強力過極，漸成痿疾。故痿躄屬肺，脈痿屬心，筋痿屬肝，肉痿屬脾，骨痿屬腎，總因肺受火熱，葉焦之故。相傳於四臟，痿病成矣。直斷曰痿病無寒。故痿之作也，五月、六月、七月，皆其時也。午者，少陰君火之位；未者，濕土庚金伏火之地；申者，少陽相火之分。故痿發此三月之內，以為熱也。故病痿之人，其脈浮而大。

今之行藥者，凡見腳膝痿弱，難於行步，或一足不

---

[1] 耶：原作「即」，〔批〕「即當作耶」，今據改。

[2] 媿：〔批〕「媿」疑「魏」字。

[3] 青：醫統本作「責」。

伸，便作寒濕腳氣治之。驟用烏、附、乳、沒、自然銅、威靈仙之類，燔針、艾火、湯煮、袋蒸，痿弱轉加，如此而死，豈亦天乎？夫治痿與治痺，其治頗異。風寒濕痺，猶可蒸湯灸燔，時或一效。惟痿用之轉甚者，何也？蓋以痿，肺熱為本，葉焦而成痿，以此傳於五臟，豈有寒者歟？若痿作寒治，是不刃而殺之也。夫痿病不死，死者用藥之誤也。陳下一武異宋子玉，因駐軍息城，五六月間，暴得痿病，腰胯兩足，皆不任用，躄而不行，求治於予。察其兩手，脈俱滑之而有力。予憑《內經》火淫於內，治以鹹寒，以鹽水越其膈間寒熱宿痰。新者為熱，舊者為寒，或宿食宿飲在上脘者，皆可湧之。宿痰既盡，因而下之，節次數十行，覺神志日清，飲食日美，兩足漸舉，腳膝漸伸。心降腎升，便繼以黃連解毒湯，加當歸等藥，及瀉心湯、涼膈散、柴胡飲子，大作劑煎，時時呷之。《經》曰：治心肺之病最近，用藥劑不厭頻而少；治腎肝之病最遠，用藥不厭頓而多。

此法人皆怪之，然余治痿，尋常用之，如拾遺物。予若以此誑人，其如獲罪於天何？此宋子玉之證，所以不得不書也。且示信於來世。故《內經》謂治痿之法，獨取陽明經。陽明經者，胃脈也。五臟六腑之海也，主潤養宗筋。宗筋主束骨，束骨在臍下陰毛際上是也。又主大利機關。機關者，身中大關節也，以司曲伸。是以陽明虛則宗脈縱，宗脈縱則六脈不伸，兩足痿弱。然取陽明者，則脈[1]也，胃為水穀之海。人之四季，以胃氣為本，本固則精化，精化則髓充，髓充則足能履也。

《陰陽應象論》曰：形不足者，溫之以氣；精不足者，補之以味。味者，五味也。五味調和，則可補精益氣也。五味、五穀、五菜、五果、五肉，五味貴和，不可偏勝。又曰：恬淡虛無，真氣從之；精神內守，病安從來？若用金石草木補之者，必久而增氣，物化之常。氣增而久，夭之由也。所以久服黃連、苦參者，而反化為熱；久服熱藥之人，可不為寒心哉！余嘗用汗、下、吐三法，治風痺痿厥，以其得效者眾，其敢誣於後人乎！

厥之為狀，手足及膝下或寒或熱也。舉世傳腳氣寒濕之病，豈知《內經》中無腳氣之說？王太僕亦云：本無腳氣，後世廣飾方論，而立此名。古之方謂厥者，即今所謂腳氣者也。然厥當分二種，次分五臟。所謂二種者，有寒厥，亦有熱厥。陽氣衰於下則為寒厥，陰氣衰於下則為熱厥。熱厥為手足熱也，寒厥為手足寒也。陽經起於足指之表，陰經起於足心之下。陽氣勝，足下熱；陰氣勝，足下寒。又曰：陽主外而厥在內，陰主內而厥在外。若此者，陰陽之氣，逆而上行故也。夫春夏則陽多陰少，秋冬則陰壯陽衰。人或恃賴壯勇，縱情嗜慾於秋冬之時，則陽奪於內，精氣下溢，邪氣上行。陽氣既衰，真精又竭，陽不榮養，陰氣獨行，故手足寒，發為寒厥也。人或醉飽入房，氣聚於脾胃，主行津液，陰氣虛，陽氣入，則胃不和，胃不和則精氣竭，精氣竭則四肢不榮。酒氣與穀氣相薄，則內熱而溺赤，氣壯而剽悍。腎氣既衰，陽氣獨勝，故手足熱，發而為熱厥也。

---

[1] 則脈：〔批〕「則脈疑當作胃脈」。按四庫本「作胃脈」。

厥亦有令人腹暴滿不知人者，或一二日稍知人者，或卒然悶亂無覺知者，皆因邪氣亂，陽氣逆，是少陰腎脈不至也。腎氣微少，精血奔逸，使氣促迫，上入胸膈，宗氣反結心下，陽氣退下，熱歸陰股，與陰相助，令身不仁。又五絡皆會於耳中。五絡俱絕，則令人身脈皆動，而形體皆無所知，其狀如屍，故曰屍厥。

有涎如拽鋸聲在喉咽中為痰厥；手足搐搦者為風厥；因醉而得之為酒厥；暴怒而得之為氣厥；骨痛爪枯為骨厥；兩足指攣[1]急，屈伸不得，爪甲枯結為臂厥；身強直如椽者為肝厥；狂走攀登為陽明厥。皆氣逆之所為也。

今人見茲厥者，掠著，此是何等語也？非徒其名之謬，因其名之謬而乖其實也。中著、掠著，必歸之風，此清心、靈寶、至寶，又為先驅矣。鼻中嗃藥，身上焫火，豈知厥之為病，如前所說者耶。

頃西華季政之病寒厥，其妻病熱厥，前後十餘年。其妻服逍遙十餘劑，終無寸效。一日命余診之，二人脈皆浮大而無力。政之曰：吾手足之寒，時時漬以熱湯，漬而不能止；吾婦手足之熱，終日以冷水沃而不能已者，何也？余曰：寒熱之厥也，此皆得之貪飲食，縱嗜慾。遂出《內經・厥論》證之。政之喜曰：《內經》真聖書也，十餘年之疑，今而釋然，縱不服藥，癒過半矣。僕曰：熱厥者，寒在上也；寒厥者，熱在上也。寒在上者，以溫劑補肺金；熱在上者，以涼劑清心火。分處二藥，令服之不輟。不旬日，政之詣門謝曰：寒熱之厥皆癒矣。其妻當不過數

[1] 攣：原作「戀」，〔批〕「攣當作戀」。今據四庫本改。

月而有娠，何哉？陰陽皆和故也。

凡屍厥、痿厥、風厥、氣厥、酒厥，可一湧而醒，次服降心火、益腎水、通血和氣之藥，使粥食調養，無不瘥者。若其餘諸厥，倣此行之。慎勿當疑似之間，便作風氣，相去邈矣。

☆☆ 立諸時氣解利禁忌式三 ☆☆

春之溫病，夏之熱病，秋之瘧及痢，冬之寒氣及咳嗽，皆四時不正之氣也。總名之曰傷寒。人之勞役辛苦者，觸冒此四時風寒暑濕不正之氣，遂成此疾。人之傷於寒也，熱鬱於內，淺則發，早為春溫。若春不發，而重感於暑，則夏為熱病。若夏不發，重感於濕，則秋變為瘧痢。若秋不發，而重感於寒，則冬為傷寒。故傷寒之氣最深，然而傷寒及濕熱，但發必先發熱惡寒，頭項痛，腰脊強者，一日在太陽經故也。《內經》中雖言一日太陽者，傳受常也。亦有太陽證，至了不傳者，止可汗之，如升麻湯、解肌湯、逼毒散、五積散之類，發散則癒也。蓋病人熱甚，更以辛溫，則病必轉加。

今代劉河間先生自製辛涼之劑，以通聖、益元散相合，各五七錢，水一中碗，入生薑十餘片，蔥鬚頭二十餘根，豆豉一撮，同煎至五七沸，去滓，分作二服，先以多半服之，頃以釵股於喉中探引，盡吐前藥。因其一湧，腠理開發，汗出周身，復將餘藥溫熱而服之，仍以酸醋辛辣漿粥投之，可以立癒。

解利傷寒濕溫熱病，治法有二。天下少事之時，人多靜逸，樂而不勞。諸靜屬陰，雖用溫劑解表發汗，亦可獲癒。及天下多故之時，熒惑失常，師旅數興，饑饉相繼，賦役既多，火化大擾，屬陽，內火又侵，醫者不達時變，猶用辛溫，茲不近於人情也。止可用劉河間辛涼之劑，三日以裏之證，十痊八九。

予用此藥四十餘年，解利傷寒、溫熱、中暑、伏熱，莫知其數，非為炫也，將以證後人之誤用藥者也。

予嘗見世醫，用升麻、五積解利傷寒、溫疫等病，往往發狂譫語、衄血泄血、喘滿昏瞀、懊憹悶亂、勞復。此數證，非傷寒便有此狀，皆由辛溫之劑，解之不癒，而熱增劇以致然也。凡解利傷寒、時氣、疫疾，當先推天地寒暑之理，以人參之。南陲之地多熱，宜辛涼之劑解之。朔方之地多寒，宜辛溫之劑解之。午未之月多暑，宜辛涼解之。子丑之月多凍，宜辛溫解之。少壯氣實之人，宜辛涼解之。老耆氣衰之人，宜辛溫解之。病人因冒寒、食冷而得者，宜辛溫解之；因勞役、冒暑而得者，宜辛涼解之。病人稟性怒急者，可辛涼解之；病人稟性和緩者，可辛溫解之。病人兩手脈浮大者，可辛涼解之；兩手脈遲緩者，可辛溫解之。如是之病，不可一概而用。偏熱[1]、寒涼及與辛溫，皆不知變通者。夫地有南北，時有寒暑，人有衰旺，脈有浮沉，劑有溫涼，服有多少，不可差互。病人禁忌，不可不知。

昔有人春月病瘟，三日之內，以驢車載百餘里。比及下車、昏瞀不知人，數日而殂。又有人飲酒過傷，內外

[1] 熱：據文義似當作「執」，連下讀。

感邪，頭痛身熱，狀如傷寒，三四日間，以馬馱還家，六七十里，到家百骨節皆痛，昏憒而死。此余親睹，若此之類，不容更述。

假如瘟病、傷寒、熱病、中暑、冒風、傷酒，慎勿車載馬馱，搖撼頓挫，大忌。夫動者，火之化，靜者，水之化也。靜為陰，動為陽；陽為熱，陰為寒。病已內擾，又復外擾，是為至擾。奈人之神，詎能當之？故遠行得疾者，宜舟泛床抬，無使外擾，故病不致增劇。

又若傷寒、時氣、瘟病，嘗六七日之間不大便，心下堅硬，腹脅緊滿，止可大小承氣湯下之。其腸胃積熱，慎勿用巴豆、杏仁性熱大毒之藥。雖用一二丸下之，利五七行，必反損陰氣，涸枯津液，燥熱轉增，發黃譫語，狂走斑毒，血泄悶亂，輕者為勞復，重者或至死。間有癒者幸矣，不可以為法。故傷寒新癒之人，慎勿食豬魚雜果、釅酒濕麵及沐浴、房室事。如犯，病必再發。愛其身者，不可不慎。

又如正、二、三月，人氣在上，瘟疫大作，必先頭痛，或骨節疼，與傷寒、時氣、冒暑、風濕及中酒之人，其狀皆相類。慎勿便用巴豆大毒之藥治之。

元光春，京師翰林應泰李屏山，得瘟疫證，頭痛身熱，口乾，小便赤澀。渠素嗜飲，醫者便與酒癥丸，犯巴豆，利十餘行。次日，頭痛諸病仍存，醫者不識，復以辛溫之劑解之，加之臥於暖炕，強食蔥醋湯，圖獲一汗，豈知種種客熱，疊發並作，目黃斑生，潮熱血泄，大喘大滿，後雖有承氣下之者，已無及矣。至今議者紛紛，終不知熱藥之過，往往獨歸罪於承氣湯。用承氣湯者，不知其病已危，猶復用藥，學經不明故也。良可罪也。

然議者不歸罪於酒癥丸者，亦可責也。夫瘟證在表不可下，況巴豆之丸乎！巴豆不已，況復發以辛溫之劑乎！必有仲尼，方明冶長之非罪，微生高之非直。終不肯以數年之功，苦讀《內經》，但隨眾好惡，為之毀譽。若此者，皆妄議者也。不真知其理，遽加毀譽，君子所不取。

以予論之，凡傷寒之氣有六禁。初病之時，甚似中酒傷食者，禁大下之，一禁也；當汗之時，宜詳時之寒暑，用衾衣之厚薄，禁沐浴之火炕[1]重被、熱粥燔針，二禁也；當汗之時，宜詳解脈之遲數，用辛涼之劑，禁妄用熱藥，三禁也；當下之時，宜審詳證下之藥，禁巴豆銀粉丸方，四禁也；遠來之病人，禁車載馬馱，五禁也；大汗之後，禁雜食嗜慾，憂思作勞，六禁也。

故凡有此者，宜清房涼榻。使不受客熱之邪；明窗皓室，使易見斑出黃生之變。病者喜食涼，則從其涼；喜食溫，則從其溫。清之而勿擾，休之而勿勞。可辛溫則辛溫解之，可辛涼則辛涼解之，所察甚微，無拘彼此。欲水之人，慎勿禁水。但飲之後，頻與按摩其腹，則心下自動。若按摩其中脘，久則必痛。病人獲痛，復若有水結，則不敢按矣。

止當禁而不禁者，輕者危，重則死。不當禁而禁者，亦然。今之士大夫，多為俗論。先錮其心，雖有正論，不得而入參[2]。昔陸象先嘗云：天下本無事，庸人擾之為煩耳。余亦曰：正氣本[3]亂，庸醫擾之為劇耳。

☆☆ 瘧非脾寒及鬼神辨四 ☆☆

夫瘧，猶酷瘧之瘧也。以夏傷酷暑而成，痎瘧也。又有痞瘧，連歲不已，此肝經肥氣之積也。多在左脅之下，狀如覆杯，是為痞瘧，猶痞也。久而不已，令人瘦也。內傷[4]既以夏傷於暑而為瘧，何後世之醫者，皆以脾寒治之？世醫既不知邪熱蓄積之深為寒戰，遂為寒戰所感[5]，又不悟邪熱入而後出於表，發為燥渴，遂為交爭所惑，相傳以薑、附、硫黃、平胃、異功散、交解飲子治之，百千之中，幸其一效。執以為是，至使父子兄弟相傳。及其瘧之甚者，則歸之祟怪，豈可不大笑耶！

《內經》：拘於鬼神者，不可與言至德。何世俗之愚而難化也？又或因夏日飲冷過常，傷食生硬、瓜果、梨棗之屬，指為食瘧，此又非也。豈知《內經》之論則不然，夏傷於暑，遇秋之風，因勞而汗，玄府受風，復遇淒愴之水，風閉而不出，舍於腸胃之外，與榮衛並行，晝行於陽，夜行於陰。邪熱淺，則連日而作；邪熱深，則間日而作。併入於裏則熱，併入於表則寒。若此而論，了不干於脾。後世論藥，如此之差互也。

以時言之，治平之時，常瘧病少；擾攘之時，常瘧病

---

[1] 炕：原作「坑」，據四庫本改。

[2] 参：四庫本作「矣」。

[3] 本：〔批〕「本字下疑有脫字」。按四庫本此下有「不」字，似當據補。

[4] 傷：〔批〕「傷字疑經字」。按大成本作「經」，似當據改。

[5] 感：〔批〕「感」疑「惑」字。

多。治平之時，雖用砒石、辰砂有毒之藥治之，亦能取效。緣治平之時其民夷靜，故雖以熱攻熱，亦少後患。至於擾攘之時，其民勞苦，不可遽用大毒大熱之藥。若以熱攻熱，熱甚則轉為吐血、泄血、癰疽、瘡瘍、嘔吐之疾。蓋擾攘之時，政令煩亂，徭役紛冗，朝戈暮戟，略無少暇，內火與外火俱動。在侯伯官吏尤甚，豈可與夷靜之人同法而治哉？

余親見泰和六年丙寅，征南師旅大舉，至明年軍回，是歲瘴癘殺人，莫知其數。十死八九，皆火之化也。次歲瘧病大作，侯王官吏，上下皆病。輕者旬月，甚者彌年。夫富貴之人，勞心役智，不可驟用砒石大毒之藥，止宜先以白虎湯加人參、小柴胡湯、五苓散之類，頓服立解，或不癒者，可服神祐丸減用神芎等[1]。甚者，可大、小承氣湯下之五七行或十餘行，峻泄夏月積熱暑毒之氣，此藥雖泄而無損於臟腑，乃所以安臟腑也。次以桂苓甘露散、石膏知母湯、大小柴胡湯、人參柴胡飲子，量虛實加減而用之。此藥皆能治寒熱往來、日晡發作。與治傷寒，其法頗同。更不癒者，以常山散吐之，無不癒者。

余嘗用張長沙汗、吐、下三法，癒瘧極多。大忌錯作脾寒，用暴熱之藥治之。縱有癒者，後必發瘡疽、下血之病，不死亦危。余自先世授以醫方，至於今日，五十餘年，苟不識練，豈敢如是決也。又嘗觀《刺瘧論》五十九刺，一刺則衰，再刺則去，三刺則已。

會陳下有病瘧二年不癒者，止服溫熱之劑，漸至衰

[1] 可服……：此句文義未屬，疑其中「減」字當作「兼」。

羸，命予藥之。余見其羸，亦不敢便投寒涼之劑，乃取《內經・刺瘧論》詳之曰：諸瘧不已，刺十指間出血。正當發時，余刺其十指出血，血止而寒熱立止，咸駭其神。余非炫術，竊見晚學之人，不考誥典，謬說鬼疾，妄求符籙，祈禱辟匿，法外旁尋，以致病人遷延危殆。瘧病，除嵐瘴一二發必死，其餘五臟六腑瘧皆不死，如有死者，皆方士誤殺之也。或曰：汝言瘧因於暑者，春發之瘧，亦傷暑乎？余曰：此瘧最深。何哉？暑伏於秋冬而不發，至春始發，此瘧之深者。

《內經・氣交變大論》：歲火太過，炎暑流行，金肺受邪。啟玄子云：火不以德，邪害於肺金也。故金肺先病，以金氣不及，故為病。又《經》曰：歲火太過，大熱先發，故民病瘧，少氣咳喘、血溢、血注下、嗌燥、耳聾、中熱、肩背熱。上應熒惑星，見則山澤燔燎，雨乃不降，爍石消金，涸泉焦草，火星大而明見。注曰：火無德令，縱熱害金，水復制心，故心火自病。熒惑見則酷法大，故瘧常與酷吏之政並行。或酷政行於先，而瘧氣應於後；或瘧氣行於先，而酷政應於後。

昔人有詩云：大暑去酷吏。此言雖不為醫設，亦於醫巫之旨，有以暗相符者也。以前人論瘧者，未嘗及於此，故予發之。及知聖人立瘧之名，必有所謂云。

☆☆ 小兒瘡疱丹熛癮疹舊蔽記五 ☆☆

兒之在母腹也，胞養十月，蘊蓄濁惡熱毒之氣，非一日，及歲年而後發，雖至貴與至賤，莫不皆然。輕者稀少，重者稠密，皆因胞胎時所感濁惡熱毒之氣有輕重。非獨人有此疾，凡胎生血氣之屬，皆有蘊蓄濁惡熱毒之氣。有一二歲而發者，有三五歲至七八歲而作者，有年老而發丹熛癮疹者，亦有傷寒中溫毒而發斑者，亦有陽毒發斑者。斑有大小，色有輕重，大者為陰，小者為陽，均是熱也。但色重赤者熱深，色輕紅者熱淺。

凡治者，輕者因而揚之，重者因而減之。《內經》曰：少陽客勝則丹疹外發，及為丹熛。手少陽者，三焦少陽相火也。啟玄子云：是五寅五申之歲，即少陽相火司天故也。他歲亦有之。但《內經》獨明瘡疹者，少陽相火之所為也。俗呼曰斑疹傷寒，此言卻有理。

為此證時，與傷寒相兼而行，必先發熱惡寒，頭項痛，腰脊強。從太陽傳至四五日，熛疹始發，先從兩脅下有之，出於脅肋，次及身表，漸及四肢，故凡小兒瘡皰、丹熛、癮疹，皆少陽相火客氣勝也。《內經》曰：諸痛癢瘡瘍，皆屬心火。豈有寒乎？故治瘡皰，與治傷寒時氣同法。初覺頭痛，身熱惡寒，此小兒初發瘡皰之候也。其脈息皆浮大而有力，亦與傷寒、時氣、冒風、驚風、宿乳，一概難辨。宜先解之，有二法。遇亢陽炎熱之時，以辛涼解之；遇久寒凝冽之時，以辛溫解之。辛涼之劑者，涼膈、通聖之類是也；辛溫之劑者，升麻、葛根之類是也。此二法慎勿互用之。

既用此二法之後，次以白虎湯加人參冷服之，勿輟。蓋防瘡疹發喘，喘者必死，人參止喘故也。或云立秋之後，不宜服白虎湯者，非也。假如秋深發瘧，瘧者中暑而得之，白虎大解暑毒，既有白虎湯證，豈可間以秋冬乎？瘡疱、瘾疹、丹熛皆是火之用也，是肺金之不及也。故曰：白虎湯加人參，一日不可闕也。

瘡疱熛疹，或出不均，大小如豆黍相雜，見其不齊也。相天之寒溫，以蟬殼燒灰，抄半字或一字，以淡酒調少許飲之。大人以淡酒溫調之，不半日則均齊。如或用百祥丸、紫草飲子皆可服之。俗以酒醋薰之者，適足增其昏瞀耳。至六七日，疱疹出全，可調胃、涼膈下之，同調理傷寒法。或言瘡疹，首尾俱不可下者，此朱[1]奉議公之言也，適足使人戰戰兢兢，而不敢用藥也。

錢仲陽之用百祥丸，其間有大戟，豈奉議公獨不見耶？自奉議公斯言一出，死者塞路矣。子[2]家其親屬故舊小兒，有患瘡疱，黑陷腹內，喘者，余以白虎湯加人參，涼膈散加當歸、桔梗，連進數服，上灌下泄，晝夜不止，又使睡臥於寒涼之處，以新水灌其面目手足，膿水盡去。

蓋四肢者，諸陽之本也。兒方為瘡疱外燔，沃以寒水，使陰氣循經而入，達於心肺，如醉得醒，是亦開昏破鬱之端也。如此救活者，豈啻千數！夫瘡疱黑陷，喘而滿者，十死八九，若依此法，尚能活其六七，何世醫與病家，至今猶未悟也？

近年，予之莊鄰沿蔡河來往之舟，常艤於此，一日，舟師偶見敗蒲一束，沿流而下，漸迫舟次，似聞啼聲而

[1] 朱：原作「水」，〔批〕「水當作朱」，今據改。

[2] 子：〔批〕「子」疑當作「予」。

微。舟師疑其人也，探而出之。開視之，驚見一兒，四五歲許，瘡疱周匝，密不[1]容隙，兩目皎然，飢而索食，因以粥飽。其舟師之妻怒曰：自家兒女，多惹瘡疱傳染，奈何私料此兒？沿蔡河來，其流緩，必不遠。持兒一鞋，逆流而上，遍河之人，皆曰無此兒。行且二十里，至一村落，舟師高唱曰：有兒年狀如許，不知誰是瘡疱病死，棄之河中，今復活矣。聞酒邸中，飲者喧嘩。有人出曰：我某村某人也，兒四五歲，死於瘡疱。舟師出其鞋以示之，其父泣曰：真吾兒也。奔走來視，驚見兒活，大痛流涕。拜謝舟師，喜抱兒歸，今二十餘歲矣。此兒本死，得水而生。

伏諗來者，瘡疱之疾，熱耶寒耶？《經》曰：諸痛癢瘡瘍，皆屬心火。啟玄子注云：心寂則痛微，心燥則痛甚。百端之起，皆自心生，瘡疱之疾，豈有寒歟？

余承醫學於先人，閱病多矣。苟誑後人，罪將安逃？誠如此法，則原上之丘，以瘡疱而死者，皆誤殺人也。故療小兒，惟錢仲陽書中可採者最多。但其方為閻孝忠所亂，有識者宜擇而取之。

☆☆證婦人帶下赤白錯分寒熱解六☆☆

君子非好與昔人辨以要譽也。蓋昔人有一誤，流為千百世之禍者，苟不證其非，雖曰謙讓，其如人命何？如《精選聖惠方》二十三卷，論婦人赤白帶下云：婦人帶下

[1] 不：原作「而」，據四庫本改。

者，由勞神過度，損動經血，致令身虛，受於風冷，風冷入於脬絡，傳其血之所成也。又有巢氏內篇四十四卷，論任脈為經之海。其任之為病，女子則為帶下。手太陽為小腸之經也，手少陰為心之經也。心為臟，主於裏；小腸為腑，主於表。二經之血在於婦人，上為乳汁，下為月水，衝任之所統也。衝任之脈，既起於脬內，陰陽過度，則傷脬絡，故風邪乘虛而入於脬中，損衝任之經，傷太陽、少陽之血，致令脬絡之間，穢與血相兼帶而下，冷則多白，熱則多赤。二家之說皆非也。

夫治病當先識經絡，《靈樞》十二經中，有是動之病，有所生之病。大經有十二，奇經有八脈。言十二經之外，復有此八道經脈也。十二經與八道經脈，通身往來，經絡共二十道，上下流走，相貫周環，晝夜不息，與天同度。自手太陰肺經起，行陽二十五度，行陰亦二十五度，復會於手太陰肺經也。然此二十道經絡，上下周流者，止一十九道耳。惟帶脈起少腹側季脅之端，乃章門穴是也。環身一周，無上下之源，絡脬而過，如束帶之於身。

《難經》曰：帶之為病，溶溶如坐水中。衝任者，是經脈之海也。循腹脅，夾臍旁，傳流於氣衝，屬於帶脈，絡於督脈，督脈者，起於關元穴。任脈者，女子任養胎孕之所。督脈乃是督領婦人經脈之海也。衝、任、督三脈，同起而異行，一源而三岐，皆絡帶脈。衝、任、督三脈，皆統於篡戶，巡陰器，行廷孔、溺孔上端。衝、任、督三脈，以帶脈束之。因餘經上下往來，遺熱於帶脈之間。熱者，血也。血積多日不流，火則從金之化，金曰從革而為白，乘少腹間冤熱，白物滑溢，隨溲而下，綿綿不絕，多不痛也。或有痛者則壅礙，因壅而成痛也。

《內經》曰：少腹冤熱，溲出白液。冤者，屈滯也。病非本經，為他經冤抑而成此疾也。冤，一作客。客，猶寄也。遺客熱於少腹，久不去，從金化而為白。設若赤白痢，赤者新積也，從心火；白者舊積也，從肺金。故赤白痢，不可曲分寒熱，止可分新舊而治之。假如癰癤，始赤血，次潰白膿，又豈為寒者哉？而病者未信也，此今之劉河間常言之矣。皆云寒多則白，以乾薑、赤石脂、桃花丸治痢，雖癒，後必生血疾。如白帶下病，徑以白芍藥、乾薑，白帶雖癒，則小溲必不利。治瀉痢與治帶下，皆不可驟用峻熱之藥燥之，燥之則內水涸，內水涸則必煩渴，煩渴則小溲不利，小溲不利則足腫面浮，漸至不治。

《內經》曰：思想無窮，所願不得，意淫於外，入房太甚，發為筋痿。淫衍白物，如精之狀，男子因溲而下，女子綿綿而下。《左傳》曰：少男惑長女，風落山之象，是為惑蠱之疾。其文三蟲同皿曰蠱。乃是思慕色慾，內生後蝕，甚不可便用燥熱之藥攻之。漸至形削羸瘦脈大者，必死而不救。且赤白痢者，是邪熱傳於大腸，下廣腸，出赤白也。帶下者，傳於小腸，入脬經，下赤白也。據此二證，皆可同治濕法治之。先以導水、禹功瀉訖，次以淡劑降心火，益腎水，下小溲，分水道，則自癒矣。

頃頓丘一婦人，病帶下連綿不絕，白物或來，已三載矣，命予脈之。診其兩手，脈俱滑大而有力，得六七至，常上熱口乾眩運，時嘔酢水。

余知其實有寒痰在胸中，以瓜蒂散吐訖冷痰三二升，皆酢水也，間如黃涎，狀如爛膠。次以漿粥養其胃氣；又次用導水、禹功以瀉其下，然後以淡劑滲泄之藥，利其水道，不數日而瘉。

余實悟《內經》中所云：上有病，下取之；下有病，上取之。又上者下之，下者上之。然有此法，亦不可偏執，更宜詳其虛實而用之。故知《精選聖惠方》帶下風寒之言，與巢氏論中赤熱白寒之說，正與《難》《素》相違。予非敢妄論先賢，恐後學又流不明，未免從之而行也。如其寡學之人，不察病人脈息，不究病人經脈，妄斷寒熱，信用群方暴熱之藥，一旦有失，雖悔何追？嗚呼？人命一失，其復能生乎？赤白痢與赤白帶下，皆不死人。《內經》惟腸澼便血，血溫身熱者死。赤白帶下，白液白物，蠱病腎消，皆不能死人。有死者，藥之誤也。

☆☆ 霍亂吐瀉死生如反掌說七 ☆☆

巢氏，先賢也，固不當非。然其說有誤者，人命所繫，不可不辨也。今之醫者，家置本以為繩墨。嗚呼！何今之人信巢氏，而不信《素問》也？此予不得不為之說。且巢氏論霍亂吐瀉，皆由溫涼不調，陰陽清濁二氣相干，致腸胃之間變而為霍亂。寒氣客於脾則瀉，寒氣客於胃則吐。亦由飲酒食肉，腥膾生冷過度。或因居處坐臥濕地，當風取涼，風之氣歸於三焦，傳於脾胃，脾胃得冷，水穀不消，皆成霍亂。

其名有三：一曰胃反，胃氣虛逆，反吐飲食；二日霍亂，言其病揮霍之間，便致撩亂也；三曰哺[1]食變逆者也。霍亂者，脈必代。又云：七月間食蜜，令人暴下霍亂。此皆巢氏霍亂之論也。予以為不然。

夫醫之治病，猶書生之命題。如秋傷於濕，冬生咳嗽，是獨以濕為主，此書生之獨腳題也。風濕暍三氣合而成霍亂，吐瀉轉筋，此猶書生之鼎足題也。風者，風木也，內應足厥陰肝木。濕者，雨化也，內應於足太陰明脾土。暍者，火熱也，內應於手少陰心火。此風濕暍三氣之所生也。

《內經》曰：土氣之下，木氣乘之。是肝木乘脾土也。又曰：厥陰所至為脅痛嘔泄，少陽所至為嘔湧。注云：食不下也。太陰所至為中滿、霍亂吐下。太陰所至為濡化也。注云：濕化也。又曰：太陰所至為濕生，終為注雨。故轉筋者，風主肝，肝主筋，風急甚，故轉筋也。吐者，暍也。火主心，心主炎上，故嘔吐也。泄注者，土主濕，濕主脾，濕下注，故泄注也。此三者，豈非風濕暍如書生鼎足題耶？脾濕土氣為風木所剋，土化不行矣。亢無雨，火[2]盛過極，土怒發焉。極則為雷霆、驟雨、烈風。蓋土氣在上，木氣乘之故也。是以大水橫流，山崩岸落，石迸沙飛，豈非太陰濕土怒發之象耶？故人病心腹滿脹，腸鳴而為數便，甚則心痛脅䐜，嘔吐霍亂，厥發則注下，胕腫身重。

啟玄子云：以上病證，皆脾熱所生也，乃知巢氏所論，正與《素問》、啟玄子相違。故《內經》治法，病急則治其標，緩則治其本。先可用淡劑流其濕，辛涼以退其風，鹹苦以解其暍，冰水以救其內涸，大忌食粟米粥，飲者立死。偉哉，王冰之言！脾熱一句，可以為方。世俗止知取其頭巾而濯之，以飲其水，亦取黑豆、皂礬。頭垢寒涼，然近似終不足以制其甚也。又有以寒水沃其手足者，大非也。四肢已厥，更以寒水沃之，則益厥矣。曷若以寒水沃其心之為癒也。

泰和間，余親見陳下廣濟禪院，其主僧病霍亂，一方士用附子一枚及兩者，乾薑一兩，炮，水一碗，同煎，放冷服之。服訖，嘔血而死。頃合流鎮李彥甫，中夜忽作吐瀉，自取理中丸而服之。醫者至，以為有食積，以巴豆下之。三五丸藥亦不動，至明而死。可不哀哉！

遂平李仲安，攜一僕一佃客至郾城，夜宿邵輔之書齋中，是夜僕逃。仲安覺其時[3]也，騎馬與佃客往臨穎急追之。時七月，天大熱，炎風如箭，埃塵幔天，至辰時而還。曾不及三時，往返百二十里。既不獲其人，復宿於邵氏齋。忽夜間聞呻呼之聲，但言救我，不知其誰也。執火尋之，乃仲安之佃客也。上吐下泄，目上視而不下，胸脅痛，不可動搖，口欠而脫臼，四肢厥冷。此正風濕暍三者俱合之證也。

其婿曾聞余言，乃取六一散，以新汲水銼生薑而調之，頓服半升，其人復吐，乃再調半升，而令徐服之，良

---

[1] 三日晡：〔批〕按《病源》「三日」下有「走哺」二字。「晡」作「哺」。

[2] 火：據上下文義，疑當作「木」。

[3] 時：四庫本作「逃」。

久方息。至明又飲數服，遂能調養，三日平復而去。嗚呼！若此三人，其生死豈不如反掌哉？彼世醫往往以謂六一散治得其病，此無學之輩也。可勝恨哉！

☆☆ 目疾頭風出血最急說八 ☆☆

《內經》曰：目得血而能視。此一句，聖人論人氣血之常也。後世之醫，不達其旨，遂有惜血如金之說。自此說起，目疾頭風諸證，不得而瘉矣。何以言之？聖人雖言目得血而能視，然血亦有太過不及也。太過則目壅塞而發痛，不及則目耗竭而失睛。故年少之人多太過，年老之人多不及。但年少之人則無不及；但年老之人，其間猶有太過者。不可不察也。

夫目之內眥，太陽經之所起，血多氣少。目之銳眦[1]，少陽經也，血少氣多。目之上網，太陽經也，亦血多氣少。目之下網，陽明經也，血氣俱多。然陽明經起於目兩旁，交鼻之中，與太陽、少陽俱會於目。惟足厥陰肝經，連於目系而已。故血太過者，太陽、陽明之實也；血不及者，厥陰之虛也。故血出者，宜太陽、陽明。蓋此二經血多故也。少陽一經，不宜出血，血少故也。刺太陽、陽明出血，則目愈明；刺少陽出血，則目愈昏。要知無使太過不及，以血養目而已。此《內經》所謂目得血而能視者，此也。

凡血之為物，太多則溢，太少則枯。人熱則血行疾而多，寒則血行遲而少，此常理也。至於目者，肝之外候也。肝主目，在五行屬木。然木之為物，太茂則蔽密，太衰則枯瘁。蔽密則風不疏通，故多摧拉；枯瘁則液不浸潤，故無榮華。又況人之有目，如天之有日月也。人目之有翳，如日月之有雲霧也。凡雲之興，未有不因蒸騰而起者。雖隆冬之時，猶且然耳，況於炎夏之時乎！

故目暴赤腫起，羞明隱澀，淚出不止，暴寒目瞞，皆工藝[2]之所為也。夫目之五輪，乃五臟六腑之精華，宗脈之所聚，其氣輪屬肺金，肉輪屬脾土，赤脈屬心火，黑水神光屬腎水，兼屬肝木。此世俗皆知之矣。及有目疾，則又不知病之理，豈知目不因火則不病，何以言之？氣輪變赤，火乘肺也；肉輪赤腫。火乘脾也；黑水神光被翳，火乘肝與腎也；赤脈貫目，火自甚也，能治火者，一句可了。故《內經》曰：熱勝則腫。

治火之法，在藥則鹹寒。吐之下之。在針則神庭、上星、囟會、前頂、百會。血之翳者，可使立退；痛者，可使立已；昧者，可使立明；腫者，可使立消。惟小兒不可刺囟會，為肉分淺薄，恐傷其骨。然小兒水在上，火在下，故目明。老人火在上，水不足，故目昏。

《內經》曰：血實者宜決之。又《經》曰：虛者補之，實者瀉之。如雀目不能夜視及內障，暴怒大憂之所致也。皆肝主目。血少，禁出血，止宜補肝養腎。至於暴赤腫痛，皆宜以徘針刺前五穴出血而已。次調鹽油以塗髮根，甚者雖至於再、至[3]三可以也，量其病勢平為期。

---

[1] 眦：原作「皆」，〔批〕「皆疑眦字是」。今據四庫本改。

[2] 工藝：於義未屬，據下文當為「火熱」。

[3] 至：此下四庫本有「於」字。

少白可黑，落髮可生，有此神驗，不可輕傳。人年四十、五十，不問男女，目暴赤腫，隱澀難開者，以三棱針刺前頂、百會穴，出血大妙。至如年少，髮早白落，或白屑者，此血熱而太過也。

世俗止知：髮者，血之餘也，血衰故耳。豈知血熱而寒，髮反不茂。肝者，木也。火多水少，木[1]反不榮。火至於頂，炎上之甚也，大熱病汗後，勞病之後，皆髮多脫落，豈有寒耶？故年衰火勝之人，最宜出血。但人情見出血，皆不悅矣。豈知出血者，乃所以養血也。凡兔、雞、豬、狗、酒、醋、濕麵、動風、生冷等物，及憂忿勞力等事，如犯之則不癒矣。

惟後頂、強間、腦戶、風府四穴，不可輕用針灸，以避忌多故也。若有誤，不幸令人喑，固宜慎之，其前五穴，非徒治目疾，至於頭痛、腰脊強、外腎囊燥癢，出血皆癒。凡針此勿深，深則傷骨。唐甄權尤得出血之法。

世俗云：熱湯沃眼十日明。此言謬之久矣。火方乘目，更以熱湯沃之，兩熱相搏，是猶投賊以刃也。豈知涼水沃之，暫澀而久滑；熱水沃之，暫滑而久澀。不然，曷以病目者忌沐浴？或曰：世俗皆言涼水沃眼，血脈不行。

余聞大笑之。眼藥中黃連、硼砂、朴硝、龍腦、熊膽之屬，皆使人血脈不行耶？何謬之甚也！又若頭風之甚者，久則目昏。偏頭風者，少陽相火也，久則目束小。大腸閉澀者，目必昏何也？久病滑泄者，目皆明，惟小兒利久，反疳眼昏。蓋極則反，與此稍異，其餘皆宜出血而大下之。

余嘗病目赤，或腫或翳，作止無時，偶至親息帥府間，病目百餘日，羞明隱澀，腫痛不已。忽眼科姜仲安云：宜上星至百會，速以針刺四五十刺，攢竹穴、絲竹穴上兼眉際一十刺，反鼻兩孔內，以草莖彈之出血。三處出血如泉，約二升許。來日癒大半，三日平復如故。

余自歎曰：百日之苦，一朝而解，學醫半世，尚闕此法，不學可乎？惟小兒瘡疱入眼者，乃餘熱不散耳。止宜降心火，瀉肝風，益腎水，則癒矣。若大人目暴病者，宜汗、下、吐。以其血在表，故宜汗；以其火在上，故宜吐；以其熱在中，故宜下。出血之與發汗，名雖異而實同。故錄《銅人》中五穴照用。

☆☆ 過愛小兒反害小兒說九 ☆☆

小兒初生之時，腸胃綿脆，易飢易飽，易虛易實，易寒易熱，方書舊說，天下皆知之矣。然《禮記．曲禮》及《玉符潛訣論》所云[2]，天下皆不知。

《曲禮》云：童子不衣裘裳。說云：裘大溫，消陰氣。且人十五歲成童，尚不許衣裘，今之人養稚子，當正夏時，以綿裌裹腹，日不下懷，人氣相蒸；見天稍寒，即封閉密室，睡氈下幕，暖炕紅爐，使微寒不入，大暖不泄。雖衰老之人，尚猶不可，況純陽之小兒乎！然君子當居密室，亦不當如是之暖也。

---

[1] 木：原作「水字當作木」。今據四庫本改。

[2] 及《玉符潛訣論》所云：原作「所以《玉符潛訣論》云」，據四庫本改。又《玉符潛訣論》，疑作「玉符，潛夫論」。

《玉符潛訣論》云：嬰兒之病，傷於飽也。今人養稚子，不察腸胃所容幾何，但聞一聲哭，將謂飢號，急以潼乳納之兒口，豈復知量，不吐不已。及稍能食，應口輒與，夫小兒初生，別無伎倆，惟善號泣為強良[1]耳。此二者，乃百病之源。

小兒除胎生病外，有四種：曰驚，曰疳，曰吐，曰瀉。其病之源止有二：曰飽，曰暖。驚者，火乘肝之風木也；疳者，熱乘脾之濕土也；吐者，火乘胃膈，甚則上行也；瀉者，火乘肝與大腸而瀉者也。夫乳者，血從金化而大寒，小兒食之，肌肉充實。然其體為水，故傷乳過多，反從濕化。濕熱相兼，吐痢之病作矣。

醫者不明其本，輒以紫霜進食比金白餅之屬，其中皆巴豆、杏仁。其巴豆大熱有大毒，杏仁小熱有小毒。小兒陽熱，復以熱毒之藥，留毒在內，久必變生。故劉河間先生，以通聖、涼膈、神芎、益元治之，皆無毒之藥。或曰：此大人所服之藥，非小兒所宜也。

余聞笑曰：大人小兒，雖年壯不同，其五臟六腑，豈復殊耶？大人服多，小兒服少，其實一也。故不可下者宜解毒，可下者宜調胃瀉心。然有逐濕為之方者，故余嘗以牽牛、大黃、木通三味，末之為丸，以治小兒諸病皆效。蓋食乳小兒，多濕熱相兼故也。今之醫者，多以此藥謗予，彼既不明造化，難與力辯，故予書此方，以俟來世知道者。

然善治小兒者，當察其貧富貴賤治之。蓋富貴之家，

[1] 良：疑為「食」之訛。

衣食有餘，生子常夭。貧賤之家，衣食不足，生子常堅。貧家之子，不得縱其慾，雖不如意而不敢怒，怒少則肝病少。富家之子，得縱其慾，稍不如意則怒多，怒多則肝病多矣。夫肝者，木也，甚則乘脾矣。又況貧家無財少藥，故死少；富家有財多藥，故死多。故貧家之育子，雖薄於富家，其成全小兒，反出於富家之右。其暗合育子之理者有四焉：薄衣，淡食，少慾，寡怒，一也；無財，少藥，其病自痊，不為庸醫熱藥所攻，二也；在母腹中，其母作勞，氣血動用，形得充實，三也；母既作勞，多易生產，四也。此四者，與富家相反也。

俚諺曰：兒哭即兒歌，不哭不僂儸。此言雖鄙，切中其病。世俗豈知號哭者，乃小兒所以泄氣之熱也。《老子》曰：終日號而不嗄。余嘗授人以養子之法，兒未坐時，臥以赤地，及天寒時不與厚衣，布而不綿。及能坐時，以鐵鈴木壺雜戲之物，連以細繩，置之水盆中，使一浮一沉，弄之有聲。當炎暑之時，令坐其旁，掬水弄鈴，以散諸熱。

《內經》曰：四肢者，諸陽之本也。手得寒水，陰氣達於心中，乃不藥之藥也。余嘗告於陳敬之，若小兒病緩急無藥，不如不用庸醫，但恐妻妾怪其不醫，宜湯浸蒸餅令軟，丸作白丸，給其妻妾，以為真藥，使兒服之，以聽天命，最為上藥。忽歲在丙戌，群兒皆病泄瀉，但用藥者皆死，蓋醫者不達濕熱之理，以溫燥行之，故皆死。惟陳敬之不與藥，用余之言，病兒獨存。噫！嗚呼！班固真良史。嘗曰：有病不治得中醫。除暴得大疾病服藥者，當謹熟陰陽，無與眾謀。若未病之前，從予奉養之法，亦復不生病。縱有微疾，雖不服藥可也。

☆☆服藥一差轉成他病說[1]十☆☆

《語》云：子之所慎，齊戰疾。又曰：丘未達，不敢嘗，此言服藥不可不畏慎也。然世有百十年相襲之弊，至今不除者，敢略數一二，使後車改轍[2]，不蹈前覆。夫傷寒、溫疫、時氣、中暑、風溫、風瘧，與中酒傷食者，其初相類，此最誤人。

或先一日頭痛，曾傷酒便歸過於酒，曾傷食便歸過於食。初覺滿悶，醫者不察其脈，不言其始，徑用備急丹、纏積丹、軟金丸、酒癥丸，此藥犯巴豆，或出油不盡，大熱大毒，走泄五七行，或十餘行。其人必津液枯涸，腸胃轉燥，發黃瘀熱，目赤口乾，恍惚潮熱，昏憒惑狂，諸熱交作，如此誤死者，不可勝舉。

若其人或本因酒食致過，亦能頭痛身熱，戰慄惡寒。醫者不察其脈，不究其原，反作傷食[3]發之，桂枝、麻黃、升麻之屬，以汗解之。汗而不解，轉轉疑惑，反生他證。如此誤死者，可勝計哉？

又如久病咳嗽，形體羸瘦，食慾減少，日輕夜劇，醫者不察，便與烏梅、罌粟殼、紫菀、枯礬。如此峻攻，嗽疾未除，澀滯之病作矣。

嗽加之澀，飲食彌減，醫者不察，更以熱劑養胃，溫劑和脾，致令頭面汗出，燥熱潮發，形容瘦瘁，涎液上出，流如湧泉。若此死者，不可勝數。

又如婦人產餘之疾，皆是敗血惡物，發作寒熱，臍腹撮痛，乳潼枯涸，食飲稍減。醫者不察，便謂產後血出數斗，氣血俱虛，便用溫熱之劑，養血補虛，止作寒治，舉世皆然。豈知婦人之孕，如天地之孕物也。物以陰陽和合而後生，人亦以陰陽和合而後孕。偏陰偏陽，豈有孕乎？此與禾黍瓜果之屬何異哉。若水旱不時，則華之與實俱痿落矣。此又與孕而不育者，復何異哉？七月立秋後十八日，寸草不結者，猶天寒故也。

今婦人妊娠，終十月無難而生，反謂之寒，何不察其理之甚也。竊譬之治[4]磚者，炎火在下，以水沃其窯之巔，遂成磚矣。磚既出窯，窯頓寒邪？世俗竟傳黑神散之屬，治產後一十八證，非徒其不癒，則經脈涸閉，前後淋閉，嘔吐嗽痰，凡百熱證生矣。若此誤死者，不可計之。曷若四物湯與涼膈散停對，大作湯劑而下之，利以數行，惡物俱盡，後服淡甘之劑自癒矣。

又如小兒腹滿，喘嗽，痰涎不利，醫者不察，便用白餅子之屬。夫白餅子，巴豆大熱有大毒，兼用膩粉，其後必生口瘡、上喘咳嗽、嘔吐、不嗜飲食之疾。然此治貧家小兒，猶或可效，膏粱之家，必生他病，又何疑哉。

又如瀉利之疾，歲歲有之，醫者不察，便用聖散子之屬，乾薑、赤石脂、烏梅、罌粟殼、官桂、石榴皮、龍

---

[1] 說：原目錄作「識」。

[2] 轍：原作「輒」，〔批〕「輒當作轍」。今據四庫本改。

[3] 食：〔批〕「食」疑「寒」字。

[4] 治：據文義疑當作「冶」。

骨、牡蠣之屬，變生小便癃閉，甚者為脹，又甚者水腫之疾生矣。間有癒者，病有微者也，甚則必不癒矣。

又如人病停飲，或因夏月傷冷過多，皆為脾胃客氣有餘也。宜逐而去之。醫者不可以為脾衰而補之，則痞者更痞，滿者更滿。復有巴豆丸下之者，病雖少解，必不嗜食，上燥之病生矣。

又如人因閃肭，膝髁肘腕大痛，醫者不察，便用針出血。如未癒者，再三刺血。出血既多，遂成跛躄[1]。《內經》曰足得血而能步，血盡安得步哉？若余治閃肭則不然，以禹功散，或通經二三錢下神祐丸或除濕丹百餘丸，峻瀉一二十行，則痛出當癢發。痛屬夏，癢屬秋，出則夏衰矣。此五行勝復之理也。

故凡腰胯脅痛，杖瘡落馬，墜墮打撲，莫不同然。蓋此痛得之於外，非其先元虛、元弱。古人云：痛隨利減。宜峻瀉一二十行畢，但忌熱酒，可一藥而癒。勿謂峻瀉，輕侮此法。

昔有齒痛，連月不止，以鐵鈴鈕取之，血不止而死。又有人因上下齒痛，凡百[2]痛者輒取，不數年，上下齒盡。至五十歲，生硬之物，皆不能食。夫上下齒痛，皆由手足陽明二經風熱甚而痛矣。可用大小承氣湯、藏用丸、祛風丸等藥瀉之，則痛當自止。

《內經》曰：諸痛癢瘡瘍，皆屬心火。啟玄子云：百端之起，皆自心生，心者，火也。火生土之故也，出牙之

[1] 躄：原作「臂」，〔批〕「臂疑當作躄」。今據國庫本改。

[2] 百：四庫本作「治」。

誤，不可不知。又如治水腫痛者，多用水銀、輕粉、白丸子大毒之藥下之，水腫未消而牙齒落，牙齒落而不進食，水盡而立斃。復有人於兩足針之，水出如泉，水盡亦斃矣。

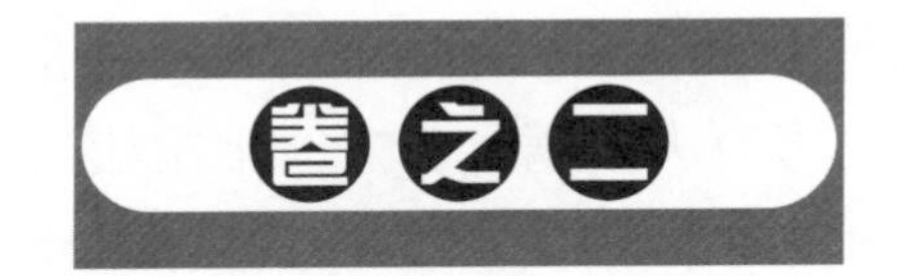

☆☆ 偶有所遇厥疾獲瘳記十一 ☆☆

余昔過夏邑西，有婦人病腹脹如鼓，飲食乍進乍退，寒熱更作而時吐嘔，且三年矣。師覡符咒，無所不至，惟俟一死。會十月農隙，田夫聚獵，一犬役死，磔於大樹根盤，遺腥在其上。病婦偶至樹根，頓覺昏憒，眩瞀不知人，枕於根側，口中蟲出，其狀如蛇，口眼皆具，以舌舐其遺腥。其人驚見長蟲，兩袖裹其手，按蟲頭極力而出之，且二尺許，重幾斤。剖而視之，以示諸人。其婦遂癒，蟲亦無名。此正與華元化治法同，蓋偶得吐法耳。

又有一書生，瘧間日一作。將秋試，及試之日，乃瘧之期，書生憂甚，誤以蔥蜜合食，大吐涎數升，瘀血宿食皆盡，同室驚畏。至來日入院，瘧亦不發。亦偶得吐法耳。

正隆間有聖旨，取汴梁諸匠氏。有木匠趙作頭，鐵匠杜作頭，行次失路。迷至大宅乞宿，主人不納，曰：家中有人重病，不敢納君。杜作頭紿曰：此趙公乃汴梁太醫之家，今蒙上司見召，迷路至此，蓋病者當癒，而遇此公也。主人默而入，良久復出，將邀二人入室。與之食已，主人起請曰：煩太醫看病何如？趙見而笑曰：一藥可癒。

二人竊議曰：來時所攜熟藥，寄他車上，此中實無，奈何？杜曰：此甚易耳。潛出門，得牛糞一塊，作三十粒，下以溫水。少頃，病人覺胸中如蟲行，一湧而出，狀若小蟯螂一二升。以手探之，又約一升，頓覺病去。明日主人出謝曰：百歲老人，未嘗見此神效之藥也。禮餞二人，遂歸。嗚呼！此二子，小人也。欲苟一時之寢，遂以穢物治人。亦偶得吐法耳。

又有一婦病風癇，從六七歲因驚風得之。自後三二年，間一二作。至五七年，五七作。逮三十餘歲至四十歲，日作或一日十餘作。以至昏痴健忘，求死而已。會興定歲大饑，遂採百草而食，於水瀕採一種草，狀若蔥屬，泡蒸而食之。食訖，向五更覺心中不安，吐涎如膠，連日不止，約一二斗，汗出如洗。初昏困，後三日，輕健非曩之比，病去食進，百脈皆和。省其所食，不知何物。訪問諸人，乃憨蔥苗也。憨蔥苗者，《本草》所謂藜蘆苗是也。《圖經》云：藜蘆苗吐風病。此亦偶得吐法耳。

又有一婦，年三十餘，病滑泄經年，皆云虛中有積，以無憂散，五七日一服，至二十服不效。又服纏積丹、軟金丸諸藥，皆不效。其人服藥愈速，病勢愈甚，食飲日減。人或謂曰：此休息痢也。宜灸中脘及左右穴，臍下氣海及膀胱穴，以三里引之。每年當冬至日、夏至日灸之，前後僅萬餘壯。忽門外或者曰：此病我屢識，蓋大傷飲之故。即目桃花正開，俟其落時，以長棘針刺之，得數十萼，勿犯人手，以白麵和作餅子，文武火燒令熟，嚼爛，以米飲湯下之。病人如其言服之，不一二時，瀉如傾，前後瀉六七日，僅數百行，昏困無所知覺，惟索冷水，徐徐而飲。至六七日，少省。爾後食日進，神日昌，氣血日和。不數年，生二子。此人本不知桃花萼有取積之神效，亦偶得瀉法耳。

余昔過株林，見一童子，誤吞銅鐵之物，成疾而羸，足不勝身。會六七月，淫雨不止，無薪作食，過飢數日。一旦，鄰牛死，聞作葵羹粳飯，病人乘飢頓食之。良久，瀉注如傾，覺腸中痛，遂下所吞之物，余因悟《內經》中肝苦急，食甘以緩之。牛肉、大棗、葵菜，皆甘物也，故能寬緩腸胃。且腸中久空，又遇甘滑之物，此銅鐵所以下也。亦偶得瀉法耳。

頓有老人，年八十歲。臟腑澀滯，數日不便，每臨後時，目前星飛，頭目昏眩，鼻塞腰痛，積漸食減。縱得食，便結燥如彈。

一日，友人命食血臟葵羹、油渫菠薐菜，遂頓食之，日日不乏。前後皆利，食進神清。年九十歲，無疾而終。《圖經》云：菠菜寒利腸胃。芝麻油炒而食之，利大便。葵寬腸利小溲。年老之人，大小便不利，最為急切。此亦偶得瀉法耳。

昔一士人趙仲溫，赴試暴病，兩目赤腫，睛翳，不能識路。大痛不任，欲自尋死。一日，與同儕釋悶，坐於茗肆中，忽鉤窗脫鉤，其下正中仲溫額上，髮際裂長三四寸，紫血流數升。血止自快，能通路而歸。來日能辨屋脊，次見瓦溝，不數日復故。此不藥不針，誤出血而癒矣。夫出血者，乃發汗之一端也。亦偶得出血法耳。

嗚呼！世人欲論治大病，捨汗、下、吐三法，其餘何足言哉。此一說，讀之者當大笑耳。今之醫者，宜熟察之可也。人能謹察其真中之誤，精究其誤中之真，反覆求之，無病不癒。

余之所以書此者，庶後之君子，知余之用心非一日也。又有病目不睹者，思食苦苣，頓頓不闕。醫者以為有蟲，曾不周歲，兩目微痛如蟲行。大眥漸明，俄然大見。又如北方貴人，愛食乳酪、牛酥、羊、生魚膾、鹿脯、豬臘、海味、甘肥之物，皆蟲之萌也。然而不生蟲者，蓋筵會中多胡荽、蕪荑、醬滷汁，皆能殺九蟲。此二者，亦偶得服食法耳。智者讀此，當觸類而長之。

☆☆ 攻裏發表寒熱殊塗箋十二 ☆☆

有一言而可以該醫之旨者，其惟發表攻裏乎。雖乾枝萬派，不過在表在裏而已矣。欲攻其裏者，宜以寒為主；欲發其表者，宜以熱為主。雖千萬世，不可易也。《內經》言之詳矣。今人多錯解其旨，故重為之箋。

發表不遠熱，攻裏不遠寒，此寒熱二字，謂六氣中司氣之寒熱。司氣用寒時，用藥者不可以寒藥；司氣用熱時，用藥者不可以熱藥，此常理也。惟攻裏發表則反之。然而攻裏發表，常分作兩塗。若病在表者，雖畏日流金之時，不避司氣之熱，亦必以熱藥發其表；若病在裏者，雖堅冰積雪之時，不避司氣之寒，亦必以寒藥攻其裏。所謂發表者，出汗是也。所謂攻裏者，湧泄是也。

王太僕注云：汗泄下痢，皆以其不住於中也。夫不住其中，則其藥一去不留，雖以寒藥犯司氣之寒，熱藥犯司氣之熱，亦無害也。若其藥留而不出，適足以司氣增邪，是謂不發不攻。寒熱內賊，其病益甚，無病者必生病，有病者必甚。若司氣用寒之時，病在表而不在裏，反以寒藥冰其裏，不湧不泄，堅腹滿、痛急、下痢之病生矣。若司氣用熱之時，病在裏而不在表，反以熱藥燥其中，又非發汗，則身熱、吐下霍亂、癰疽瘡瘍、瞀鬱注下、瞤瘛腫脹、嘔吐、鼽衄、頭痛、骨節攣、肉痛、血泄、淋閉之病生矣。以此知非熱不能解表，非寒不能攻裏，是解表常宜熱，攻裏常宜寒。若反此法，是謂妄造。今之用藥者，以荊黃湯解表，以薑桂藥攻裏，此與以水濟水，以火濟火何異哉？故非徒不效，輕者危，甚者死。

夫《本草》一書，不過酸、苦、甘、辛、鹹、淡六味而已。聖人既以辛甘發散為陽，酸苦湧泄為陰，又以淡味滲泄為陽。是辛、甘、淡三味以解表，酸、苦、鹹三味以攻裏。發表與滲泄，非解表而何？湧泄，非攻裏而何？此二者，聖人之法盡矣，蔑以加矣。然則醫之法果多乎哉？攻裏以寒，解表以熱而已矣。雖然表病而裏不病者，可專以熱藥發其表；裏病而表不病者，可專以寒藥攻其裏；表裏俱病者，雖可以熱解表，亦可以寒攻裏。此仲景之大小柴胡湯，雖解表亦兼攻裏，最為得體。

今之用藥者，只知用熱藥解表，不察裏之已病，故前所言熱證皆作矣。醫者不知罪由己作，反謂傷寒變證，以誣病人，非一日也。故劉河間自製通聖散加益元散，名為雙解。千古之下，得仲景之旨者，劉河間一人而已。

然今之議者，以為雙解不可攻裏，謗議紛紜，坐井小天，誠可憾也。豈知雙解煎以蔥鬚豆豉，湧而汗之，一劑立雪所苦。縱不全瘥，亦可小瘳。向所謂熱證，亦復不作。俟六經傳畢，微下而已。今醫者不知其濟物無窮之功，乃妄作損胃無窮之謗，憒劉河間有能醫之名，設堅白之論，以求世譽。孰肯剖璞一試，而追悔和氏之刖足哉。余之所以屢書此者，嘆知音之難遇也。

近者，余之故人某官，不欲斥言其名。因病頭項強，狀類傷寒，服通聖散，雖不得其法，猶無害也。醫者見其因通聖散也，立毀其非仲景之藥也，渠不察其熱已甚矣，復以辛熱發之，汗出不解，發黃血泄，竟如前所言，後雖以承氣下之，不能已。又復下之，至絕汗出，其脈猶搏擊。然余親見其子，言之甚詳。至今士大夫，皆不知辛熱一發之過也。獨歸罪於通聖散。嗚呼！甚矣，道之難明也。

頃，余之舊契讀孟堅《漢書・藝文志》，載五苦六辛之說，而顏師古輩，皆無註解。渠特以問余。余顧其《內經》諸書中，亦不見其文。既相別矣，乘蹇且十里外，颯然而悟。欲復回以告，予之舊契已歸且遠。乃令載之以示來者。夫五者，五臟也。臟者，裏也。六者，六腑也。腑者，表也。病在裏者屬陰分，宜以苦寒之藥湧之泄之；病在表者屬陽分，宜以辛溫之劑發之汗之。此五苦六辛之意也。顏師古不注，蓋闕其疑也。乃知學不博而欲為醫難矣。余又徐思五積六聚，其用藥亦不外於是。

夫五積在臟，有常形，屬裏，宜以苦寒之藥湧之泄之。六聚在腑，無常形，屬表，宜以辛溫之藥發之汗之。與前五苦六辛亦合。亦有表[1]而可用柴胡之涼者，猶宜熱而行之；裏寒而可用薑附之熱者，猶宜寒而行之。余恐來者不明《內經》發表攻裏之旨，故並以孟堅五苦、六辛之說，附於卷末。

☆☆ 汗下吐三法該盡治病詮十三 ☆☆

人身不過表裏，氣血不過虛實。表實者裏必虛，裏實者表必虛；經實者絡必虛，絡實者經必虛，病之常也。良工之治病者，先治其實，後治其虛，亦有不治其虛時。粗工之治病，或治其虛，或治其實，有時而幸中，有時而不中。謬工之治病，實實虛虛，其誤人之跡常著，故可得而罪也。惟庸工之治病，純補其虛，不敢治其實，舉世皆曰平穩，誤人而不見其跡，渠亦自不省其過，雖終老而不悔。且曰：吾用補藥也，何罪焉？病人亦曰：彼以補藥補我，彼何罪焉？雖死而亦不知覺。

夫粗工之與謬工，非不誤人，惟庸工誤人最深。如鯀湮洪水，不知五行之道。夫補者人所喜，攻者人所惡。醫者與其逆病人之心而不見用，不若順病人之心而獲利也。豈復計病者之死生乎？嗚呼！世無真實，誰能別之？今余著此吐、汗、下三法之詮，所以該治病之法也，庶幾來者，有所憑藉耳。

夫病之一物，非人身素有之也。或自外而入，或由內而生，皆邪氣也。邪氣加諸身，速攻之可也，速去之可也，攬而留之可[2]也？雖愚夫愚婦，皆知其不可也。及其聞攻則不悅，聞補則樂之。今之醫者曰：當先固其元氣，元氣實，邪自去。世間如此妄人，何其多也。夫邪之中人，輕則傳久而自盡，頗甚則傳久而難已，更甚則暴死。若先論固其元氣，以補劑補之，真氣未勝而邪已交弛橫騖而不可制矣。

惟脈脫下虛，無邪無積之人，始可議補。其餘有邪積之人而議補者，皆鯀湮洪水之徒也。今予論吐、汗、下三法，先論攻其邪，邪去而元氣自復也。況予所論之法，識練日久，至精至熟，有得無失，所以敢為來者言也。

天之六氣，風、暑、火、濕、燥、寒；地之六氣，霧、露、雨、雹、冰、泥；人之六味，酸、苦、甘、辛、鹹、淡。故天邪發病，多在乎上；地邪發病，多在乎下；人邪發病，多在乎中。此為發病之三也。處之者三，出之者亦三也。諸風寒之邪，結搏皮膚之間，藏於經絡之內，留而不去，或發疼痛走注，麻痺不仁，及四肢腫癢拘攣，可汗而出之。風痰宿食，在膈或上脘，可湧而出之。寒濕固冷，熱客下焦，在下之病，可泄而出之。

《內經》散論諸病，非一狀也。流言治法，非一階也。《至真要大論》等數篇，言運氣所生諸病，各斷以酸、苦、甘、辛、鹹、淡，以總括之。其言補，時見一二。然其補，非今之所謂補也。文具於補論條下，如辛補肝，鹹補心，甘補腎，酸補脾，苦補肺。若此之補，乃所以發腠理、致津液、通血氣。至其統論諸藥，則曰：辛、

[1] 表：據上下文義，此下似脫「熱」字。

[2] 可：醫統本作「何」。

甘、淡三味為陽，酸、苦、鹹三味為陰。辛甘發散，淡滲泄，酸苦鹹湧泄。發散者歸於汗，湧者歸於吐，泄者歸於下。滲為解表，歸於汗；泄為利小溲，歸於下，殊不言補，乃知聖人止有三法，無第四法也。

然則聖人不言補乎？曰：蓋汗、下、吐，以若草木治病者也。補者，以穀、肉、果、菜養口體者也。夫穀、肉、果、菜之屬，猶君之德教也；汗、下、吐之屬，猶君之刑罰也。故曰：德教，興平之粱肉；刑罰，治亂之藥石。若人無病，粱肉而已。及其有病，當先誅伐有過。病之去也，粱肉補之。如世已治矣，刑措而不用，豈可以藥石為補哉？必欲去大病、大瘵，非吐、汗、下未由也已。

然今之醫者，不得盡汗、下、吐法，各立門牆，誰肯屈己之高而一問哉。且予之三法，能兼眾法，用藥之時，有揄有導，有減有增，有續有止。

今之醫者，不得予之法，皆仰面傲笑曰：吐者，瓜蒂而已矣；汗者，麻黄、升麻而已矣；下者，巴豆、牽牛、朴硝、大黄、甘遂、芫花而已矣。既不得其術，從而誣之，予固難與之苦辯，故作此詮。

所謂三法可以兼眾法者，如引涎、漉涎、嚏氣、追淚，凡上行者，皆吐法也。炙、蒸、薰、渫、洗、熨、烙、針刺、砭射、導引、按摩，凡解表者，皆汗法也。催生下乳，磨積逐水，破經泄氣，凡下行者，皆下法也。以余之法，所以該眾法也。

然余亦未嘗以此三法遂棄眾法，各相其病之所宜而用之。以十分率之，此三法居其八九，而眾所當才一二也。

或言《內經》多論針而少論藥者，蓋聖人欲明經絡。豈知針之理，即所謂藥之理。即今著吐、汗、下三篇，各條藥之輕重寒溫於左。仍於三法之外，別著原補一篇，使不預三法。恐後之醫者泥於補，故置之三篇之末，使用藥者知吐中有汗，下中有補，止有三法。《內經》曰：知其要者，一言而終。是之謂也。

☆☆ 凡在上者皆可吐式十四 ☆☆

夫吐者，人之所畏。且順而下之，尚猶不樂，況逆而上之，不悅者多矣。然自胸以上，大滿大實，病[1]如膠粥，微丸微散，皆兒戲也。非吐，病安能出？仲景之言曰：大法春宜吐。蓋春時陽氣在上，人氣與邪氣亦在上，故宜吐也。湧吐之藥，或丸或散，中病則止，不必盡劑，過則傷[2]人。然則四時有急吐者，不必直待春時也。但仲景言其大法耳。今人不得此法，遂廢而不行，試以名方所記者略數之。如仲景《傷寒論》中，以蔥根白豆豉湯，以吐頭痛；梔子厚朴湯，以吐懊憹；瓜蒂散，以吐傷寒六七日，因下後腹滿、無汗而喘者。如此三方，豈有殺人者乎？何今議予好湧者多也。

又如孫氏《千金方》風論中散方，往往皆效。近代《本事方》中稀涎散，吐膈實中滿、痰厥失音[3]、牙關緊，閉、如喪神守。《萬全方》以鬱金散吐頭痛、眩運、

[1] 病：〔批〕「病」疑當作「痰」。

[2] 傷：原作「陽」，〔批〕「陽當作傷」。今據四庫本改。

[3] 音：原作「旨」，〔批〕「旨疑當作音」。今據四庫本改。

頭風、噁心、沐浴風。近代《普濟方》以吐風散、追風散，吐口噤不開、不省人事；以皂角散吐涎潮。《總錄》方中，以常山散吐瘧。孫尚方以三聖散吐發狂，神驗方吐舌不正。《補亡篇》以遠志去心，春分前服之，預吐瘟疫。此皆前人所用之藥也，皆有效者，何今之議予好湧者多也？

惟《養生必用方》言如吐其涎，令人跛躄。《校正方》已引風門中碧霞丹為證，予不須辨也。但《內經》明言：高者越之。然《名醫錄》中，惟見太倉公、華元化、徐文伯能明律用之，自余無聞。乃知此法廢之久矣。今予驟用於千載寂寥之後，宜其驚且駭也。惜乎黃帝、岐伯之書，伊摯、仲景之論，棄為閒物。縱有用者，指為山野無韻之人，豈不謬哉？

予之用此吐法，非偶然也。嘗見病之在上者，諸醫盡其技而不效[1]，余反思之，投以湧劑，少少用之，頗獲徵應。既久，乃廣訪多求，漸臻精妙，過則能止，少則能加。一吐之中，變態無窮，屢用屢驗，以至不疑。

故凡可吐令條達者，非徒木鬱然。凡在上者，皆宜吐之。且仲景之論，胸上諸實鬱而痛不能癒，使人按之，及有涎唾，下痢十餘行，其脈沉遲、寸口脈微滑者，此可吐之，吐之則止。仲景所謂胸上諸實，按之及有涎唾者，皆邪氣在上也。《內經》曰：下痢脈遲而滑者，內實也；寸口脈微滑者，上實也。皆可吐之。王冰曰：上盛不已，吐而奪之。仲景曰：宿食在上脘，當吐之。又如宿飲酒積在

[1] 效：原作「校」，據四庫本改。

上脘者，亦當吐之。在中脘者，當下而去之。仲景曰：病人手足厥冷，兩手脈乍結，以客氣在胸中，心下滿而煩，欲食不能食者，知病在胸中，當吐之。

余嘗用吐方，皆是仲景方中，瓜蒂散吐傷寒頭痛；用蔥根白豆豉湯以吐雜病頭痛；或單瓜蒂，名獨聖，加茶末少許，以吐痰、飲食；加全蠍梢，以吐兩脅肋刺痛、濯濯水聲者。《內經》所謂：濕在上，以苦吐之者，其是謂歟？

今人亦有竊予之法者，然終非口授，或中或否，或湧而不能出，或出而不能止。豈知上湧之法，名曰撩痰。撩之一字，自有擒縱捲舒。頃有一工，吐陳下一婦人，半月不止，涎至數斗，命懸須臾。倉皇失計，求予解之。予使煎麝香湯，下咽立止。或問麝香何能止吐？予謂之曰：瓜苗聞麝香即死。吐者，瓜蒂也，所以立解。如藜蘆吐者不止，以蔥白湯解之。以石藥吐者不止，以甘草、貫眾解之。諸草木吐者，可以麝香解之。以《本草》考之，吐藥之苦寒者，有豆豉、瓜蒂、茶末、梔子、黃連、苦參、大黃、黃芩，辛苦而寒者，有鬱金、常山、藜蘆；甘苦而寒者，有地黃汁；苦而溫者，有木香、遠志、厚朴；辛苦而溫者，有薄荷、芫花；辛而溫者，有穀精草、蔥根鬚；辛而寒者，有輕粉；辛甘而溫者，有烏頭、附子尖；酸而寒者，有晉礬、綠礬、齏汁；酸而平者，有銅綠；甘酸而平者，有赤小豆；酸而溫者，有飯漿；酸辛而寒者，有膽礬；酸而寒者，有青鹽、白米飲；辛鹹而溫者，有皂角；甚鹹而寒者，有滄鹽；甘而寒者，有牙硝；甘而微溫且寒者，有參蘆頭；甘辛而熱者，有蠍梢。

凡此三十六味，惟常山、膽礬、瓜蒂有小毒，藜蘆、芫花、輕粉、烏附尖有大毒。外二十六味，皆吐藥之無毒者。各對證擢而用之。此法宜先小服，不滿，積漸加之。

余之撩痰者，以釵股、雞羽探引，不出，以齏投之；投之不吐，再投之；且投且探，無不出者。吐至昏眩，慎勿驚疑。書曰：若藥不瞑眩，厥疾弗瘳。如發頭眩，可飲冰水立解。如無冰時，新汲水亦可。強者可一吐而安，弱者可作三次吐之，庶無損也。吐之次日，有頓快者，有轉甚者，蓋引之而吐未平也。俟數日，當再湧之。如覺渴者，冰水、新水、瓜、梨、柿及涼物，皆不藥[1]。惟禁貪食過飽硬物、乾脯難化之物。心火既降，中脘沖和，陰道必強，大禁房勞、大憂、悲思。病人既不自責，眾議因而噪之，歸罪於吐法，起謗其由此也。

故性行剛暴、好怒喜淫之人，不可吐；左右多嘈雜之言，不可吐；病人頗讀醫書，實非深解者，不可吐；主病者不能辨邪正之說，不可吐；病人無正性，妄言妄從，反覆不定者，不可吐；老弱氣衰者，不可吐；自吐不止，亡陽血虛者，不可吐；諸吐血、嘔血、咯血、衄血、嗽血、崩血、失血者，皆不可吐。吐則轉生他病，侵成不救，反起謗端。雖懇切求，慎勿強從，恐有一失。愈令後世不信此法，以小不善累大善也。必標本相得，彼此相信，真知此理，不聽浮言，審明某經某絡，某臟某腑，某氣某血，某邪某病，決可吐者，然後吐之，是予之所望於後之君子

[1] 藥：〔批〕「藥」疑作「可禁」。

也。庶幾不使此道湮微，以新傳新耳。

☆☆ 凡在表者皆可汗式十五 ☆☆

風寒暑濕之氣，入於皮膚之間而未深，欲速去之，莫如發汗。聖人之刺熱五十九刺，為無藥而設也。皆所以開玄府而逐邪氣，與汗同。然不若以藥發之，使一毛一竅，無不啟發之為速也。然發汗亦有數種。世俗止知惟溫熱者為汗藥，豈知寒涼亦能汗也。亦有薰漬而為汗者，亦有導引而為汗者。如桂枝湯、桂枝麻黃各半湯、五積散、敗毒散，皆發汗甚熱之藥也；如升麻湯、葛根湯、解肌湯、逼毒散，皆辛溫之藥也；如大柴胡湯、小柴胡湯、柴胡飲子，苦寒之藥也；如通聖散、雙解散、當歸散子，皆辛涼之藥也。故外熱內寒宜辛溫，外寒內熱宜辛涼。

平準所謂導引而汗者，華元化之虎、鹿、熊、猴、鳥五禽之戲，使汗出如敷粉，百疾皆癒。所謂薰漬而汗者，如張苗治陳廩丘，燒地佈桃葉蒸之，大汗立癒。又如許胤宗治許太后感風不能言，作防風湯數斛，置於床下，氣如煙霧，如其言，遂癒能言。此皆前人用之有驗者。

以《本草》校之，荊芥、香白芷、陳皮、半夏、細辛、蒼朮，其辛而溫者乎；蜀椒、胡椒、茱萸、大蒜，其辛而大熱者乎；生薑，其辛而微溫者乎；天麻、蔥白，其辛而平者乎；青皮、薄荷，其辛苦而溫者乎；防己、秦艽，其辛而且苦者乎；麻黃、人參、大棗其甘而溫者乎；葛根、赤茯苓，其甘而平者乎；桑白皮，其甘而寒者乎；防風、當歸，其甘辛而溫者乎；附子，其甘辛而大熱者乎；官桂、桂枝，其甘辛而大熱者乎；厚朴，其苦而溫者乎；桔梗，其苦而微溫者乎；黃芩、知母、枳實、地骨皮，其苦而寒者乎；前胡、柴胡，其苦而微寒者乎；羌活，其苦辛而微溫者乎；升麻，其苦甘且平者乎；芍藥，其酸而微寒者乎；浮萍，其辛酸而寒者乎。凡此四十味，皆發散之屬也。

惟不善擇者，當寒而反熱，當熱而反寒，此病之所以變也。仲景曰：大法春夏宜汗。春夏陽氣在外，人氣亦在外，邪氣亦在外，故宜發汗。然仲景舉其略耳。設若秋冬得春夏之病，當不發汗乎？但春夏易汗而秋冬難耳。若汗暴出，邪氣多不出，則當重發汗，則使人亡陽。凡發汗，中病則止，不必盡劑。要在劑當，不欲過也。此雖仲景調理傷寒之法，至於雜病，復何異哉？且如傷寒，麻黃之類，為表實而設也；桂枝湯之類，為表虛而設也；承氣湯，為陰虛而設也；四逆湯，為陽虛而設也。

表裏俱實者，所謂陽盛陰虛，下之則癒；表裏俱虛者，所謂陰盛陽虛，汗之則癒也。所謂陽為表而陰為裏也。如表虛亡陽，發汗則死。發汗之法，辨陰陽，別表裏，定虛實，然後汗之，隨治隨應。

設若飧泄不止，日夜無度，完穀下出，發汗可也。《內經》曰：春傷於風，夏生飧泄。此以風為根，風非汗不出。昔有人病此者，腹中雷鳴泄注，米[1]穀不分，小便澀滯，皆曰脾胃虛寒故耳。荳蔻、烏梅、罌粟殼、乾薑、附子，曾無一效。中脘臍下，灸已數十。燥熱轉甚，小溲涸竭，瘦削無力，飲食減少。命予視之，余以謂《應象論》曰：熱氣在下，水穀不分，化生飧泄；寒氣在上，則生䐜脹。而氣不散，何也？陰靜而陽動故也。診其兩手脈息，俱浮大而長，身表微熱。用[2]桂枝麻黃湯，以薑棗煎，大劑連進三服，汗出終日，至旦而癒。次以胃風湯和平臟腑，調養陰陽，食進病癒。

又貧家一男子，年二十餘，病破傷風，搐，牙關緊急，角弓反張。棄之空室，無人問者，時時呻呼。余憐其苦，以風藥投之。口噤不能下，乃從兩鼻竅中灌入咽喉，約一中碗，死中求生。其藥皆大黃、甘遂、牽牛、硝石之類。良久，上湧下泄，吐且三四升，下一二十行，風搐立止，肢體柔和，旦已自能起。口雖開，尚未能言。予又以桂枝麻黃湯三兩，作一服，使啜之，汗出周匝如洗，不三日而痊。

又如小兒之病，驚風搐搦，涎潮熱鬱，舉世皆用大驚丸、抱龍丸、鎮心丸等藥。間有不癒者，余潛用瓜蒂、赤小豆等份，共為細末，以豬膽汁浸，蒸餅為丸，衣以螺青或丹砂，以漿水、乳汁送之。良久，風涎湧出一兩杓，三五日一湧，湧三五次。漸以通聖散稍熱服之，病日已矣。

頃又治一狂人，陰不勝其陽，則脈流薄厥，陽並乃狂。《難經》曰：重陽者狂，重陰者癲。陽為腑，陰為臟，非陽熱而陰寒也。熱並於陽則狂，狂則生寒；並於陰則癲，癲則死。《內經》曰：足陽明有實則狂，故登高而

[1] 米：〔批〕「米」疑當作「水」。

[2] 用：原作「而」，據四庫本改。

歌，棄衣而走，無所不為，是熱之極也。以調胃承氣，大作湯，下數十行。三五日，復上湧一二升。三五日，又復下之。凡五六十日，下百餘行，吐亦七八度。如吐時，暖室置火，以助其熱，而汗少解，數汗方平。

又治一酒病人，頭痛、身熱、惡寒，狀類傷寒。診其脈，兩手俱洪大，三兩日不圊。余以防風通聖散約一兩，用水一中碗，生薑二十餘片，蔥鬚根二十莖，豆豉一大撮，同煎三五沸，去滓，稍熱分作二服。先服一服多半。須臾，以釵股探引咽中，吐出宿酒，酒之香味尚然，約一兩杓，頭上汗出如洗。次服少半，立癒。《內經》曰：火鬱發之。發為汗之，令其疏散也。

又嘗治一稅官，病風寒濕痺，腰腳沉重，浮腫，夜則痛甚。兩足惡寒，經五六月間，猶綿脛靴足。腰膝皮膚，少有跣露，則冷風襲之，流入經絡，其痛轉劇。走注上下，往來無定。其痛極處，便攣[1]急而腫起，肉色不變，腠理間如蟲行。每遇風冷，病必轉增，飲食轉減，肢體瘦乏，須人扶掖，猶能行立。所服者，烏、附、薑、桂，種種燥熱；燔針著灸，莫知其數，前後三年，不獲一癒。

一日，命予脈之，其兩手皆沉滑有力。先以導水丸、通經散各一服，是夜瀉三十餘行，痛減半。遂漸服赤茯苓湯、川芎湯、防風湯。

此三方在《宣明論》中，治痺方是也。余又作玲瓏灶法薰蒸，血熱病必增劇。諸汗法古方亦多有之，惟以此發汗者，世罕知之。故余嘗曰：吐法兼汗，良以此夫。

☆☆ 凡在下者皆可下式十六 ☆☆

下之攻病，人亦所惡聞也。然積聚陳莝[2]於中，留結寒熱於內，留之則是耶？逐之則是耶？《內經》一書，惟以氣血通流為貴。世俗庸工，惟以閉塞為貴。又止知下之為瀉，又豈知《內經》之所謂下者，乃所謂補也。陳莝去而腸胃潔，癥瘕盡而榮衛昌。不補之中，有真補者存焉。然俗不信[3]下之為補者，蓋庸工妄投下藥，當寒反熱，當熱反寒，未見微功，轉成大害，使聰明之士，亦復不信者，此也。

所以謂寒藥下者，調胃承氣湯泄熱之上藥也；大、小桃仁承氣，次也；陷胸湯，又其次也；大柴胡又其次也。以涼藥下者，八正散泄熱兼利小溲；洗心散抽熱兼治頭目；黃連解毒散，治內外上下蓄熱而不泄者；四物湯涼血而行經者也；神芎丸解上下蓄熱而泄者也。以溫藥而下者，無憂散下諸積之上藥也；十棗湯下諸水之上藥也。以熱藥下者，煮黃丸、纏金丸之類也。急則用湯，緩則用丸，或以湯送丸，量病之微甚，中病即止，不必盡劑，過而生愆。

仲景曰：大法秋宜瀉。謂秋則陽氣在下，人氣與邪氣亦在下，故宜下。此仲景言其大概耳。設若春夏有可下之

---

[1] 攣：原作「摩」，〔批〕「摩疑當作攣」。今據醫統本改。

[2] 莝：〔批〕「莝」當作「莝」。下同。

[3] 俗不信：原作「信不俗」，〔批〕「信當作俗，俗當作信」。今據四庫本乙正。

疾，當不下乎？此世之庸工跼蹐遷延，誤人大病者也。皆曰：夏月豈敢用過藥瀉脫胃氣？嗚呼！何不達造化之甚也？《內經》稱土火之鬱，發四時之氣，以五月先取化源，瀉土補水。又曰：土鬱則奪之。王太僕注云：奪，謂下之。令無壅礙也。然則於五月先防土壅之發，令人下奪，《素問》之言非歟？然隨證不必下奪，在良工消息之也。余所以言此者，矯世俗，期不誤大病、暴病者耳。故土鬱之為奪，雖大承氣湯亦無害也。試舉大承氣之藥論，大黃苦寒，通九竅，利大小便，除五臟六腑積熱；芒硝鹹寒，破痰，散熱，潤腸胃；枳實苦寒為佐使，散滯氣，消痞滿，除腹脹；厚朴辛溫，和脾胃，寬中通氣。此四味雖為下藥，有泄有補，卓然有奇功。劉河間又加甘草以為三一承氣，以甘和其中，最得仲景之秘也。

余嘗以大承氣改作調中湯，加以薑棗煎之。俗見薑棗，以為補脾胃而喜服，不知其中有大黃、芒硝也。惡寒喜暖取補，故自古及今，天下皆然。此《內經》之法抑屈而不伸者也。此藥治中滿痞氣、不大便者，下五七行，殊不困乏，次日必神清氣快，膈空食進。

《內經》曰：脾為之使，胃為之市。人之食飲酸鹹甘苦百種之味，雜湊於此，壅而不行，盪其舊而新之，亦脾胃之所望也。況中州之人，食雜而不勞者乎。中州，土也，兼載四象，木、金、水、火，皆聚此中。故脾胃之病，奈何中州之醫，不善掃除倉廩，使陳莝積而不能去也。猶曰：我善補。大罪也。此藥有奇功，皆謂服之便成傷敗，乃好丹而非素者也。

或言：男子不可久泄，婦人不可久吐。何妄論之甚也。可吐則吐，可下則下，豈問男女乎？大人小兒，一切所傷之物在胃脘，如兩手脈遲而滑者，內實也，宜下之。何以別乎？蓋傷宿食者惡食，傷風者惡風，傷寒者惡寒，傷酒者惡酒，至易辨也。故凡宿食在胃脘，皆可下之，則三部脈平。若心下按之而硬滿者，猶宜再下之。如傷寒大汗之後，重複勞發而為病者，蓋下之後熱氣不盡故也，當再下之。若雜病腹中滿痛不止者，此為內實也。

《金匱要略》曰：痛而腹滿，按之不痛為虛，痛者為實。《難經》曰：痛者為實。腹中滿痛，裏壅為實，故可下之，不計雜病、傷寒，皆宜急下之。宜大承氣湯，或導水丸，或泄水丸等藥，過十餘行。如痛不已，亦可再服，痛已則止。至如傷寒大汗之後，發熱、脈沉實，及寒熱往來，時時有涎嗽者，宜大柴胡湯加當歸，煎服之，下三五行，立癒。

產後慎不可作諸虛不足治之，必變作骨蒸寒熱，飲食不入，肌膚瘦削，經水不行。《經》曰：寒則衰飲食，熱則消肌肉。人病瘦削，皆粗工以藥消礫之故也。嗚呼！人之死者，豈為命乎？《難經》曰：實實虛虛。損不足而益有餘，如此死者，醫殺之耳。至如目黃、九疸、食勞，皆屬脾土，可下之，宜茵陳蒿湯。或用導水丸、禹功散，瀉十餘行；次以五苓散、桂苓甘露散、白朮丸等藥，服之則癒矣。或腰腳胯痛，可用甘遂粉二三錢，以豬腰子薄批七八片，摻藥在內，以濕紙包數重，文武火燒熟，至臨臥細嚼，以溫酒或米飲湯調下。至平明，見一二十行，勿訝

[1]。意欲止瀉，則飲水或新水頓服之，瀉立止。次服通經和氣定痛烏金丸、蹁馬丹之類則癒矣。

《內經》有不因氣動而病生於外者，太僕以為瘴氣、賊魅、蟲毒、蜚屍鬼擊、沖薄墜墮、風寒暑濕、斫射剝割、撞撲之類。至如落馬墮井、打撲閃肭損折、湯沃火燒、車碾大[2]傷、腫發焮痛、日夜號泣不止者，予尋常談笑之間，立獲大效。可峻瀉三四十行，痛止腫消。乃以通經散下導水丸等藥。如瀉水少，則可再加湯劑瀉之。後服和血消腫散毒之藥，病去如掃。此法得之睢陽高大明、侯德和。使外傷者，不致癃殘跛躄之患。余非敢掩人之善，意在救人耳。

曾有鄰人，杖瘡發作腫痛，焮及上下，語言錯亂，時時嘔吐，數日不食，皆曰不救。余以通經散三四錢，下神祐丸百餘丸，相並而下，間有嘔出者，大半已下膈矣。良久，大瀉數行，穢不可近，膿血、涎沫、瘀毒約一二斗，其病人困睡不醒一日一夜。鄰問予，予曰：喘息勻停，腫消痛減，故得睡也。來旦語清食進，不數日，痊。

救杖瘡欲死者，四十年間二三百。余追思舉世杖瘡死者，皆枉死也。自後，凡見冤人被責者，急以導水丸、禹功散大作劑料，瀉驚涎一兩盆，更無腫發痛焮之難。如導水丸、禹功散泄瀉不動，更加之通經散、神祐丸瀉之。瀉訖，須忌熱物，止可吃新汲水一二頓，瀉止立癒。至如沉積多年羸劣者，不可便服陡攻之藥，可服纏積丹、三棱丸之類。《內經》曰：重者，因而減之。若人年老衰弱，有虛中積聚者，止可五日一服萬病無憂散。故凡積年之患，豈可一藥而癒？即可減而去之。

以《本草》考之，下之寒者，有戎鹽之鹹，犀角之酸鹹，滄鹽、澤瀉之甘鹹，枳實之苦酸，膩粉之辛，澤漆之苦辛，杏仁之苦甘。下之之微寒者，有豬膽之苦。下之大寒者，有牙硝之甘，大黃、瓜蒂、牽牛、苦瓠子、藍汁、牛膽、羊蹄根苗之苦，大戟、甘遂之苦甘，朴硝、芒硝之苦辛。下之溫者，有檳榔之辛，芫花之苦辛，石蜜之甘，皂角之辛鹹。下之熱者，有巴豆之辛。下之辛涼者，有豬羊血之鹹。下之平者，有鬱李仁之酸，桃花萼之苦。右三十味，惟牽牛、大戟、芫花、皂角、羊蹄根、苦瓠子、瓜蒂有小毒，巴豆、甘遂、膩粉、杏仁之有大毒，餘皆無毒。

設若疫氣，冒風中酒，小兒瘡疹，及產後潮熱，中滿敗血，勿用銀粉、杏仁大毒之藥，下之必死，不死即危。且如檳榔、犀角、皂角皆溫平，可以殺蟲、透關節，除腸中風火燥結。大黃、芒硝、朴硝等鹹寒，可以治傷寒熱病，時氣瘟毒，發斑瀉血，燥熱發狂，大作湯[3]劑，以蕩滌積熱；澤瀉、羊蹄苗根、牛膽、藍葉汁、苦瓠子亦苦寒，可以治水腫遍身、腹大如鼓、大小便不利，及目黃、濕毒、九疸、食癆、疳蟲、食土生米等物，分利水濕，通利大小便，蕩滌腸胃間宿穀相搏。又若備急丸，以巴豆、乾薑、大黃三味，蜜和丸之，亦是下藥。然止可施於辛

---

[1] 訝：原作「呀」，據四庫本改。

[2] 大：四庫本作「犬」。

[3] 湯：原作「蕩」，〔批〕「蕩字當作湯」，今據醫統本改。

苦勞力、貧食粗辣之輩？或心腹脹滿、脅肋刺痛、暴痛不住，服五七丸，或十丸，瀉五七行以救急。若施之富貴城廓之人則非矣。此藥用砒石治瘧相類，止可施之於貧食之人。若備急丸，治傷寒風溫，中酒冒風，及小兒瘡疹，產後滿悶，用之下膈，不死則危。及夫城廓之人，富貴之家，用此下藥，亦不死則危矣。奈何庸人畏大黃而不畏巴豆，粗工喜巴豆而不喜大黃。蓋庸人以巴豆性[1]熱而不畏，以大黃性寒而畏；粗工以巴豆劑小而喜，以大黃劑大而不喜，皆不知理而至是也。豈知諸毒中，惟巴豆為甚。去油匱之蠟，猶能下後使人津液涸竭，留毒不去，胸熱口燥，他病轉生，故下藥以巴豆為禁。

余嘗用前十餘藥，如身之使臂，臂之使手。然諸洞泄寒中者，不可下，俗謂休息痢也。傷寒脈浮者，不可下。表裏俱虛者，不宜下。

《內經》中五痞心證，不宜下。厥而唇青，手足冷，內熱深者，宜下；寒者，不宜下，以脈別之。小兒內瀉，轉生慢驚及兩目直視，魚口出氣者，亦不宜下。若十二經敗甚，亦不宜下。止宜調養，溫以和之。如下則必誤人病耳。若其餘大積大聚、大病大秘、大涸大堅，下藥乃補藥也。余嘗曰：瀉法兼補法，良以此夫。

☆☆ 推原補法利害非輕說十七 ☆☆

《原補》一篇不當作，由近論補者，與《內經》相違，不得不作耳。夫養生當論食補，治病當論藥攻。然聽

[1] 性：原作「惟」，〔批〕「惟當作性」。今據醫統本改。

者皆逆耳，以予言為怪。蓋議者嘗知補之為利，而不知補之為害也。論補者，蓋有六法：平補、峻補、溫補、寒補、筋力之補、房室之補。以人參、黃耆之類為平補，以附子、硫黃之類為峻補，以荳蔻、官桂之類為溫補，以天門冬、五加皮之類為寒補，以巴戟、蓯蓉之類為筋力之補，以石燕、海馬、起石、丹砂之類為房室之補。此六者，近代之所謂補者也。若施之治病，非徒功效疏闊，至其害不可勝言者。

《難經》言東方實，西方虛，瀉南方，補北方。此言肝木實而肺金虛，瀉心火，補腎水也。以此論之，前所謂六補者，了不相涉。試舉補之所以為害者，如瘧，本夏傷於暑，議者以為脾寒而補之，溫補之則危，峻補之則死。傷寒熱病下之後，若以溫辛之藥補之，熱當復作，甚則不救。瀉血，血止之後，若溫補之，血復熱，小溲不利，或變水腫。霍亂吐瀉，本風濕暍合而為之，溫補之則危，峻補之則死。小兒瘡疱之後，有溫補之，必發癰腫焮痛。婦人大產之後，心火未降，腎水未升，如黑神散補之，輕則危，甚則死。老人目暗耳聵，腎水衰而心火盛也，若峻補之，則腎水彌涸，心火彌盛。老人腎虛，腰脊痛，腎惡燥，腰者腎之府也，峻補之則腎愈虛矣。

老人腎虛無力，夜多小溲。腎主足，腎水虛而火不下，故足痿；心火上乘肺而不入脬囊，故夜多小溲。若峻補之，則火益上行，脬囊亦寒矣。老人喘嗽，火乘肺也，若溫補之則甚，峻補之則危。停飲之人不可補，補則痞悶轉增。腳重之人不可補，補則脛膝轉重。

男子二十上下而精不足，女人二十上下而血不流，皆二陽之病也。時人不識，便作積冷極憊治之，以溫平補之。夫積溫尚成熱，而況燔針於臍下，火灸手足腕骨？《內經》本無勞證，由此變而為勞。煩渴，咳嗽涎痰，肌瘦，寒熱往來，寢汗不止，日高則顏赤，皆以為傳屍勞。不知本無此病，醫者妄治而成之耳。夫二陽者，陽明也，胃之經也。心受之則血不流，脾受之則味不化。故男子少精，女子不月，皆由使內太過。故隱蔽委屈之事，各不能為也。惟深知湧瀉之法者能治之。又如春三月，風傷於榮，榮為血，故陰受之。溫傷於衛，衛為氣，故陽受之。初發之後，多與傷寒相似。頭痛身熱，口乾潮熱，數日不大便，仲景所謂陰陽俱浮，自汗出，身重，多眠睡，目不欲開者是也。若以寒藥下之，則傷臟氣；若以溫藥補之，則火助風溫，發黃發斑，溫毒熱增劇矣。風溫外甚，則直視、潮熱、譫語、尋衣撮空、驚惕而死者，溫補之罪也。《內經》雖言：形不足者，溫之以氣；精不足者，補之以味。氣屬陽，天食人以五氣；血屬陰，地食人以五味者，戒乎偏勝，非便以溫為熱也。

又若《經》云：損者補之，勞者溫之。此「溫」乃溫存之「溫」也，豈以溫為熱哉！又如虛則補其母，實則瀉其子者，此欲權衡之得其平也。又烏在燔針壯火，煉石燒砒，硫、薑、烏、附，然後為補哉？所謂補上欲其緩，補下欲其急者，亦焉在此等而為急哉？自有酸苦甘辛鹹淡，寒涼溫熱平，更相君臣佐使耳。所謂平補者，使陰陽兩停，是謂平補。奈時人往往惡寒喜溫，甘受酷烈之毒，雖死而不悔也。可勝嘆哉！

余用補法則不然[1]，取其氣之偏勝者，其不勝者自平矣。醫之道，損有餘，乃所以補其不足也。余嘗曰：吐中自有汗，下中自有補。豈不信然？余嘗用補法，必觀病人之可補者，然後補之。

昔維陽府判趙顯之，病虛羸，泄瀉褐色，乃洞泄寒中證也，每聞大黃氣味即注泄。余診之，兩手脈沉而軟，令灸分水穴一百餘壯，次服桂苓甘露散、胃風湯、白朮丸等藥，不數月而瘉。

又息城酒監趙進道，病腰痛，歲餘不瘉，診其兩手脈，沉實有力。以通經散下五七行，次以杜仲去粗皮，細切，炒斷絲，為細末，每服三錢，豬腰子一枚，薄批五七片，先以椒鹽淹，去腥水，摻藥在內，裹以荷葉，外以濕紙數重封，以文武火燒熟，臨臥細嚼，以溫酒送下。每旦以無比山藥丸一服，數日而瘉。

又相台監酒岳成之，病虛滑泄，日夜不止，腸鳴而口瘡，俗呼為心勞口瘡，三年不瘉。予以長流水，同薑棗煎五苓散五七錢，空心使服之，以治其下；以宣黃連與白茯苓去皮，二味各等份為末，以白麵糊為丸，食後，溫水下三五十丸，以治其上，百日而瘉。

又汝南節度副使完顏君寶，病臟毒，下衃血，發渴，寒熱往來，延及六載，日漸瘦弱，無力，面黃如染。余診其兩手脈沉而身涼，《內經》寒以為榮氣在，故生可治。先以七宣丸下五七行，次以黃連解毒湯加當歸、赤芍藥，

[1] 然：原作「法」，〔批〕「法字疑然字」，今據四庫本改。

與地榆散同煎服之，一月而癒。

若此數證，余雖用補，未嘗不以攻藥居其先。何也？蓋邪未去而不可言補，補之則適足資寇。故病蠲之後，莫若以五穀養之，五果助之，五畜益之，五菜充之，相五臟所宜，毋使偏傾可也。凡藥皆毒也，非止大毒、小毒謂之毒，雖甘草、苦參，不可不謂之毒，久服必有偏勝。氣增而久，夭之由也。是以君子貴流不貴滯，貴平不貴強。

盧氏云：強中生百病。其知言哉！人惟恃強，房勞之病作矣。何貴於補哉？以太宗、憲宗高明之資，猶陷於流俗之蔽，為方士燥藥所誤；以韓昌黎、元微之猶死於小溲不通、水腫。有服丹置數妾，而死於暴脫；有服草烏頭、如聖丸，而死於鬢瘡；有服乳石、硫黃，小[1]溲不通；有習氣求嗣，而死於精血；有嗜酒，而死於發狂見鬼；有好茶而為癖。乃知諸藥而不可久服，但可攻邪，邪去則已。近年運使張伯英病宿傷，服硫黃、薑、附數月，一日喪命。監察陳威卿病嗽，服鐘乳粉數年，嘔血而殞。嗚呼！後之談補者，尚監茲哉！

☆☆ 證口眼喎斜是經非竅辨十八 ☆☆

口眼喎斜者，俗工多與中風掉眩證一概治之，其藥則靈寶、至寶、續命、清心、一字、急風、烏犀、鐵彈丸，其方非不言治此病也，然而不癒者何也？蓋知竅而不知經，知經而不知氣故也。何謂知竅而不知經？蓋人之首有七竅，如日月、五星、七政之在天也。故肝竅目，目為肝

[1] 小：據上下文義，此前疑脫「而死於」三字。

之外候；肺竅鼻，鼻為肺之外候；心竅舌，舌無竅，心與腎合而寄竅於耳。故耳與舌，俱為心之外候。俗工止知目病歸之肝，口病歸之脾，耳病歸之腎，舌病歸之心，更無改張。豈知目之內眥，上下二網，足太陽及足陽明起於此；目之銳眥，足少陽起於此，手少陽至於此；鼻之左右，足陽明、手陽明俠乎此；口之左右，亦此兩經環乎此。故七竅有病，不可獨歸之五臟，當歸之六陽經也。余曰：俗工知竅而不知經者，此也。

何謂知經而不知氣？蓋世之談方藥者，不啻千萬世，不過《本草》性味，其知十二經所出所入，所循所環，所交所合，所過所注，所起所會，所屬所絡，所上所下，所俠所貫，所布所散，所結所繞，所抵所連，所繫所約，所同所別，千萬人中，或見一二名明，可謂難其人矣。

然而不過執此十二經，便為病本，將陽經為熱，陰經為寒，向《本草》中尋藥，藥架上檢方而已矣。病之不癒，又何訝焉！豈知《靈樞經》曰：足之陽明，手之太陽，筋急則口目為闢，此十二經及受病之處也，非為病者也。及為病者，天之六氣也。六氣者何？風、暑、燥、濕、火、寒是也。故曰：俗工知經而不知氣者，此也。

然則口目喎斜者，此何經也？何氣也？足之太陽，足之陽明，左目有之，右目亦有之；足之陽明，手之陽明，口左有之，口右亦有之。此兩道也。《靈樞》又言：足陽明之筋，其病頰筋，有寒則急引頰移口，熱則筋弛縱緩不勝收，故僻。是左寒右熱，則左急而右緩；右寒左熱，則右急而左緩。故偏於左者，左寒而右熱；偏於右者，右寒而左熱也。夫寒不可徑用辛熱之劑，蓋左中寒則逼熱於右，右中寒則逼熱於左，陽氣不得宣行故也。而況風者，甲乙木也。口、眼、陽明，皆為胃土。風偏賊之，此口目之所以僻也，是則然矣。

七竅惟口目喎斜，而耳鼻獨無此病者，何也？蓋動則風生，靜則風息，天地之常理也。考之《易》象，有足相符者。震、巽主動，坤、艮主靜。動者皆屬木，靜則皆屬土。觀卦者，視之理也。視者，目之用也。目之上網則眨，下網則不眨。故觀卦上巽而下坤。頤卦者，養之理也。養者，口之用也。口之下頷則嚼，上頷則不嚼，故頤卦上艮而下震。口目常動，故風生焉；耳鼻常靜，故風息焉。當思目雖斜，而目之眶眶未嘗[1]斜。口之喎，而口之輔車未嘗喎。此經之受病，非竅之受病明矣。而況目有風輪，唇有飛門者耶。

余嘗治此證，未嘗用世俗之藥。非故與世參商，方鑿圓枘，自然齟齬者。過潁，一長吏病此，命予療之。目之斜，灸以承泣；口之喎，灸以地倉，俱效。苟不效者，當灸人迎。夫氣虛風入而為偏，上不得出，下不得泄，真氣為風邪所陷，故宜灸。《內經》曰：陷下則灸之。正謂此也，所以立癒。

又嚐過東杞，一夫亦患此，予脈其兩手，急數如弦之張，甚力而實，其人齒壯氣充，與長吏不同，蓋風火交勝，予調承氣湯六兩，以水四升，煎作三升，分四服，令稍熱啜之，前後約瀉四五十行，去一兩盆；次以苦劑投之解毒，數服，以升降水火，不旬日而癒。《脈訣》云：熱則生風。若此者，不可純歸其病於窗隙之間而得，亦風火素感而然也。蓋火勝則制金，金衰則木茂，木茂則風生。若東杞之人，止可流濕潤燥。大下之後，使加餐通鬱為大。

《靈樞》雖有馬膏、桂酒雙塗之法，此但治其外耳，非治其內也。今人不知其本，欲以單服熱水，強引而行之，未見其癒者也。向之用薑、附、烏、桂、起石、硫黃之劑者，是耶？非耶？

☆☆ 疝本肝經宜通勿塞狀十九 ☆☆

疝有七，前人論者甚多。非《靈樞》、《素問》、《銅人》之論，余皆不取。非余好異也，但要窮其原耳。七疝者何？寒疝、水疝、筋疝、血疝、氣疝、狐疝、是謂七疝。俗工不識，因立謬名，或曰膀胱，或曰腎冷，或曰小腸氣，小兒曰偏氣。立名既謬，並喪其實。何哉？

蓋醫者既斷為膀胱、腎冷、小腸氣，又曰虛寒所致。其藥之用也，不鹿茸、巴戟，則杜仲、蓯蓉；不附子、烏頭，則乾薑、官桂；不楝實、懷香，則金鈴、補骨脂。朝吞暮餌，曾無殊效。三二十年，牢不可去。間因微病，稍似開通。執此微芒，浸成大錯。標既不除，本必歸甚。處處相傳，曾無覺者。

豈知諸疝，皆歸肝經。其奈痛[2]流，歸之小腸脬囊。夫膀胱水府，專司滲泄。小腸水道，專主通流。腎為少

---

[1] 眶眶未嘗：四庫本作「眦眶未嘗」。

[2] 痛：〔批〕「痛」當作「通」。

陰，總統二水。人之小溲，自胃入小腸，滲入膀胱。膀胱者，脬囊也。氣化則水出莖端，此常道也。及其為疝，乃屬足厥陰肝經。蓋環陰器而上入小腹者，足厥陰肝經也。夫肝腎皆屬於下，與衝、任、督相附。

然《靈樞經》言足厥陰肝病，則有遺溺、癃閉、狐疝。主腎與膀胱、小腸三經。則不言疝，是受疝之處，乃肝之部分也。且《內經》男子宗筋，為束骨之會也。而肝主筋，睾者，囊中之丸。雖主外腎，非厥陰環而引之，與玉莖無由伸縮。在女子則為篡戶，其內外為二：其一曰廷孔，其二曰窈漏。此足厥陰與衝、任、督之所會也。

《靈樞》言足厥陰之經筋聚於陰器，其病傷於寒則陰縮入，傷於熱則縱挺不收。治在行水[1]清陰氣。故陽明[2]與太陰、厥陰之筋，皆會於陰器。惟厥陰主筋，故為疝者，必本之厥陰。《靈樞》又言足厥陰之別，名曰蠡溝，去內[3]踝五寸，別走少陽，循脛上睾，結於莖。其病氣逆，睾腫卒疝。實則挺長，虛則暴癢，取之所別矣。豈非厥陰為受病之處耶？

《靈樞》又言邪在小腸，連睾系，屬於腎，貫肝絡肺，絡[4]心系。氣盛厥逆，上衝腸胃，薰肝，散於肓，結於臍。故取之肓原以散之，刺太陰以平之，取厥陰以下之，取巨虛下臁以去之，按其所過之經以調之。此其初，

---

[1] 水：原作「臥」，〔批〕「臥疑當作水」。今據醫統本改。

[2] 明：原作「則」，據四庫本改。

[3] 內：原作「肉」〔批〕「肉疑當作內」。今據四庫本改。

[4] 絡：原脫，據《靈樞·四時氣》補。

雖言邪在小腸，至其治法，必曰取厥陰以下之，乃知諸疝關於厥陰，可以無疑。

以脈考之，《素問》云：厥陰滑為狐疝，少陽滑為肺風疝，太陰滑為脾風疝，陽明滑為心風疝，太陽滑為腎風疝，少陰滑為肝風疝。凡此六疝，雖見於他脈中，皆言風疝者，足厥陰肝經之氣也。《素問》又云：脈大急，皆為疝。心脈滑，傳為心疝；肺脈沉，傳為肺疝。三陰急為疝，三陽急為瘕。王太僕云：太陽受寒，血凝為瘕；太陰受寒，氣聚為疝。此言太陰受寒，傳之肝經也。可以溫藥逐之，不可以溫藥補之。若補之者，是欲病去而強挽留之也。此亦言膀胱非受病之處，必傳於厥陰部分，然後為疝也。又言病在少腹，腹痛，不得大小便，病名曰疝。得之寒，言脈急者曰疝瘕，少腹痛。凡言少腹者，豈非厥陰之部分耶？又言脾風傳胃，名曰疝瘕。此謂非肝木不能為風氣，名曰厥疝。

蓋脾土虛而不能制水，又為肝木所凌也。又言督脈為衝疝，蓋厥陰與衝、任、督，俱會於前陰也。豈不明哉！至如運氣中，又言歲太陽在泉，寒淫所勝，民病少腹控睾。蓋寒客於小腸膀胱，則肝木縮而不得伸行，母傳之子也。陽明司天，燥淫所勝，婦人少腹痛，此言肝氣不得上行，為金所抑，鬼賊故也。又言太陰在泉，土勝則寒氣逆滿，食飲不下，甚則為疝。此亦言寒客太陰濕土，土不勝水，水傳之肝經也。

又嘗遍閱《銅人》俞穴，亦相表裏。如背上十三椎俞，肝經言寒疝。腹部中行，惟陰交一穴，言寒疝，任脈之所發也；關元一穴，言暴疝，小腸之募，足三陰、任脈之會也；中極一穴，言疝瘕，膀胱之募，亦足三陰、任脈之會也；曲骨一穴，任脈、足厥陰之會也。其腹部第二行肓腧二穴，言寒疝，衝脈、足少陰之會也；四病上[1]穴，言疝瘕，衝任脈、足少陰腎之會也；其腹部第三行大巨二穴，足陽明脈氣之所發也。氣衝二穴，莖中痛，兩丸寒痛，亦足陽明脈氣之所發也。其腹部第四行，府舍二穴[2]，言疝痛，足太陰、厥陰、陰維之交會也，亦太陰部三陰、陽明支別也。衝門二穴，言陰疝，足太[3]陰、厥陰之會也。其在側脅者，五樞二穴，言寒疝，陰邪上入少腹，帶脈下三寸也。

其在足六經者，足厥陰穴十名，言疝者七，謂大敦、行間、太衝、中封、蠡溝、中都、曲泉。足少陽穴十四名，言疝者一，謂丘墟穴也。足太陰穴十一名，言疝者一，謂陰陵泉也。足陽明穴十五名，言疝者一，謂陰市穴也。足少陰穴十名，言疝者五，謂然谷、大谿、照海、交信、築賓也。足太陽穴十八名，言疝者二，謂金門、合陽也。由是言之，惟厥陰言疝獨多，為疝之主也。其餘[4]經穴，雖亦治疝，終非受疝之地，但與足厥陰相連耳。或在泉寒勝，木氣攣縮，禁於此經；或[5]司天燥勝，木氣抑鬱於此經；或忿怒悲哀，憂抑頓挫，結於此經；或藥淋外固閉，尾縮精壅於此經，其病差別如此。

不知世間之藥多熱補，從誰而受其方也？信其方，則《素問》、《靈樞》、《銅人》皆非也。信《素問》、《靈樞》、《銅人》，則俗方亦皆非也。不知後之君子，以孰為是。嗚呼！余立於醫四十餘歲，使世俗之方，人人可療，余亦莫知敢廢也。識練日久，因經識病，然後不惑。且夫遺溺閉癃，陰痿脬痺，精滑白淫，皆男子之疝也，不可妄歸之腎冷。血涸不月，月罷腰膝上熱，足躄，嗌乾，癃閉，少腹有塊，或定或移，前陰突出，後陰痔核，皆女子之疝也。但女子不謂之疝，而謂之瘕。若年少而得之，不計男子婦人，皆無子。故隱蔽委曲之事，了不干脬、腎、小腸之事，乃足厥陰肝經之職也。

李[6]俗方止言脬、腎、小腸，殊不言肝木一句，惑人甚矣。且肝經，乙木也。木屬東方，為心火之母也。凡疝者，非肝木受邪，則肝木自甚也，不可便言虛而補之。《難經》所謂東方實，西方虛，瀉南方，補北方。此言瀉火，木自平、金自清、水自旺也。

昔審言為蔡之參軍也，因坐濕地，疝痛不可堪，諸藥莫救。余急以導水丸、禹功散，瀉三十餘行，腫立消，痛立減。又項關一男子，病卒疝暴痛不任，倒於街衢，人莫能動，呼予救之。余引經證之，邪氣客於足厥陰之絡，令人卒疝，故病陰丸痛也。余急瀉大敦二穴，大痛立已。夫大敦穴者，乃是厥陰之二穴也。殄寇鎮一夫，病痺瘧

---

[1] 病上：〔批〕「病上」疑當作「滿二」。

[2] 府舍二穴：原作「府合二府」，〔批〕「府合當作府舍，二府當作二穴」。今據醫統本改。

[3] 太：原作「六」，〔批〕「六當作太」。今據醫統本改。

[4] 餘：原作「穴」，據醫統本改。

[5] 或：原作「哉」，〔批〕「哉疑或字」。今據四庫本改。

[6] 李：〔批〕「李」疑「奈」字。

發渴，痛飲蜜漿，劇傷冰水，醫者莫知瀉去其濕，反雜進薑、附，濕為燥熱所壅，三焦閉溢，水道不行，陰道不興，陰囊腫墜，大於升斗。

余先以導水百餘丸，少頃，以豬腎散投之，是夜瀉清赤水一斗，遂失痛之所在。近穎尾一夫，病卒疝，赤腫大痛，數日不止，諸藥如水投石。余以導水一百五十丸，令三次咽之。次以通經散三錢，空腹淡酒調下。五更，下臟腑壅積之物數行，痛腫皆去。不三日，平復如故。《內經》曰：木鬱則達之。達，謂吐也，令條達。肝之積，本當吐者，然觀其病之上下，以順為貴，仲景所謂上宜吐、下宜瀉者，此也。敢列七疝圖於左，以示後之君子，庶幾有所憑藉者焉。

寒疝　其狀囊冷，結硬如石，陰莖不舉，或控睾丸而痛。得於坐臥濕地，或寒月涉水，或置[1]雨雪，或臥坐磚石，或風冷處使內過勞。宜以溫劑下之，久而無子。

水疝　其狀腎囊腫痛，陰汗時出，或囊腫而狀如水晶，或囊癢而燥，出黃水，或少腹中按之作水聲。得於飲水醉酒，使內過勞，汗出而遇風寒濕之氣，聚於囊中，故水多，令人為卒疝。宜以逐水之劑下之。有漏針去水者，人多不得其法。

筋疝　其狀陰莖腫脹，或潰或膿，或痛而裏急筋縮，或莖中痛，痛極則癢，或挺縱不收，或白物如精，隨溲而下，久而得於房室勞傷，及邪術所使。宜以降心之劑下之。

---

[1] 置：〔批〕「置」疑當作「冒」。

血疝　其狀如黃瓜，在少腹兩旁、橫骨兩端約中，俗云便癰。得於重感，春夏大燠，勞動使內，氣血流溢，滲入脬囊，留而不去，結成癰腫，膿少血多。宜以和血之劑下之。

氣疝　其狀上連腎區，下及陰囊，或因號哭忿怒，則氣鬱之而脹，怒哭號罷，則氣散者是也。有一治法，以針出氣而癒者。然針有得失，宜以散氣之藥下之。或小兒亦有此疾，俗曰偏氣。得於父已年老，或年少多病，陰痿精怯，強力入房，因而有子，胎中病也。此疝不治，惟築賓一穴言之。

狐疝　其狀如瓦，臥則入小腹，行立則出小腹入囊中。狐則晝出穴而溺，夜則入穴而不溺。此疝出入，上下往來，正與狐相類也。亦與氣疝大同小異。今人帶鉤鈐是也。宜以逐氣流經之藥下之。

☆☆ 五虛五實攻補懸絕法二十 ☆☆

虛者補之，實者瀉之，雖三尺之童，皆知之矣。至於五實五虛，豈可與泛泛虛實用藥哉？《內經》明言其狀，如俗工不識何？此二證所以見殺於委靡之手也。坐視人之死，猶相誇曰吾藥穩，以誑病家。天下士大夫亦誠以為然，以誑天下後世，豈不怪哉！夫一身猶一國也，如尋邑百萬圍昆陽，此五實證也。故蕭王親犯中原而篤戰。如河內飢而又經火災，此五虛證也。故汲黯不避矯詔而發倉。此可與達權知變者論，不可與貪常嗜瑣者說也。故曰，庸人誤天下，庸工誤病人，正一理也。

《內經》曰：五實者死，五虛者亦死。夫五實者，謂五臟皆實也。五虛者，謂五臟皆虛也。腑病為陽，易治而鮮死；臟病為陰，而難治多死。經明言，脈盛、皮熱、腹脹、前後不通、悶瞀者，五實也。脈盛為心，皮熱為肺，腹脹為脾，前後不通為腎，悶瞀為肝，五臟皆實之證也。五虛者反是，脈細、皮寒、氣少、瀉利前後、飲食不入者，五虛也。脈細為心，皮寒為肺，氣少為肝，泄利前後為腎，飲食不入為脾，此五臟皆虛之證也。夫五實為五臟俱太過，五虛為五臟俱不及。

《內經》言此二證皆死，非謂必死也，謂不救則死，救之不得其道亦死也。其下復言：漿粥入胃則虛者活，身汗後利則實者活。此兩證自是前二證之治法也。後人不知是治法，只作辨驗生死之斷句，直謂病人有此則生，無此則死。虛者聽其漿粥自入胃，實者聽其自汗、自利，便委之死地，豈不謬哉！夫漿粥入胃而不注泄，則胃氣和。胃氣和則五虛皆實也，是以生也。汗以泄其表，利以泄其裏，並泄則上下通，上下通則五實皆啟矣，是以生也。此二證異常，卻不宜用。班氏所謂有病不服藥之言，蓋其病大且篤[1]故也。

余向日從軍於江淮之上，一舟子病，予診之，乃五實也。余自幼讀醫經，嘗記此五實之證，竟未之遇也。既見其人，竊私料之，此不可以常法治，乃可大作劑而下之。殊不動搖，計竭智窮，無如之何。忽憶桃花萼丸，頓下七八十丸，連瀉二百餘行，與前藥相兼而下，其人昏困，

[1] 篤：原作「驚」，今四庫本改。

數日方已。蓋大疾之已去，自然臥憩。不如此，則病氣無由衰也。徐以調和胃氣之藥，自爾平復。

又嘗過鳴鹿邸中，聞有人呻吟聲息，瘦削痿然無力。余視之，乃五虛也，余急以聖散子，二服作一服。此證非三錢、二錢可塞也。續以胃風湯、五苓散等藥，各大作劑，使頓服，注瀉方止。而漿粥入胃不數日，而其人起矣。

故五虛之受，不加峻塞不可得而實也。彼庸工治此二證，草草補瀉，如一杯水，救一車薪之火也。竟無成功，反曰：虛者不可補，實者不可瀉。此何語也？吁！不虛者強補，不實者強攻，此自是庸工不識虛實之罪也。豈有虛者不可補，實者不可瀉之理哉？予他日又思之，五實證，汗、下、吐三法俱行更快；五虛證，一補足矣。今人見五實證，猶有塞之者；見五虛者，雖補之而非其藥。本當生者，反鈍滯遷延，竟至於死耳。

夫聖散子有乾薑，尋常瀉利勿用，各有標本；胃風、五苓有桂，所以溫經散表，而分水道。聖散子之澀燥，胃風、五苓之能分，皆辛熱、辛溫之劑也。俗工往往聚訕，以予好用寒涼，然予豈不用溫補？但不遇可用之證也。咸欲誇己以標名，從誰斷之？悲夫！

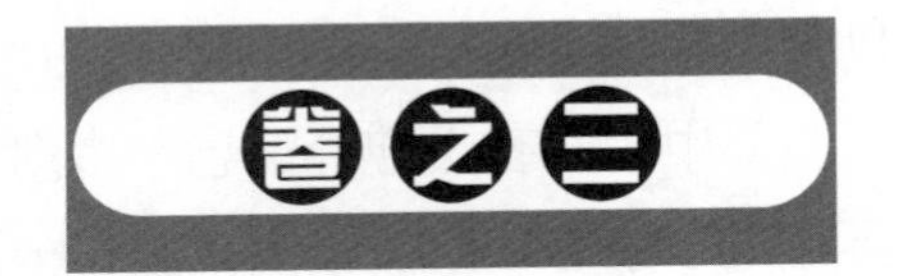

☆☆ 喉舌緩急砭藥不同解二十一 ☆☆

咽與喉，會厭與舌，此四者，同在一門，而其用各異。喉以候[1]氣，故喉氣通於天；咽以咽物，故咽氣通於地。會厭與喉，上下以司開闔，食下則吸而掩，氣上則呼而出。是以舌抵上齶，則會厭能閉其咽矣。四者相交為用，闕一則飲食廢而死矣。此四者，乃氣與食出入之門戶最急之處。故《難經》言七衝門，而會厭之下[2]為吸門，及其為病也，一言可了。一言者何？曰火。《內經》曰：一陰一陽結，謂之喉痺。王太僕注云：一陰者，手少陰君火，心主之脈氣也；手少陽相火，三焦之脈氣也。二火皆主脈，並絡於喉。氣熱則內結，結甚則腫脹，腫脹甚則痺，痺甚而不通則死矣。

夫足少陰，循喉嚨，挾舌本，少[3]陰上挾咽。此二者，誠是也。至於足陽明，下人迎，循喉嚨；足太陰，挾咽連舌本；手太陽，循咽下隔；足厥陰，循喉嚨之後；此數經皆言咽喉，獨少陽不言咽喉。

而《內經》言：一陰一陽結[4]，謂之喉痺。何也？蓋人讀十二經，多不讀《靈樞經》中別十一篇，具載十二經之正。其文云：足少陽之正，繞髀入毛際，合於厥陰，別者入季脅間，循胸裏屬膽，散之，上肝貫心，以上俠咽，出頤頷，散於面，繫目系，合少陽於外眥也。又手心主之正，別下淵液三寸，入胸中，別屬三焦，出循喉嚨，出耳後，合少陽完骨之下。是手少陽三焦之氣，與手心主少陰之氣相合，而行於喉嚨也。

推十二經，惟足太陽別項下，其餘皆湊於喉嚨。然《內經》何為獨言一陰一陽結為喉痺？蓋君相二火獨勝，則熱結正絡，故痛且速也。余謂一言可了者，火是也。故十二經中，言嗌乾、嗌痛、咽腫、頷腫、舌本強，皆君火為之也。唯喉痺急速，相火之所為也。

夫君火者，猶人火也；相火者，猶龍火也。人火焚木其勢緩，龍火焚木其勢速。《內經》之言喉痺，則咽與舌在其間耳。以其病同是火，故不分也。後之醫者，各詳其狀，強立八名，曰單乳蛾、雙乳蛾、單閉喉、子舌脹、木舌脹、纏喉風、走馬喉閉。熱氣上行。結薄於喉之兩旁，近外腫作，以其形似，是謂乳蛾。一為單，二為雙也。其比乳蛾差小者，名閉喉。熱結於舌下，復生一小舌子，名曰子舌脹。熱結於舌中，舌為之腫，名曰木舌脹。木者，強而不柔和也。熱結於咽，項腫繞於外，且麻且癢，腫而大者，名曰纏喉風。喉痺暴發暴死者，名走馬喉痺。此八

[1] 候：原作「喉」，〔批〕「喉疑當作候」。今據醫統本改。又四庫本作「呼」。

[2] 之下：《難經·四十四難》無此二字。

[3] 少：此上疑脫「手」字。

[4] 結：原脫，據《素問·陰陽別論》補。

種之名雖詳，若不歸之火，則相去遠矣。其微者，可以鹹軟之；而大者，以辛散之。今之醫者，皆有其藥也，如薄荷、烏頭、僵蠶、白礬、朴硝、銅綠之類也。

至於走馬喉痺，何待此乎？其生死人反掌之間耳。其最不誤人者，無如砭針出血，血出則病已。《易》曰：血去惕出。良以此夫。

昔余以治一婦人木舌脹，其舌滿口，諸藥不癒，余以排針小而銳者砭之五七度，腫減，三日方平。計所出血，幾至盈斗。又治一男子纏喉風腫，表裏皆作，藥不能下。余以涼藥灌於鼻中，下十餘行。外以拔毒散敷之。陽起石燒赤，與伏龍肝各等份細末，每日以新水掃百遍，三日熱始退，腫始消。又嘗治一貴婦喉痺，蓋龍火也。雖用涼藥，而不可使冷服，為龍火宜以火逐之。人火者，烹飪之火是也。乃使爆[1]於烈日之中，登於高堂之上，令侍婢攜火爐，坐藥銚於上，使藥常極熱，不至大沸，通口時時呷之，百餘次，龍火自散。此法以熱行寒，不為熱病扞格故也。

大抵治喉痺，用針出血，最為上策。但人畏針，委曲旁求，瞬息喪命。凡用針而有針創者，宜搗生薑一塊，調以熱白湯，時時呷之，則創口易合。

《銅人》中亦有灸法，然痛微者可用，病速者，恐遲則殺人。故治喉痺之火，與救火同，不容少待。《內經》：火鬱發之。發，謂發汗。然喉咽中，豈能發汗？故出血者，乃發汗之一端也。後之君子，毋執小方，而曰吾藥不動臟腑，又妙於出血，若幸遇小疾而獲功，不幸遇大病而死矣。毋遺後悔可矣。

☆☆ 五積六聚治同鬱斷二十二 ☆☆

先賢說五積六聚甚明，惟治法獨隱。其言五積曰：肝之積，名曰肥氣，在左脅下，如覆杯，有頭足；久不已，令人發欬逆痻瘧，連歲不已者是也。心之積，名曰伏梁，起於臍，大如臂，上至心下；久不已，令人病煩心。脾之積，名曰痞氣，在胃脘，覆大如盤；久不已，令人四肢不收，發黃疸，飲食不為肌膚，俗呼為食勞黃也。肺之積，名曰息賁，在右脅下，大如覆杯；久不癒，令人灑淅寒熱，喘嗽，發肺癰。腎之積，名曰賁豚，發於少腹，上至心下，若豚狀，或上或下無時；久不已，令人喘逆、骨痿、少氣。此五積之狀，前賢言之，豈不分明！

遍訪醫門，人人能道。及問治法，不過三棱、廣茂、乾漆、硇砂、陳皮、礞石、巴豆之類。復有不明標本者，又從而補之，豈有病積之人，大邪不出，而可以補之乎？至於世之磨積取積之藥，余初學醫時，若曾用之，知其不效，遂為改轍。因考《內經》，驟然大悟。《內經》曰：木鬱則達之，火鬱發之，土鬱奪之，金鬱泄之，水鬱折之。王太僕曰：達謂吐，發謂汗，奪謂下，泄謂利小便，折謂折其衝逆。此五者，五運為司天所制[2]，故立此五法，與五積若不相似然。

蓋五積者，因受勝己之邪，而傳於己之所勝，適當旺

[1] 爆：疑當作「曝」。

[2] 制：原作「剌」，據大成本改。

時，拒而不受，復還於勝己者，勝己者不肯受，因留結為積。故肝之積，得於季夏戊己日；心之積，得於秋庚辛日；脾之積，得於冬壬癸日；肺之積，得於春甲乙日；腎之積，得於夏丙丁日，此皆抑鬱不伸而受其邪也。豈待司天克運，然後為之鬱哉？且積之成也，或因暴怒、喜、悲、思、恐之氣，或傷酸、苦、甘、辛、鹹之食，或停溫、涼、熱、寒之飲，或受風、暑、燥、寒、火、濕之邪，其初甚微，可呼吸按導方寸大而去之。不幸而遇庸醫，強補而留之。留之不去，遂成五積。

夫肥氣者，不獨氣有餘也，其中亦有血矣，蓋肝藏血故也。

伏梁者，火之鬱也。以熱藥散之則益甚，以火灸之則彌聚。況伏梁證有二，名同而實異，不可不詳焉。其一伏梁，上下左右皆有根，在腸胃之外，有大膿血，此伏梁義同肚癰。其一伏梁，身體髀、股、胻皆腫，環臍而痛，是為風根，不可動，動則為水溺澀之病。此二者，《內經》雖言不可動，止謂不可大下，非謂全不可下，恐病去而有害。

痞氣者，舉世皆言寒則痞，《內經》以為濕則痞。雖因飲冷而得，其陽氣為濕所蓄，以熱攻之則不散，以寒攻之則濕去而寒退矣。

息賁者，喘息憤而上行也。此舊說也。余以謂賁者，賁門也。手太陰之筋，結胸裏而貫賁，入賁，下抵季脅。其病支轉筋，痛甚則成息賁。手心主結於臂，其病胸痛息賁。又云：肺下則居賁迫肝，善脅下痛；肝[1]高則上支賁，切脅為息賁。若是言之，是積氣於賁而不散。此《靈樞》說五臟處，言此賁自是多，故予發之。

賁豚者，賁與「奔」同。《銅人》言：或因讀書得之。未必皆然也。腎主骨，此積最深，難療，大忌吐湧，以其在下，止宜下之。

故予嘗以獨聖散吐肥氣，揃以木架，必燠室中，吐兼汗也。肝之積，便言風也。吐出數升，後必有血一二滴，勿疑，病當然也。續以磨積之藥調之。嘗治伏梁，先以茶調散吐之兼汗，以禹功、導水奪之，繼之以降火之藥調之。又嘗治痞氣，萬舉萬全。先以瓜蒂散，吐其酸苦、黃膠、腥腐之物三二升，次以導水、禹功下二三十行，末以五苓淡劑等藥調之。又嘗治息賁，用瓜蒂散，不計四時，置之燠室中，更以火一爐，以助其汗，吐、汗、下三法齊行。此病不可逗留，久則傷人。又嘗治賁豚，以導水、通經，三日一下之，一月十下，前後百行，次用治血化氣磨積之藥調之。此積雖不傷人，亦與人偕老。

若六聚之物，在腑屬陽而無形，亦無定法。故此而行之，何難之有？或言余[2]之治積太峻。予曰：不然。積之在臟，如陳莝之在河江。且積之在臟，中間多著脂膜曲折之處，區臼之中。陳莝之在江河，不在中流，多在汀灣洄薄之地。遇江河之溢，一漂而去。積之在臟，理亦如之。故予先以丸藥驅逐新受之食，使無梗塞。其碎著之

---

[1] 肝：原作「肺」據上下文義改。

[2] 言余：原作「余言」，〔批〕「余言疑當作言余」。今據四庫本乙正。

積，已離而未下，次以散藥滿胃而下。橫江之筏，一壅而盡。設未盡者，以藥調之。惟堅積不可用此法，宜以漸除。

《內經》曰：堅者削之。今人言塊癖是也。因述九積圖，附於篇末，以俟來哲，知余用心獨苦久矣，而世無知者。

食積，酸心、腹滿，大黃、牽牛之類，甚者礞石、巴豆。

酒積，目黃、口乾，葛根、麥糵之類，甚者甘遂、牽牛。

氣積，噫氣、痞塞，木香、檳榔之類，甚者枳殼、牽牛。

涎積，咽如拽鋸，硃砂、膩粉之類，甚者瓜蒂、甘遂。

痰積，涕唾稠黏，半夏、南星之類，甚者瓜蒂、藜蘆。

水積，足脛脹滿，鬱李、商陸之類，甚者甘遂、芫花。

血積，打撲肭瘀，產後不月，桃仁、地榆之類，甚者虻蟲、水蛭。

九積皆以氣為主，各據所屬之狀而對治之。今人總此諸藥，並為一方，曰可治諸積，大謬也。吾無此病，焉用此藥？吾無彼病，焉用彼藥？十羊九牧，何所適從？非徒無益，而又害之。

☆☆ 斥[1]十膈五噎浪分支派疏二十三 ☆☆

病派之分，自巢氏始也。病失其本，亦自巢氏始也。何者？老子曰：少則得，多則惑。且俗謂噎食一證，在

《內經》苦無多語，惟曰三陽結謂之膈。三陽者，謂大腸、小腸、膀胱也。結，謂結熱也。小腸熱結則血脈燥，大腸熱結則後不圊，膀胱熱結則津液涸。三陽既結則前後閉塞。下既不通，必反上行，此所以噎食不下，縱下而復出也。謂胃為水穀之海，日受其新，以易其陳，一日一便，乃常度也。

今病噎者，三日五日，或五七日不便，是乖其度也，亦明矣。豈非三陽俱結於下，廣腸枯涸，所食之物為咽所拒。縱入太倉，還出咽嗌。此陽火不下，推而上行也。故《經》曰：少陽所至為嘔湧，溢食不下。此理豈不曉然？又《氣厥論》云：肝移寒於心為狂膈中。陽氣與寒相薄，故膈食而中不通[2]。此膈陽與寒為之也，非獨專於寒也。《六節藏象》又云：人迎四盛以上為格陽。王太僕云：陽盛之極，故膈拒而食不得入。《正理論》曰：格則吐逆。故膈，亦當為格。後世強分為五噎，謂氣、憂、食、思、勞也。後又分為十膈、五噎。其派既多，其惑滋甚。

人之溢食，初未必遽然也。初，或傷酒食，或胃熱欲吐，或冒風欲吐。醫氏不察本原，火裏燒薑，湯中煮桂，丁香未已，荳蔻繼之；蓽撥未已，胡椒繼之。雖曰和胃，胃本不寒；雖曰補胃，胃本不虛。設如傷飲，止可逐飲。設如傷食，止可逐食。豈可言虛，便將熱補？《素問》無者，於法猶非。

---

[1] 斥：原目錄作「凡」。

[2] 陽氣與寒相薄，故膈食而中不通：此係王冰注文，其中「膈食」作「隔塞」。

素熱之人，三陽必結。三陽既結，食必上潮。醫氏猶云，胃寒不納，燔針鑽肉，炷艾灼肌，苦楚萬千。三陽熱結，分明一句，到了難從。不過抽薪，最為緊要，揚湯止沸，愈急愈增。歲月彌深，為醫所誤。人言可下，退陽養陰。張眼吐舌．恐傷元氣。止在沖和，閉塞不通，經無來路，腸宜通暢，是以鳴腸。腸既不通，遂成噎病。

世傳五噎寬中散有薑有桂，十膈散有附有烏。今予既斥其方，信乎與否，以聽後賢。或云：憂恚氣結，亦可下乎？余曰：憂恚磐礴，便同火鬱，太倉公見此皆下。法廢以來，千年不復。今代劉河間治膈氣噎食，用承氣三湯，獨超近代。今用藥者，不明主使，如病風狂嘻嘻哂，及觀其效，猶昧本原，既懶問諮，妄興非毀。

今予不恤，姑示後人。用藥之時，更詳輕重。假如閉久，慎勿頓攻。縱得攻開，必慮後患。宜先潤養，小著湯丸，累累加之，關扃自透。其或咽噎，上阻涎痰，輕用苦酸，微微湧出，因而治下，藥勢宜行。設或不行，蜜鹽下導，始終勾引，兩藥相通，結散陽消，飲食自下。莫將巴豆，耗卻天真，液燥津枯；留毒不去。人言此病，曾下奪之，從下奪來，轉虛轉痞。此為巴豆，非太黃、牽牛之過。

箕城一酒官，病嘔吐，逾年不癒，皆以胃寒治之，丁香、半夏、青陳、薑附種種燥熱，燒錐燎艾莫知其數。或少癒，或復劇，且十年，大便澀燥，小便赤黃。命予視之。予曰：諸痿喘嘔，皆屬於上。王太僕云：上謂上焦也。火氣，炎上之氣，謂皆熱甚而為嘔，以四生丸下三十行，燥糞腸垢，何啻數升？其人昏因一二日，頻以冰水呷之，漸投涼乳酪、芝麻飲，時時咽之。數日外大啜飲食，精神氣血如昔。繼生三子，至五旬而卒。

☆☆ 飲當去水溫補轉劇論二十四 ☆☆

留飲，止[1]證也，不過蓄水而已。王氏《脈經》中派之為四：痰飲、懸飲、支飲、溢飲。《千金方》又派之為五飲，皆觀病之形狀而定名也。今予皆不論此，論飲之所得，其來有五：有憤鬱而得之者，有困乏而得之者，有思慮而得之者，有痛飲而得之者，有熱時傷冷而得之者。飲證雖多，無出於此。

夫憤鬱而不得伸，則肝氣乘脾，脾氣不化，故為留飲。肝主慮，久慮而不決，則飲氣不行。脾主思，久思而不已則脾結，故亦為留飲。人因勞役遠來，乘困飲水，脾胃力衰，因而嗜臥，不能布散於脈，亦為留飲。人飲酒過多，腸胃已滿，又復增之，脬經不及滲泄，久久如斯，亦為留飲。因隆暑津液焦涸，喜飲寒水，本欲止渴，乘快過多，逸而不動，亦為留飲。人若病飲者，豈能出此五者之外乎？

夫水者，陰物也。但積水則生濕，停酒則生燥，久則成痰。在左脅者，同肥氣；在右脅者，同息賁。上入肺則多嗽，下入大腸則為瀉，入腎則為湧，水濯濯如囊漿，上下無所之。故在太陽則為支飲，皆由氣逆而得之。故濕在上者，目黃面浮；在下者，股膝腫厥；在中者，支滿痞隔

[1] 止：據文義此下疑脫「一字」。

痰逆。在陽不去者，久則化氣；在陰不去者，久則成形。

今之用方者，例言飲為寒積，皆用溫熱之劑，以補之燥之。夫寒飲在中，反以熱藥從上投之，為寒所拒。水濕未除，反增心火；火既不降，水反下注；其上焦枯，其下焦寒慄。

《內經》曰：出入廢則神機化滅，升降息則氣立孤危。渠不信夫？況乎留飲下無補法，氣方隔塞，補則轉增。豈知《內經》所謂留者攻之，何後人不師古之甚也。且以白朮參苓飲者，服之尚加閉塞，況燔針艾火，其痞可知。前人處五飲丸三十餘味。其間有礬石、巴豆、附子、烏頭，雖是下攻，終同燥熱。雖亦有寒藥相參，力孤無援。故今代劉河間依仲景十棗湯，製三花神祐丸，而加大黃、牽牛。新得之疾，下三五十丸，氣流飲去。

昔有病此者，數十年不癒，予診之，左手脈三部皆微而小，右手脈三部皆滑而大。微小為寒，滑大為燥。余以瓜蔕散，湧其寒痰數升，汗出如沃；次以導水、禹功，去腸胃中燥垢亦數升，其人半癒。然後以淡劑流其餘蘊，以降火之劑開其胃口，不踰月而痊。

夫黃連、黃柏，可以清上燥濕，黃耆、茯苓可以補下滲濕。二者可以收後，不可以先驅。復未盡者，可以苦葶藶、杏仁、桑白皮、椒目逐水之藥，伏水皆去矣。

夫治病有先後，不可亂投。邪未去時，慎不可補也。大邪新去，恐反增其氣，轉甚於未治之時也。

昔河內有人病飲，醫者斷為脾濕，以木香、牽牛二味散之，下十餘行，因紿病人，復變散為丸，又下十餘行；

復變丸為散，又十餘行。病者大困，睡幾一晝夜。既覺，腸胃寬潤，惟思粥，食少許，日漸癒。雖同斷為濕，但補瀉不同，其差至此。

《內經》曰：歲土太過，雨濕流行，腎水受邪，甚則飲發中滿。太陽司天，濕氣變物。水飲內蓄，中滿不食。注云：此年太陰在泉，濕監於地，病之原始，地氣生焉。少陰司天，濕土為四之氣，民病鼽衄飲發。又土鬱之發，民病飲發注下，跗[1]腫身重。又太陰所至，為積飲否隔。又太陰所至，蓄滿。又太陰之勝與太陰之復，皆云飲發於中。以此考之，土主濕化，不主寒；水主寒化，不主濕。天多黔雨，地有積潦，皆以為水。在《內經》屬土，冰霜凝風氣凄凜，此水之化也。故曰：丑未，太陰濕土；辰戌，太陽寒水。二化本自不同，其病亦異。夫濕土太過，則飲發於中。今人以為脾土不足，則軒岐千古之書可從乎？不可從乎？

☆☆ 嗽分六氣毋拘以寒述二十五 ☆☆

嗽與咳，一證也。後人或以嗽為陽，咳為陰，亦無考據。且《內經·咳論》一篇，純說嗽也，其中無「咳」字。由是言之，咳即嗽也，嗽即咳也。《陰陽應象大論》云：秋傷於濕，冬生咳嗽。又《五臟生成篇》云：咳嗽上氣。又《診要經終》云：春刺秋分，環為咳嗽。又《示從容篇》云：咳嗽煩冤者，腎氣之逆也。《素問》惟以四處連言咳嗽，其餘篇中，止言咳，不言嗽。乃知咳、嗽一證

[1] 跗：原作「附」，〔批〕「附當作跗」。今據四庫本改。

也。或言嗽為別一證，如《傷寒》書中說欬逆，即咽中作梯磴之聲者是也。此一說，非《內經》止以嗽為咳。《生氣通天論》云：秋傷於濕，上逆而咳。與大象論[1]文義同，而無嗽字。乃知咳即是嗽明矣。余所以苦論此者，孔子曰：必也正名乎。

嗽之為病，自古歸之肺，此言固不易也。《素問》言：肺病，喘欬逆。又曰：咳嗽上氣，厥在胸中，過在手太陰、陽明。《靈樞》十二經，惟太陰肺經云：肺脹滿，膨膨而喘咳，他經則不言。《素問·咳論》雖言五臟六腑皆有咳，要之止以肺為主。《素問》言：皮毛者，肺之合也。皮毛先受邪氣。注云：邪，謂寒氣。經又曰：邪氣以從其合也。其寒飲食入胃，從脾脈上至於肺則肺寒，肺寒則內外合邪，因而客之，則為肺咳。後人見是言，斷嗽為寒，更不參較他篇，豈知六氣皆能嗽人？

若謂咳止為寒耶，何以歲火太過，炎暑流行，金肺受邪，民病咳嗽？歲木不及，心氣晚治，上勝肺金，咳而鼽。從革之紀，金不及也，其病嚏咳。堅成之紀，金太過也，上徵與正商同，其病咳。少陽司天，火氣下臨，肺金上從，咳、嚏、衄。少陽司天，火淫所勝，咳、唾血、煩心。少陽司天，主勝則胸滿咳。少陽司天之氣，熱鬱於上，欬逆嘔吐。

三之氣，炎暑至，民病咳嘔。終之氣，陽氣不藏而咳。少陽之復，枯燥煩熱，驚、瘈、咳、衄，甚則欬逆而血泄。少陰司天，熱氣生於上，清氣生於下，寒熱凌犯而

[1] 大象論：即《素問·陰陽應象大論》之略稱。

生於中，民病咳喘。三之氣，天政布，大火行，餘火內格，腫於上，咳喘，甚則血溢。少陰司天，客勝則鼽嚏，甚則咳喘。少陰之復，燠熱內作，氣動於左，上行於右，咳，皮膚痛，則入肺，咳而鼻淵。若此之類，皆生於火與熱也。豈可專於寒乎？

謂咳止於熱與火耶？厥陰司天，客勝則耳鳴掉眩，甚則咳。若此之類，乃生於風。豈可專於熱與火也？

謂咳專於風耶？太陰司天，濕淫所勝，咳唾則有血。太陰之復，濕變乃舉，飲發於中，咳喘有聲。若此之類，乃生於濕，豈可專於風也？

謂咳止於濕耶？金鬱之發，民病欬逆，心脅痛。歲金太過，燥氣流行，肝木受邪，民病咳喘逆。逆甚而嘔血。陽明司天，金火合德，民病咳嗌。陽明司天，燥淫所勝，咳，腹中鳴。陽明司天，清復內餘，則咳、衄、嗌塞，心膈中熱。咳不止而目血出者死。陽明之勝，清發於中，嗌塞而咳。陽明之復，清氣大舉，咳、噦、煩心。若此之類，皆生於燥，豈可專於濕也？

謂咳止於燥耶？太陽司天，客氣勝則胸中不利，出清涕，感寒則咳。若此之類，乃生於寒，豈可專於燥也？

又肺風之狀，多汗惡風，色皏然白，時咳，短氣，晝日則差，夜暮則甚，亦風咳也。勞風，咳出青黃涕，其狀如膿，大如彈丸，亦風咳也。有所亡失，所求不得，則發肺鳴。鳴則肺熱葉焦，亦熱咳也。陽明厥逆，喘咳身熱，亦熱咳也。一陽發病，少氣善咳，亦火咳也。喘咳者，水氣並於陽明，亦濕咳也。風水，不能正偃則咳，亦濕咳也。腎氣腹大脛腫，喘咳身重，亦濕咳也。脾痺者，四肢懈墮，發咳、嘔、汗，上為大寒，亦寒咳也。咳之六氣，固然可以辨。其六者之狀：

風乘肺者，日夜無度，汗出頭痛，涎痰不利，非風咳之云乎？

熱乘肺者，急喘而嗽，面赤潮熱，手足寒，乳子亦多有之，非暑咳之云乎？

火乘肺者，咳喘上壅，涕唾出血，甚者七竅血溢，非火咳之云乎？

燥乘肺者，氣壅不利，百節內痛，頭面汗出，寒熱往來，皮膚乾枯，細瘡燥癢，大便秘澀，涕唾稠黏，非燥咳之云乎？

寒乘肺者，或因形寒飲冷，冬月坐臥濕地，或冒冷風寒，秋冬水中感之。嗽急而喘，非寒咳之云乎？

其治法也，風之嗽，治以通聖散加半夏、大人參半夏丸，甚者汗之；暑之嗽，治以白虎湯、洗心散、涼膈散，加蜜一匙，為呷之；火之嗽，治以黃連解毒湯、洗心散、三黃丸，甚者加以鹹寒大下之；濕之嗽，治以五苓散、桂苓甘露散及白朮丸，甚者以三花神祐丸下之；燥之嗽，治以木香葶藶散、大黃黃連阿膠丸，甚者以鹹寒大下之；寒之嗽，治以寧神散、寧肺散，有寒痰在上者，以瓜蒂散越之。此法雖已幾於萬全，然老幼強弱，虛實肥瘦不同，臨時審定權衡可也。

病有變態，而吾之方亦與之俱變。然則枯礬、乾薑、烏梅、罌粟殼，其誤人也不為少矣。嗚呼！有人自幼咳嗽，至老不瘉而亦不死者，余平生見此等無限。或小年咳嗽，不計男女，不數月而殞者，亦無限矣。夫寧神、寧肺散，此等之人，豈有不曾服者哉？其不瘉而死者，以其非寒嗽故也。彼執款冬花、佛耳草至死不移者，雖與之割席而坐可也。曹魏時，軍吏李成苦咳嗽，晝夜不寐，時吐膿血，華佗以謂：咳之所吐，非從肺來。以苦劑二錢匕，吐膿血二升餘而瘥。若此之嗽，人不可不知也。

☆☆ 九氣感疾更相為治衍二十六 ☆☆

天以氣而燾，地以氣而持。萬物盈乎天地之間，咸以氣而生。及其病也，莫不以氣而得。且風之氣，和平而璺啟；熱之氣，暄而舒榮；火之氣，炎暑而出行；濕之氣，埃溽而負盈；燥之氣，清勁而淒愴；寒之氣，寒氣而歸藏。此六氣時化，司化之常也[1]。及其變，風之氣，飄怒而反大涼；熱之氣，大暄而反寒；火之氣，飄風燔燎而反霜凝；濕之氣，雷霆驟注而反烈風；燥之氣，散落而反濕；寒之氣，寒雪霜雹而反白埃。

此六氣之變也。故天久寒則治之以暑，天久涼則治之以暄，天久晦則治之以明，天久晴則治以雨。夫天地之氣常則安，變則病。而況人稟天地之氣，五運迭侵於其外，七情交戰於其中。是以聖人嗇氣，如持至寶；庸人役物，而反傷大和。此軒岐所以論諸痛皆因於氣，百病皆生於

---

[1] 風之氣……司化之常也：按此節文字取義於《素問．六元正紀大論》。〔批〕「《素問》出行作行出，負作員，淒愴作庚蒼，寒氣作寒霧」。

氣，遂有九氣不同之說。

氣，本一也，因所觸而為九。所謂九者，怒、喜、悲、恐、寒、暑、驚、思、勞也。其言曰：怒則氣逆，甚則嘔血及飧泄，故氣逆上矣。王太僕曰：怒則陽氣逆上，而肝木乘脾，故甚則嘔血及飧泄也。喜則氣和志達，榮衛通利，故氣緩矣。悲則心系急，肺布葉舉而上焦不通，榮衛不散，熱氣在中，故氣消矣。恐則精卻，卻則上焦閉，閉則氣還，還則下焦脹，故氣不行矣。王太僕云：恐則陽精卻上而不下流，下焦陰氣亦回環而不散，故聚而脹也。然上焦固禁，下焦氣還，故氣不行也。新校正云：「不行」當作「下行」。寒則腠理閉，氣不行，故氣收矣。王太僕云：身涼則衛氣沉，故皮膚文理及滲泄之處，皆閉密而氣不流行，衛氣收斂於中而不散也。炅則腠理開，榮衛通，汗大出，故氣泄矣。王太僕云：人在陽則舒，在陰則慘，故熱則膚腠開發，榮衛大通，津液[1]而汗大出也。驚則心無所依，神無所歸，慮無所定，故氣亂矣。勞則喘息汗出，內外皆越，故氣耗矣。王太僕云：疲勞役則氣奔速，故喘息。氣奔速則陽外發，故汗出。內外皆逾越於常紀，故氣耗損也。思則心有所存，神有所歸，正氣留而不行，故氣結矣。王太僕云：係心不散，故氣亦停留。

此《素問》之論九氣，其變甚詳，其理甚明。然論九氣所感之疾則略，惟論嘔血及飧泄，余皆不言。惟《靈樞》論思慮、悲哀、喜樂、愁憂、盛怒、恐懼而言其病。其言曰：知者之養生也。必順四時而適寒暑，和喜怒而安居處，節陰陽而和剛柔。如是則辟邪不至，而長生久視。

是故怵惕思慮則傷神，神傷則恐懼，流淫而不止。因悲哀動中者，竭絕而失生；喜樂者，神蕩散而不藏；愁慮[2]者，氣閉塞而不行；盛怒者，神迷惑而不治；恐懼者，神蕩憚而不收。

心[3]，怵惕思慮則傷神，神傷則恐懼自失，破䐃脫肉，毛瘁色夭，死於冬。

脾，憂愁而不解則傷意，意傷則悗亂，四肢不舉，毛瘁色夭，死於春。

肝，悲哀動中則傷魂，魂傷則狂忘，不精不正，當人陰縮[4]而攣筋，兩脅不舉，毛瘁色夭，死於秋。

肺，喜樂無極則傷魄，魄傷則狂，狂者意不存人，皮革焦，毛瘁色夭，死於夏。

腎，盛怒不止則傷志，志傷則喜忘其前言，腰脊不可俯仰屈伸，毛瘁色夭，死於季夏。

恐懼不解則傷精，精傷則骨痠厥，精時自下。是故五臟主藏精者也，不可傷，傷則失守而陰虛。虛則無氣，無氣則死矣。

《靈樞》論神、意、魂、魄、志、精所主之病，然無寒、暑、驚、勞四證，余以是推而廣之。

怒氣所至，為嘔血，為飧泄，為煎厥，為薄厥，為陽厥，為胸滿脅痛。食則氣逆而不下，為喘渴煩心，為消

---

[1] 津液：〔批〕按「津液」下當有「外滲」二字。

[2] 愁慮：〔批〕按「愁慮」當作「愁憂」。

[3] 心：原脫，〔批〕「按怵上當有心字」。今據《靈樞・本神》補。

[4] 縮：原脫，〔批〕「按陰下當有縮字」。今據《靈樞・本神》補。

瘅，為肥氣，為目暴盲、耳暴閉、筋解，發於外為疽癰。

喜氣所至，為笑不休，為毛髮焦，為內病，為陽氣不收，甚則為狂。

悲氣所至，為陰縮，為筋攣，為肌痺，為脈痿，男為數溲血，女為血崩，為酸鼻辛，為目昏，為少氣不足以息，為泣，則臂麻。

恐氣所至，為破䐃脫肉，為骨酸痿厥，為暴下綠水，為面熱膚急，為陰痿，為懼而脫頤。

驚氣所至，為潮涎，為目睘，為口呿，為癡癇，為不省人，為僵仆，久則為痛痺。

勞氣所至，為咽噎病，為喘促，為嗽血，為腰痛骨痿，為肺鳴，為高骨壞，為陰痿，為唾血，為瞑視，為耳閉，男為少精，女為不月，衰甚則潰，潰乎若壞都汨汨乎不可止。

思氣所至，為不眠，為嗜臥，為昏瞀，為中痞、三焦閉塞，為咽嗌不利，為膽瘅嘔苦，為筋痿，為白淫，為得後與氣快然如衰，為不嗜食。

寒氣所至，為上下所出水液澄沏清冷，下痢清白，吐痢腥穢，食已不飢，堅痞腹滿急痛，屈伸不便，厥逆禁固。

炅氣所至，為喘嘔吐酸，暴注下迫，轉筋，小便渾濁，腹脹大而鼓之有聲如鼓，瘡疽瘍疹，瘤氣結核，吐下霍亂，瞀鬱腫脹，鼻窒鼽衄，血溢血泄，淋閉，身熱惡寒，甚則瞀瘛，目昧不明，耳鳴或聾，躁擾狂越，罵詈驚駭，禁慄，如喪神守，氣逆衝上，噦腥湧溢，食不下，跗[1]

腫疼酸，暴喑、暴注、暴病、暴死。

凡此九者，《內經》有治法，但以五行相勝之理治之。

夫怒傷肝，肝屬木，怒則氣並於肝，而脾土受邪；木太過，則肝亦自病。

喜傷心，心屬火，喜則氣並於心，而肺金受邪；火太過，則心亦自病。

悲傷肺，肺屬金，悲則氣並於肺，而肝木受邪；金太過，則肺亦自病。

恐傷腎，腎屬水，恐則氣並於腎，而心火受邪；水太過，則腎亦自病。

思傷脾，脾屬土，思則氣並於脾，而腎水受邪；土太過，則脾亦自病。

寒傷形，形屬陰，寒勝熱則陽受病；寒太過，則陰亦自病。

炅傷氣，氣屬陽，熱勝寒則陰受病；熱太過，則陽亦自病。

凡此七者，更相為治。故悲可以治怒，以愴惻苦楚之言感之。喜可以治悲，以謔浪褻[2]狎之言娛之。恐可以治喜，以迫遽死亡之言怖之。怒可以治思，以污辱欺罔之言觸之。思可以治恐，以慮彼志此之言奪之。凡此五者，必詭詐譎怪，無所不至，然後可以動人耳目，易人視聽。若胸中無材器之人，亦不能用此五法也。炅可以

[1] 跗：原作「附」，〔批〕「附當作跗」，今據改。

[2] 褻：原作「藝」，〔批〕「藝疑當作褻」。今據四庫本改。

治寒，寒在外者，以焠針、焫熨、烙、灸、湯而汗之；寒在內者，以熱食溫劑平之。寒可以治炅，炅在外者，以清房、涼榻、薄衣，以清劑汗之；炅在內者，以寒飲、寒劑平之。惟逸可以治勞。《經》曰：勞者溫之。溫，謂溫存而養之。今之醫者，以溫為溫之藥，差之久矣。岐伯曰以平為期，亦謂休息之也。惟習可以治驚。《經》曰：驚者平之。平，謂平常也。夫驚以其忽然而遇之也。使習見習聞，則不驚矣。

此九者，《內經》自有是理，庸工廢而不行。今代劉河間治五志，獨得言外之意。謂五志所發，皆從心造。故凡見喜怒悲驚思之證，皆以平心火為主。至於勞者傷於動，動便屬陽；驚者駭於心，心便屬火。二者亦以平心為主。今之醫者，不達此旨，遂有寒涼之謗，群聚而噪之。士大夫又從而惑之，公議何時而安定耶？

昔余治一書生，勞苦太過，大便結燥，欬逆上氣，時喝喝然有音，唾嘔鮮血。余以苦劑，解毒黃連湯加木香、漢防己，煎服，時時啜之，復以木香檳榔丸泄其逆氣，不月餘而痊。余又嘗以巫躍妓抵，以治人之悲結者。余又嘗以針下之時，便雜舞忽笛鼓應之，以治人之憂而心痛者。余嘗擊拍門窗，使其聲不絕，以治因驚而畏響，魂氣飛揚者。余又嘗治一婦人，久思而不眠，余假醉而不問，婦果呵怒，是夜困睡。又嘗以酸棗仁丸治人多憂。以白虎湯，不計四時，調理人之暑。余又以無憂散，瀉人冬月得水中之寒痺；次以麻黃湯數兩作一劑，煎以薑棗，熱服，汗出而癒。如未癒者，以瓜蒂散湧之，以火助其汗。治寒厥亦然。余嘗治大暑之病，諸藥無效，余從其頭，數刺其痏，出血立癒。余治此數者，如探囊然。

惟勞而氣耗，恐而氣奪者，為難治。喜者少病，百脈舒和故也。昔聞山東楊先生，治府主洞泄不已。楊初未對病人，與眾人談日月星辰躔度，及風雲雷雨之變，自辰至未，而病者聽之而忘其圊。楊嘗曰：治洞泄不已之人，先問其所好之事。好棋者與之棋，好樂者與之笙笛，勿輟。又聞莊先生者，治以喜樂之極而病者。莊切其脈，為之失聲，佯曰：吾取藥去。數日更不來，病者悲泣，辭其親友曰：吾不久矣。莊知其將癒，慰之。詰其故，莊引《素問》曰：懼勝喜。此二人可謂得玄關者也。然華元化以怒郡守而幾見殺；文摯以怒齊王而竟殺之。千萬人中僅得一兩人，而反招暴禍。若乃醫，本至精至微之術，不能自保，果賤技也哉？悲夫！

☆☆ 三消之說當從火斷二十七 ☆☆

八卦之中，離能烜物；五行之中，惟火能焚物；六氣之中，惟火能消物。故火之為用，燔木則消而為炭，焚土則消而為伏龍肝，煉金則消而為汁，鍛石則消而為灰，煮水則消而為湯，煎海則消而為鹽，乾汞則消而為粉，熬錫則消而為丹。故澤中之潦涸於炎暉，鼎中之水乾於壯火。

蓋五臟，心為君火正化，腎為君火對化；三焦為相火正化，膽為相火對化。得其平，則烹煉飲食，糟粕去焉；不得其平，則燔灼臟腑，而津液竭焉。故入水之物，無物不長；入火之物，無物不消。

夫一身之心火，甚於上為膈膜之消，甚於中則為腸胃之消，甚於下為膏液之消，甚於外為肌肉之消。上甚不已，則消及於肺；中甚而不已，則消及於脾；下甚而不已，則消及於肝腎；外甚而不已，則消及於筋骨。四臟皆消盡，則心始自焚而死矣。故《素問》有消癉、消中、消渴、風消、膈消、肺消之說。消之證不同，歸之火則一也。故消癉者，眾消之總名；消中者，善飢之通稱；消渴者，善飲之同謂。惟風消、膈消、肺消，此三說，不可不分。

風消者，二陽之病。二陽者，陽明也。陽明者，胃與大腸也。心受之則血不流，故女子不月；脾受之則味不化，故男子少精，皆不能成隱曲之事。火伏於內，久而不已，為風所鼓，消渴腸胃，其狀口乾，雖飲水而不咽。此風熱格拒於賁門也。口者，病之上源，故病如是。又《經》曰：二陽結謂之消。此消乃腸胃之消也。善食而瘦者，名曰食㑊。此消乃肌肉之消也。

膈消者，心移熱於肺，傳為膈消。王太僕云：心肺兩間，中有斜膈膜，下際內連橫膈膜。故心移熱於肺，久久傳化，內為膈熱。消渴而多飲者，此雖肺金受心火之邪，然止是膈消，未及於肺也。故飲水至斗，亦不能止。其渴也，其狀多飲而數溲，或不數溲變為水腫者，皆是也。此消乃膈膜之消也。

肺消者，心移寒於肺，肺主氣，《經》曰：飲食入胃，游溢精氣，上輸於脾，脾之精氣，上歸於肺，通調水道，下輸膀胱，水精四布，五經並行，以為常也。《靈樞》亦曰：上焦如霧，中焦如漚，下焦如瀆。今心為陽火，先受陽邪，陽火內鬱，火鬱內傳，肺金受制，火與寒邪皆來乘肺，肺外為寒所薄，氣不得施，內為火所燥，亢極水復，故皮膚索澤而辟著。溲溺積濕而頻並，上飲半升，下行十合，故曰：飲一溲二者死。

膈消不為寒所薄，陽氣得宣散於外，故可治。肺消為寒所薄，陽氣自潰於中，故不可治。此消乃消及於肺臟者也。又若脾風傳之腎，名曰疝瘕。少腹冤熱而痛，出白液，名曰蠱。王太僕云：消爍脂肉，如蟲之蝕，日漸損削，此消乃膏液之消也。故後人論三焦，指以為腎消。此猶可治，久則變瘈，不救必死。此消乃消及於腎臟者也。

夫消者必渴。渴亦有三，有甘之渴，有石之渴，有火燥之渴。

肥者令人內熱，甘者令人中滿，其氣上溢，轉為消渴。經又曰：味厚者發熱。《靈樞》亦曰：鹹走血，多食之人渴。鹹入於胃中，其氣上走中焦，注於肺，則血氣走之。血與鹹相得，則凝乾而善渴。血脈者，中焦之道也。此皆肥甘之渴。

夫石藥之氣悍，適足滋熱，與熱氣相遇，必內傷脾。此藥石之渴也。

陽明司天，四之氣，嗌乾引飲，此心火為寒水所鬱故然。少陽司天，三之氣，炎暑至，民病渴。太陽司天，甚則渴而欲飲。水行凌火，火氣鬱故然。少陰之復，渴而欲飲。少陽之復，嗌絡焦槁，渴引水漿，色變黃赤。又傷寒五日，少陰受之，故口燥舌乾而渴。腎熱病者，苦渴數飲。此皆燥熱之渴也。

故膏粱之人，多肥甘之渴、石藥之渴，藜藿奔走之人多燥熱之渴。二者雖殊，其實一也。故火在上者，善渴；火在中者，消穀善飢；火在上中者，善渴多飲而數溲；火在中下者，不渴而溲白液；火遍上中下者，飲多而數溲。此其別也。

後人斷消渴為腎虛，水不勝火則是也。其藥則非也，何哉？以八味丸治渴，水未能生而火反助也。此等本不知書，妄引王太僕之注：益火[1]之源，以消陰翳；壯水[2]之主，以治陽光。但益心之陽，寒熱通行，強腎之陰，熱之猶可。豈知王太僕之意，以寒熱而行之也。腎本惡燥，又益之以火可乎？

今代劉河間自製神芎丸，以黃芩味苦入心，牽牛、大黃驅火氣而下，以滑石引入腎經。此方以牽牛、滑石為君，以大黃、黃芩為臣，以芎、連、薄荷為使，將離入坎，真得黃庭之秘旨也。而又以人參白朮湯、消痞丸、大人參散、碧玉雞蘇散數法以調之，故治消渴，最為得體。

昔有消渴者，日飲數升，先生以生薑自然汁一盆，置之密室中，具罌杓於其間，使其人入室，從而鎖其門。病人渴甚，不得已而飲汁盡，渴減。

《內經》辛以潤之之旨。《內經》治渴，以蘭除其陳氣，亦辛平之劑也。先生之湯劑，雖用此一味，亦必有旁藥助之。初虞世曰：凡渴疾未發瘡瘍，便用大黃寒藥利其勢，使大困大虛自勝。如發瘡瘍，膿血流漓而飧，此真俗言也。故巴郡太守湊三黃丸能治消渴。

余嘗以膈數年不癒者，減去朴硝，加黃連一斤，大作劑，以長流千里水煎五七沸，放冷，日呷之數百次，以桂苓甘露散、白虎湯、生藕節汁、淡竹瀝、生地黃汁相間服之，大作劑料，以代飲水，不日而痊。

故消渴一證，調之而不下，則小潤小濡，固不能殺炎上之勢；下之而不調，亦旋飲旋消，終不能沃膈膜之乾；下之調之，而不減滋味，不戒嗜欲，不節喜怒，病已而復作。能從此三者，消渴亦不足憂矣。

況《靈樞》又說：心脈滑為善渴。經又曰：滑者，陽氣勝。又言：五臟脈，心脈微小為消癉。又言：五臟脆為消癉。又言：消癉之人，薄皮膚而肉[3]堅固以深，長衝直揚，其心剛。剛者多怒，怒則氣逆上，胸中蓄積，血氣逆流，充肌，血脈不行，轉而為熱，熱則消肌膚，故為消癉。又言：五臟皆柔弱者，善病消癉。夫柔弱者，必有剛強。剛強者多怒，柔弱者易傷也。

余以是遂悟，氣逆之人，非徒病消渴。若寒薄其外，亦為癰腫、少氣、狂、膈中、肺消、湧水者；熱客其臟，則亦為驚衄、膈消、柔痓、虛、腸澼；若客其腑，則為癃、溺血、口糜、慮瘕，為沉、食㑊、辛頞鼻淵、衄、衊、瞑目。

蓋此二十一證，皆在《氣厥論》中。《經》曰：諸逆衝上，皆屬於火[4]。一言可了。善讀書者，以是求之。

---

[1] 火：原作「水」，據《素問·至真要大論》王冰注改。

[2] 水：原作「火」，據《素問·至真要大論》王冰注改。

[3] 肉：《靈樞·五變》作「目」。

[4] 火：原作「上」，據《素問·至真要大論》改。

☆☆ 蟲䘌之生濕熱為主訣二十八 ☆☆

巢氏之衍九蟲、三䘌詳矣。然蟲之變，不可勝窮，要之皆以濕熱為主，不可純歸三氣虛與食生具。巢氏之衍九蟲也，曰：伏、蛔、白、肉、肺、胃、弱、赤、蟯。

伏蟲，長四分，群蟲之主也。

蛔蟲，長一尺，亦有長五六寸，其發動則腹中痛，發腫聚行[1]，往來上下，痛有休息，亦攻心痛，口喜吐涎，及吐清水，貫傷心則死。診其脈，腹中痛，其脈法當沉弱，今脈反洪大，是蛔蟲也。

白蟲，長一寸，相生子孫轉多，長四五尺，亦能殺人。寸白蟲，色白，形扁小，因飲白酒，以桑枝貫牛肉炙食之，並生粟所成。又云：食生魚後，即飲乳酪亦生。其發動則損人精氣，腰腳疼，此蟲長一尺，則令人死。

肉蟲，狀如爛杏，令人煩滿。

肺蟲，狀如蠶，令人咳嗽。

胃蟲，狀如蝦蟆，令人嘔逆、吐、喜噦。

弱蟲，狀如瓜瓣，又名鬲蟲，令人多唾。

赤蟲，狀如生肉，動則腹鳴。

蟯蟲，至微，形如菜蟲，居肚[2]腸中，多則為痔，搖則為癩，因以瘡處，以生癰、疽、癬、瘺、癘、痦、疥、齲。

蟲無故不為人患[3]，亦不盡有，有亦不必盡多，或偏無者。此諸蟲依腸胃之間，若人臟腑氣實，則不為害，虛則侵蝕，隨其蟲之動，能變成諸疾也。

瘖䘌者有五，曰白、赤、蟯、黑。凡五瘖，白者輕，赤者次，蟯者又次，黑者最重。皆從腸裏上食咽喉、齒齦，並生瘡，下至穀道傷爛，下利膿血，嘔逆，手足心熱，腰腳痛，嗜臥。秋冬可，春夏甚。

巢氏之論蟲䘌為病之狀固詳矣，然蟲之變此數者，天地之間，氣之所至，百蟲爭出。如厥陰所至為毛化。其應春，其蟲毛，其畜犬；其應夏，其蟲羽，其畜馬；其應長夏，其蟲倮[4]；其應秋，其蟲介，其畜雞；其應冬，其蟲鱗，其畜彘。

其畜犬雞，其蟲毛介；其畜彘，其蟲羽鱗；其畜牛犬，其蟲倮毛；其畜雞羊，其蟲介羽；其畜彘牛，其蟲鱗倮。其臟肝脾，其蟲毛介；其臟心肺，其蟲羽鱗；其臟脾腎，其蟲倮毛；其臟肺肝，其蟲介羽；其臟腎心，其蟲鱗倮。

地氣制己勝，天氣制勝己。天制色，地制形。色者，青、黃、赤、白、黑。形者，毛、羽、倮、介、鱗。其生也，胎卵濕化。其成也，跂行飛走。

故五氣、五味根於中，五色、五類形於外。而有一歲之中，互有勝復。故厥陰司天，毛蟲靜，羽蟲育，介蟲不成；居泉，毛蟲育，倮蟲耗，羽蟲不育。

[1] 發腫聚行：《諸病源候論·蛔蟲候》作「發作腫聚」。

[2] 肚：《諸病源候論·九蟲候》作「胴」。

[3] 搖則為癩……故不為人患：〔批〕按《病源》「搖」作「極」，「因以」作「因人」，「癱」作「瘑」，「故」作「所」，無「患」字。

[4] 倮：此下《素問·五常政大論》有「其畜牛」。

少陰司天，羽蟲靜，介蟲育，毛蟲不成；居泉，羽蟲育，介蟲耗不育。

太陰司天，倮蟲靜，鱗蟲育，羽蟲不成；居[1]泉，倮蟲育，鱗蟲不成。

少陽司天，羽蟲靜，毛蟲育，倮[2]蟲不成；居泉，羽蟲育，介蟲耗，毛蟲不育。

陽明司天，介蟲靜，羽蟲育，介蟲不成；居泉，介蟲育，毛蟲耗，羽蟲不成。

太陽司天，鱗蟲靜，倮蟲育；居泉，鱗蟲耗，倮蟲不育。如風勝，則倮蟲不滋。

此之類也，皆五行之相剋也。惟濕復則鱗見於陸，為濕土相剋，水長則反增。水鱗雖多[3]，然見於陸則反當死，故不同也。

切巢氏言，脾胃虛而為水濕所乘者，非也。乃脾胃大甚熱，為水濕多也。以《玄珠》考之，蟲得木之氣乃生，得雨之氣乃化，以知非厥陰風木之氣不生，非太陰濕土之氣不成。豈非風木主熱，雨澤主濕所致耶！

故五行之中皆有蟲，惟金之中其蟲寡，冰之中無蟲。且諸木有蠹，諸果有螟，諸菜有蟲，諸菽有蚄，五穀有螟螣蝥蠈，粟破蟲出，草腐而螢蚊，糞積而蝣蠐。若此者，皆木之蟲也。

烈火之中有鼠，爛灰之中有蠅。若此者，皆火之蟲也。

土中盤蛇，坯中走蚓，穴蟻牆蠍，田螻崖蜴。若此者，皆土之蟲也。

蝌蚪孕於古池，蛭馬躍於荒湫，魚滿江湖，蛟龍藏海。若此者，皆水中之蟲也。

昔有治[4]者，碎一破釜，將入火爐，其截斷處，窠臼中有一蟲，如米中蟲，其色正赤，此釜烹飪不啻千萬，不知何以生了，不可曉，亦金火之氣也。

惟冰之中，未嘗見蟲焉。北方雖有冰鼠，止是食冰，非生於冰也。

乃知木火屬春夏，濕土屬季夏，水從土化，故多蟲；金從秋氣，水從冬氣，故無蟲焉。若以生物有被，曲有曲蟲，醬有醬蟲，醯有醯蟲，飲食停久皆有蟲。若以為動物不生蟲，如戶樞不蠹之類。然動勞之人亦有蟲，豈有不動者耶！且文籍衣服，故不閱不衣而不蠹。然非經季夏陰注，或曝乾不待冷，納於笥中，亦不生蟲蠹也。或甕傍地濕，鼠婦來朋，牆下壤乾，獨蚤居中，豈均生於濕耶！蓋蚤雖不生於濕，亦有生於冬。熱則蟲生，寒則不生，理固然也。

夫蟲之所居，必於脾胃深處。藥之所過，在於中流。蟲聞藥氣而避之，群者安得取之。予之法，先令飢甚，次以檳榔、雷丸為引，予別下蟲藥，大下十數行，可以搐而空。上張子政用此法，下蟲數百，相銜長丈餘。若夫瘡久而蟲蛆者，以木香檳榔散，敷之神良。別有墜蛆之藥，皆

[1] 居：此上原有「少陽」二字，〔批〕「按《素問》少陽二字衍」今據《素問·五常政大論》刪。

[2] 少陽司天……倮：此十一字原說，〔批〕「鱗蟲不成下當有少陽司天羽蟲靜毛蟲育倮十一字」。今據《素問·五常政大論》補。

[3] 多：原作「灸」，據醫統本改。

[4] 治：〔批〕「治」疑當作「冶」。

具[1]方中，此不具陳也。

☆☆ 補論二十九 ☆☆

予幼歲留心於醫，而未嘗見其達者。貞祐間，自沃來河之南，至頓丘，而從遊張君仲傑之縣舍，得遇太醫張子和先生，誨仲傑以醫，而及於遊公君寶暨不肖。猗歟大哉！先生之學，明妙道之淵源、造化之根本，講五運之抑鬱發越、六氣之勝復淫鬱，定以所製之法，配以所宜之方。準繩既陳，曲直自正；規矩既設，方圓自成。先生之學，其學者之準繩規矩歟！雖為人，天師可也。望而知之，以盡其神；聞而知之，以盡其聖；問而知之，以盡其工；切而知之，以盡其巧。何假飲上池之水，而照見人五臟乎！一目而無餘矣。

至約之法，其治有三；所用之藥，其品有六。其治三，則汗、下、吐；其品六，則辛、甘、酸、苦，鹹、淡也。雖不云補，理實具焉。予恐人之惑於補而莫解之，故續補說於先生汗、下、吐三論之後。我輩所當聞，醫流所當觀，而人之所當共知也。予考諸經，檢諸方，試為天下好補者言之。

夫人之好補，則有無病而補者，有有病而補者。無病而補者誰與？上而縉紳之流，次而豪富之子。有金玉以榮其身，芻豢以悅其口。寒則衣裘，暑則臺榭，動則車馬，止則裀褥，味則五辛，飲則長夜。醉飽之餘，無所用心，而應致力於床笫，以欲竭其精，以耗散其真，故年半百而衰也。然則奈何？以藥為之補矣。

或諮諸庸醫，或問諸遊客。庸醫故要用相求，以所論者輕，輕之則草木而已，草木則蓯蓉、牛膝、巴戟天、菟絲之類。遊客以好名自高，故所論者重，重之則金石而已，金石則丹砂、起石、硫磺之類。

吾不知此為補也，而補何臟乎？以為補心耶？而心為丁火，其經則手少陰，熱則瘡瘍之類生矣。以為補肝耶？肝為乙木，其經則足厥陰，熱則掉眩之類生矣。脾為己土，而經則足太陰，以熱補之，則病腫滿。肺為辛金，而經則手太陰，以熱補之，則病憤鬱。心不可補，肝不可補，脾不可補，肺不可補，莫非為補腎乎？人皆知腎為癸水，而不知經則子午君火焉。補腎之火，火得熱而益熾；補腎之水，水得熱而益涸。既熾其火，又涸其水，上接於心之丁火，火獨用事，肝不得以制脾土，肺金不得以制其肝木。五臟之極，傳而之六腑；六腑之極，遍而之三焦，則百病交起，萬疾俱生。小不足言，大則可懼。不疽則中，不中則暴喑而死矣。以為無病而補之者所得也。

且如有病而補之者誰歟？上而仕宦豪富之家，微而農商市庶之輩，嘔而補，吐而補，泄而補，痢而補，瘧而補，咳而補，勞而補，產而補。嘔吐則和胃丸、丁沉煎；瀉痢，豆蔻丸、御米殼散；咳，不五味則寧神散；勞，不附桂則山藥；產，不烏金則黑神。

吾不知此為補果何意耶。殊不知嘔得熱而愈酸 [2]，吐得熱而愈暴，泄得熱而清濁不分，痢得熱而休息繼至，瘧

[1] 具：原作「其」，據四庫本改。

[2] 酸：疑當作「峻」。

得熱進不能退，咳得熱而濕不能除，勞得熱而火益煩，產得熱而血愈崩。蓋如是而死者八九，生者一二。死者枉，生者幸。幸而一生，憔悴之態，人之所不堪也。視其寒，用熱以補之矣。若言其補，則前所補者，此病何如？

予請為言補之法。大抵有餘者損之，不足者補之，是則補之義也。陽有餘而陰不足，則當損陽而補陰；陰有餘而陽不足，則當損陰而補陽。熱則芒硝、大黃，損陽而補陰也；寒則乾薑、附子，損陰而補陽也。豈可以熱藥而云補乎哉！而寒藥亦有補之義也。

《經》曰：因其盛而減之，因其衰而彰之，此之謂也。或曰：形不足者，溫之以氣；精不足者，補之以味。執此溫補二字，便為溫補之法，惟用溫補之藥。且溫補二字，特為形精不足而設，豈為病不病而設哉？雖曰溫之，止言其氣；雖曰補之，止言其味。曷嘗言熱藥哉！

至於天之邪氣，感則害人五臟，實而不滿，可下而已；水穀之寒熱，感則害人六腑，滿而不實，可吐而已；地之濕氣，感則害人皮肉筋脈，邪從外入，可汗而已。然發表不遠熱，而無補之意。

人之所稟，有強有弱。強而病，病而癒，癒而後必能復其舊矣。弱而病，病而癒，癒而後不必復其舊矣。是以有保養之說。然有是說，熱藥亦安所用哉？慎言語、節飲食是矣。

以日用飲食言之，則黍稷禾麥之餘，食粳者有幾？雞豚牛羊之餘，食血者有幾？桃杏李梅之餘，食梨者有幾？蔥韭薤蒜之餘，食葵者有幾？其助則薑桂椒蒔，其和則鹽油醯醬，常而粥羹，別而焦炒，異而燒炙，甚則以五辣生酢。而薦酒之餚，以薑醋羹羊，而按酒之病，大而富貴，比此尤甚；小而市庶，亦得以享，此吾不知何者為寒，何物為冷，而以熱藥為補哉？日用飲食之間，已為太過矣。

嘗聞人之所欲者生，所惡者死，今反忘其寒之生，甘於熱之死，則何如？由其不明《素問》造化之理，《本草》藥性之源，一切委之於庸醫之手。醫者曰：寒涼之藥，雖可去疾，奈何腑臟不可使之久冷，脾胃不可使之久寒，保養則固可溫補之，是宜斯言方脫諸口，已深信於心矣。如金石之不可變，山岳之不可移，以至於殺身而心無少悔。嗚呼！醫者之罪，固不容誅；而用之者，亦當分受其責也。病者之不悔，不足怪也。而家家若是，何難見而難察耶？人惟不學故耳。

亦有達者之論，以《素問》為規矩準繩，以《本草》為斤斧法則矣。其藥則寒涼，其劑則兩，其丸則百。人之聞者，如享美饌而見蛆蠅[1]，惟恐去之不亟也。何哉？而所見者丘垤，及見談泰山則必駭，不取唾而遠則幸矣，尚敢冀其言之能從乎？茲正之所以難立，而邪之所以易行也。吾實憂之。且天下之不知過，不在天下而已。在醫流尚不知，何責於天下哉？

噫！春秋之法，責賢不責愚。所謂我輩者，猶且棄道學之本源，而拘言語之末節，以文章自富，以談辨自強，坐而昂昂，立而行行，闊其步，翼其手，自以為高人而出塵表，以天下聰明莫己若也。一旦疾之臨身，瞢然無所

[1] 蠅：原作「繩」，〔批〕「繩疑當作蠅」今據改。

知。茫若搏風之不可得，迷若捕影之不可獲。至於不得已，則聽庸醫之裁判。疾之癒則以為得人，不癒則以為疾之既極，無可奈何，委之於命而甘於泉下矣。

嗚呼！實與愚夫殆去相遠，此吾所以言之喋喋也。然而未敢必其聽之何如耳。雖然吾之說非止欲我輩共知，欲醫流共知，欲天下共知也。我輩共知，醫流共知，天下共知，愜吾之意，滿吾所望矣。

☆☆ 水解三十 ☆☆

余昔訪靈臺間太史，見銅壺之漏水焉。太史召司水者曰：此水已三環周，水滑則漏迅，漏迅則刻差，當易新水。余劃然而悟曰：天下之水，用之滅火則同，濡槁則同，至於性從地變，質與物遷，未嘗罔焉。故蜀江濯錦則鮮，濟源烹楮則溫。南陽之潭漸於菊，其人多壽；遼東之澗通於葠，其人多髮。晉之山產礬石，泉可癒痘；戎之麓伏硫磺，湯可浴癘。滄鹵能鹽，阿井能膠。澡垢以污，茂田以苦。癭消於藻帶之波，痰破於半夏之洳。冰水咽而霍亂息，流水飲而癃閉通。菜之以為齏，鐵之以為漿。千派萬種，言不容盡。

至於井之水一也，尚數名焉，況其他者[1]乎？及酌而傾曰倒流，出甃未放曰無根，無時初出曰新汲，將旦首汲曰井華。夫一井之水，而功用不同，豈烹者之間將行藥勢，獨不擇夫水哉？

昔有患小溲閉者，眾工不能瘥，予易之長川之急流，取前藥而沸之，一飲立溲。九[2]疇聞之曰：精乎哉，論也！近讀《靈樞經》，有半夏湯治不瞑，以流水千里外者八升，揚之萬遍，取其清五升，炊以葦薪[3]火，正與此論合。乃知子和之與醫，觸一事一物皆成治法，如張長史草書妙天下，得之公孫劍器，用心亦勞矣。後之用水者，當以子和之言為制。余於是乎作水解。

[1] 者：原作「奢」，據四庫本改。

[2] 九：原作「元」，形訛。九疇麻知几之字，故改。

[3] 薪：原作「木」，據《靈樞》半夏湯改。

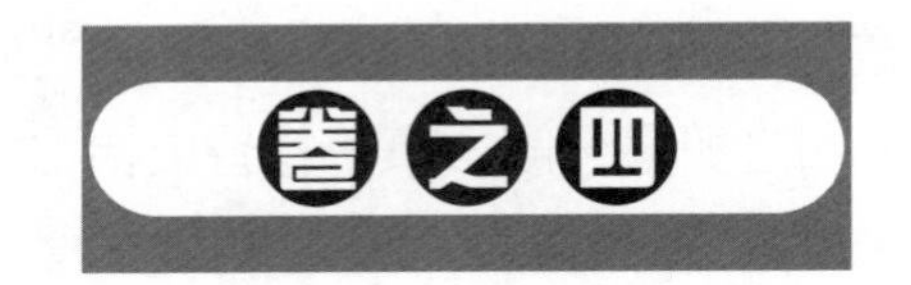

☆☆風　一☆☆

夫風者，厥陰風木之主也。諸風掉眩，風痰風厥，涎潮不利，半身不遂，失音不語，留飲飧泄，痰實嘔逆，旋運，口喎抽搦，僵仆目眩，小兒驚悸狂妄，胃脘當心而痛，上支兩脅，咽膈不通，偏正頭痛，首風沐風，手足攣急，肝木為病，人氣在頭。

防風通聖散　防風天麻湯　防風湯　祛風丸　排風湯　小續命湯　消[1]風散

☆☆暑　二☆☆

夫暑者，為少陰君火之主也。諸痛癢瘡瘍，癰疽腫毒，及胃煩熱，嗌乾咳喘，唾血泄血，胕腫，肩胛[2]皆內痛，心痛肺脹，腹脹鬱悶。風溫病多發，風傷於榮，溫傷於衛。血為榮，氣為衛。其脈兩手多沉，自汗出，身重，多睡必鼾。三日以裏，且宜辛涼解之，或辛溫解之。如不已，表[3]證未罷，大不可下。如下則胃中虛空。四日之外，表熱入裏，則譫語口乾，發疹潮熱，直視失溲者，十死八九。肺金為病，人氣在胸。及小兒瘡疹丹熛，但發人氣在腹。

白虎湯　桂苓甘露散　化痰玉壺丸　益元散　玉露散　石膏散

☆☆濕　三☆☆

夫濕者，為太陰濕土之主也。諸濕腫滿，霍亂泄注，胕腫骨痛，及腰膝頭項痛，風痺痿厥，唾有血，心懸如飢[4]，熱痛始作。三陽受之，一日太陽，二日陽明，三日少陽，可汗而已。如四日太陰，五日少陰，六日厥陰，可下而已。或七日不癒，再傳，至十三日，大邪皆去，六經悉和則癒矣。腎水為病。

五苓散　葶藶木香　散白朮木香散　益元散　大橘皮湯　神助散　桂苓白朮丸

☆☆火　四☆☆

夫火者，少陽相火之主也。諸暴死，發熱惡寒，痛病大作，傳為水腫，面黃身痿，泄注膿血，赤白為利，癰腫疽毒，丹熛瘍疹，小兒疳瀉，腹脹，暴下如水，心胸中熱，甚則鼽衄，胸脅皆痛，耳聾，口苦舌乾，與臟毒下血，米穀不化，腸鳴切痛，消渴上喘。肺金為病。

涼膈散　黃連解毒湯　瀉心散　神芎丸　八正散　調胃散　調胃承氣湯

[1] 消：原作「逍」，〔批〕「逍」當作「消」。今據四庫本改。

[2] 胛：原作「脾」，〔批〕「脾」疑當作「胛」。據上下文義當是，故改。

[3] 表：原作「裏」〔批〕「裏」字疑「表」字。據文義當是，故改。

[4] 飢：原作「肌」，文義未通，據四庫本改。

☆☆燥　五☆☆

夫燥者，是陽明燥金之主也。諸氣憤鬱，腸胃乾涸，皮膚皴揭，脅痛，寒瘧，喘咳，腹中鳴，注泄鶩溏，脅肋暴痛，不可反側，咽乾面塵，肉脫色惡，婦人少腹痛，帶下赤白，瘡瘍痤癤，喘咳潮熱，大便澀燥，及馬刀挾癭之瘡。肝木為病。

神功丸　脾約丸　麻仁丸　潤體丸　四生丸

☆☆寒　六☆☆

夫寒者，是太陽寒水之主也。諸寒冷濕痺，肘臂攣急。秋濕既多，寒咳為嗽。痰厥心痛，心中澹澹大動，胸脅胃脘痛，不可食，食已不飢，吐利腥穢，屈伸不便，上下所出不禁，目盲，堅痞，色炱，渴而飲冷，積水，足浮腫，囊縮，四肢冷，爪甲青。心火為病。

薑附湯　四逆湯　二薑湯　朮附湯　大已寒丸　理中湯

☆☆解利傷寒七☆☆

人冒風、時氣、溫病、傷寒，三日以裏，頭痛，身熱惡寒，可用通聖散、益元散各五七錢，水一大碗，入生薑十餘片，蔥白連鬚者十餘莖，豆豉一撮，同煎三五沸，去滓。稍熱，先以多半投之。良久，用釵子於咽喉中探引吐了，不宜漱口。次用少半，亦稍熱投之。更用蔥醋酸辣湯投之。衣被蓋覆，汗出則癒矣。如遇世亂，《內經》曰：

歲火太過，炎暑流行，火氣太盛，肺金受邪，上應熒惑，大而明現。若用辛涼之劑解之，則萬舉萬全也。若遇治世人安，可用升麻湯、葛根湯、敗毒散，辛溫之劑解之。亦加蔥根白、豆豉，上湧而表汗。《內經》曰：因其輕而揚之。揚者，發揚也。吐汗發揚寒熱之邪。既吐汗之後，必大將息，旬日之後，其邪不復作也。

又一法，或於無藥之處，可用酸齏汁一大碗，煎三五沸，去菜葉猛服訖。少間，用釵子咽喉中探引，吐了。如此三次。後煎蔥酸辣湯投之，以衣被蓋覆，汗出則解。《內經》曰：酸苦湧泄為陰。湧者，吐也。傷寒三日，頭痛身熱，是病在上也。在上者固宜湧之。然後以淡漿粥養之，一二日則癒矣。

又一法，可用不臥散解之，於兩鼻內嗃之，連嚏噴三二十次，以衣被蓋覆。用此藥時，當於暖室中。嚏罷，以酸辣漿粥投之，汗出如洗。嚏噴者，同吐法也。此法可與雙解散為表裏也。

又有導引一法，可於一閑處用之。先教病人盤腳而坐，次用兩手交十指，攀腦後風池、風府二穴，乃是風門也。向前叩首，幾至於地。如此連點一百二十數。急以蔥醋粥、辛辣湯投之，汗出立解。

傷寒、溫疫、時氣、冒風、中暑，俱四時不正之氣也。人若初感之，皆頭痛惡寒身熱，及寒熱往來，腰脊強。是太陽經受之也。《內經》曰：可先治外而後治內[1]。

[1] 先治外而後治內：「外」與「內」原倒，與《素問·至真要大論》旨義未合，據上下文乙正。

先用生薑、蔥白、豆豉煎雙解散，上湧及汗出則解。如不解者，至五六日，或不大便，喘滿譫語實熱，兩手脈沉，可用調胃、大、小承氣湯下之。慎不可用銀粉、巴豆霜、杏仁、芫花熱藥，下之則必死。此先治外而後治內也。如大汗之後，慎不可食葵羹、藿菜、羊、豬、雞、犬、魚、兔等肉。惟不先明，必致重困，後必難治也。傷寒七八日，發黃有斑，潮熱腹滿者，或痰實作止，雖諸承氣湯下過者，仲景曰：寸口脈浮滑者，可用瓜蒂散吐之。然傷寒寸口脈浮滑者可用，雜病寸口脈沉者可吐。叔和云：寸脈沉兮胸有痰。啟玄子曰：二盛不已，吐而奪之是也。

☆☆ 中[1]風八 ☆☆

夫中風失音、悶亂、喎斜口眼，《內經》曰：風之為病，善行而數變。故百病皆生於風也。可用三聖散吐之。如不省人事，牙關緊閉，粥菜不能下者，煎三聖散，鼻內灌之，吐出涎，口自開也。次服通聖散、涼膈散、大人參半夏丸、桂苓甘露散等。大忌雞、豬、魚、兔、酒、醋、蕎麵動風引痰之物。吐痰之法，在方論中。

頭風眩運，手足時復麻痺，胃脘發痛，心腹滿悶，按之如水聲，可用獨聖散吐之。吐訖，可服辛涼清上之藥。仲景曰：此寒痰結於胸中之致然也。

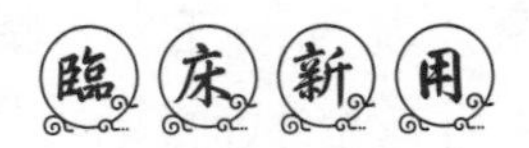

上面提到的中風可以理解為現代醫學上的腦出血、腦

[1] 中：原脫，今據原目錄補。

血栓、中風後遺症等病。治療這些病既可參考古方，也可根據症狀進行合理的處方。

1. 溫膽湯加減治療中風急性期 35 例

35 例患者均以半身不遂，口舌歪斜，語言不利或偏身麻木為主症，伴見胸悶痰多，喉中痰鳴，舌淡胖、苔膩或厚，脈弦滑。辨證以痰濕壅滯脈絡，治以燥濕化痰，清熱通絡為主。方藥組成：陳皮 8 克，茯苓 15 克，法半夏、枳實各 12 克，竹茹、石菖蒲各 10 克，甘草 5 克。水煎服，日 1 劑。兼有神疲倦怠，氣短，懶言，脈細者，加太子參等；兼有瘀血症狀見舌強，舌黯紅或有瘀斑者，加丹參、豨薟草、田三七等；兼有肝風內動，時有抽搐者，加天麻、鈎藤、石決明等；兼有陰虛症狀者，加生地、麥冬等；兼有腹脹、便秘者，加火麻仁、大黃、芒硝等；如昏迷，不省人事者，加安宮牛黃丸、蘇合香丸等進行搶救。總有效率 91%。（許少素．新中醫，1994，8：45.）

2. 中風康復丸治療腦血栓形成 85 例

【辨證治療】

（1）肝陽上亢，風痰阻絡型：

有高血壓病史，半身不遂，口眼歪斜，語言蹇澀或失語，眩暈，頭痛頭脹，口苦口乾，面赤耳鳴，偏身肢體麻木，舌苔黃，脈弦硬或滑數。治宜平肝熄風，清熱化痰，活血通絡。採用中風康復丸 1 號。處方：羚羊角 10 克，鱉甲、穿山甲、威靈仙、龜版、鈎藤各 20 克，桑寄生 100 克，石決明、代赭石、當歸、土鱉蟲、龍膽草、地龍、丹參各 30 克，菊花、夏枯草、雞血藤各 60 克。共為細末，蜜丸重10克，每日3次，每次1丸，溫開水送服。

（2）氣虛血瘀，肝腎陰虛型：

血壓不高，半身不遂，口眼喎斜，口角流涎，語言蹇澀，手足腫脹，偏身麻木，腰膝酸軟無力，倦怠乏力，心慌短氣，舌苔紫或有痕斑、苔白，脈細澀或虛弱無力。治宜益氣活血、滋補肝腎，祛風通絡。採用中風康復丸2號，處方：黃耆120克，太子參、雞血藤、川牛膝各100克，威靈仙、丹參、桃仁、女貞子、全蠍、僵蠶、水蛭各30克，絡石藤、當歸、土鱉蟲、赤芍、枸杞、首烏、木瓜、烏梢蛇各60克，海風藤150克，紅花20克，蜈蚣10條。共為細末，蜜丸重10克，每日3次，每次1丸，溫開水送服。總有效率96.2%。（張海順・陝西中醫，1994，3：107.）

3. 針灸治療中風後遺症60例臨床觀察

（1）取穴

主穴：取雙側風池穴。

配穴：上肢癱取曲池、合谷、外關、中渚；下肢癱取大腸俞、環跳、伏兔、足三里、陽陵泉、懸鐘、太衝、三陰交；言語不清、吞嚥困難取人迎、廉泉、內關；手足腫脹、屈伸不利取八邪、十宣放血；二便失禁、遺尿取腎俞、關元、中極；面癱加下關、地倉、魚腰、頰車等；肘部拘攣加尺澤、曲澤；腕部拘攣加大陵、腕骨；手指拘攣加八邪；踝部拘攣加太谿、照海；足趾拘攣加八風、湧泉；口舌斜加下關、地倉、頰車；言蹇或不語加廉泉。

（2）手法

用 30 號 1.5 寸毫針針刺雙側風池穴，用捻轉提插補法強刺激持續 15 ～ 30 秒，要求針感向前額部放射；其他穴位根據肢體不同、穴位肌肉肥厚所在選擇適當長針施刺，針刺得氣後，將針體提出 2/3，向前後左右四個方向深刺上下提插，針感強烈並向肢體遠端放射，每次留針 20 ～ 30 分鐘。中間行施手法 1 次，每日治療 1 次。總有效率 96.7%。（王格全・中西醫結合心腦血管病雜誌，2005，8：741.）

☆☆痺　九☆☆

夫大人小兒，風寒濕三氣合而為痺，及手足麻木不仁者，可用鬱金散吐之。吐訖，以導水丸、通經散泄之。泄訖，以辛溫之劑發散，汗出則可服當歸、芍藥、乳、沒行經和血等藥。如不癒，則便不宜服此等藥。

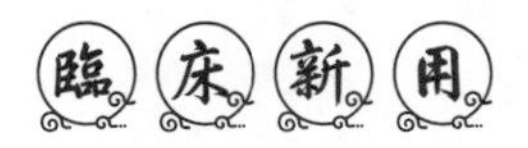

上面提到的痺證是指現代醫學的類風濕關節炎，今人對此病也有很多研究。

1. 自擬益腎化痰蠲痺湯治療類風濕關節炎 38 例

其有腰痛、喜暖怕涼、疲乏倦怠、面色㿠白、形寒肢冷者，辨證為腎虛寒盛證；若出現口乾咽燥、五心煩熱、小便黃、大便乾、舌質紅辨證為腎虛標熱證。

內服中藥以補益肝腎、健脾化瘀濕為主，輔以活血通絡，基本方由白芥子 10 克，萊菔子 12 克，當歸 30 克，熟地（或生地）30克，山萸肉15克，補骨脂15克，青風藤10克，海風藤15克，雞血藤3克，土鱉蟲10克，鱉甲25克組成。加味法：寒盛加製附片、桂枝、淫羊藿、羌活、獨活；熱重者加青蒿、地骨皮、知母、黃柏；肢體屈曲受限加狗脊、僵蠶、鹿角膠；痛重加草烏、七厘散。水煎服每日1劑，1日2服。總有效率97.3%。（葛群等・四川中醫，2005，7：43.）

2. 類風濕關節炎的中醫辨證論治

（1）濕熱阻絡型：

多見於類風濕關節炎早期。

主證：關節或肌肉紅腫熱痛，觸之發熱，屈伸不利，晨起僵硬，可涉及一個或多個小關節，或關節疼痛游走不定，發熱，口乾口苦，舌質紅，苔薄白或黃，或少苔，脈滑數。化驗：血沉增快，類風濕因子陽性。

治法：清熱祛濕，通經活絡。

方藥：忍冬藤、桑枝、絡石藤、萆薢、地龍、連翹、黃柏、防風、黃耆、防己等。

（2）寒濕阻絡型：

本型多見於類風濕關節炎中期。

主證：肢體關節劇痛、酸困、或腫脹變形，僵硬麻木，局部畏寒，皮色不紅，觸之不熱，遇寒痛增，得熱痛減，舌質淡，苔白膩或白滑，脈弦緊或弦緩。化驗：血沉正常或增快，類風濕因子陽性。

治法：溫補散寒，通經活絡止痛。

方藥：附子、黃耆、桂枝、麻黃、白朮、白芍、當歸、威靈仙、木瓜、細辛、炙甘草等。

（3）寒熱錯雜型：

可見於類風濕關節炎早、中、晚各期，以中、晚期為多。

主證：肌肉關節疼痛、腫脹，或變形、僵硬，局部觸之發熱，但自覺畏寒；或觸之不熱，但自覺發熱；有時上肢不溫，下肢灼熱；或下肢發冷，上肢灼熱。舌紅，苔黃或白或黃白相兼，脈弦數或細數。化驗：血沉增快或不快，類風濕因子陽性。

治法：寒熱並調，清熱散寒，通經止痛。

方藥：桂枝、白芍、知母、附子、白朮、防風、紅花、皂角刺、狗脊、生地、地龍、黃耆、桑寄生等。

（4）肝腎兩虛型：

多見於類風濕關節炎中、晚期，病情相對穩定時。

主證：肌肉關節疼痛、屈伸不利，關節無紅腫或關節腫大而不紅不熱，僵硬畸形，肌肉瘦削，舌脈正常。化驗：血沉正常或大致正常，類風濕因子陽性。

治法：攻補兼施，強筋健骨，通陽行痺。

方藥：生熟地、熟附子、川斷、骨碎補、桑寄生、威靈仙、狗脊、白芍、雞血藤、紅花、黃耆等。（陳芳·上海中醫藥雜誌，1994，9：11.）

☆☆瘘　十☆☆

夫男女年少，面黃、身熱、肌瘦，寒熱往來如瘧，更加涎嗽不止，或喘滿面浮，此名曰肺瘘，可用獨聖散吐之。吐訖，次用人參柴胡飲子、小柴胡飲子加當歸、桂苓甘露散之類。

《內經》曰：男女之病皆同也。男子精不足，是味不化也；女子血不流，是氣不用也。又曰：形不足者，溫之以氣；精不足者，補之以味。是也。

☆☆ 厥十一 ☆☆

夫厥之為病，手足及膝下或寒或熱也。舉世傳為腳氣寒濕之病，豈知《內經》中本無腳氣。陽氣衰於下，則為寒厥；陰氣衰於下[1]，則為熱厥。熱厥為手足熱，寒厥為手足寒也。陽經起於足指之表，陰經起於足心之下。陽氣勝則足下熱，陰氣勝則足下寒。熱厥者，寒在上也；寒厥者，熱在上也。寒在上者，以溫劑補肺金；熱在上者，以涼劑清心火則癒矣。若尸厥、痿厥、風厥、氣厥、酒厥，可以湧而醒。次服降火益水、和血通氣之藥。使粥食調養，無不瘥者。若其餘諸厥，倣此行之，慎勿當疑似之間，便作風氣，相去邈矣。

☆☆ 癎十二 ☆☆

夫癎病，不至於目瞪如愚者，用三聖散投之。更用大[2]盆一個，於暖室中，令汗下吐三法俱行。次服通聖散，百餘日則癒矣。至於目瞪愚者，不可治。《內經》曰：神不得守，謂神亂也。

[1] 下：原作「上」，據《素問・厥論》改。

[2] 大：〔批〕「大」疑當作「火」。

☆☆ 瘧十三 ☆☆

夫富貴膏粱之人病瘧，或間日，或頻日，或作熱，或作寒，或多寒少熱，或多熱少寒，宜以大柴胡湯下之。下過三五行，次服白虎湯、玉露散、桂苓甘露散之類。

如不癒者，是積熱大甚，宜以神芎、藏用丸、三花神祐丸、調胃承氣湯等藥，大作劑料下之。下訖，以長流水煎五苓散服之。或服小柴湯數服亦可。如不癒，復以常山散吐之。後服涼膈散、白虎湯之類，必癒矣。

大忌熱麵及羊肉、雞、豬、魚、兔等物。如食之，瘧疾復作，以至不救。

貧賤芻蕘之人病瘧，以飲食疏糲，衣服寒薄，勞力動作，不可與膏粱之人同法而治。臨發日，可用野夫多效方、溫脾散治之。

如不癒，用辰砂丹治之則癒矣。如服藥訖，宜以長流水煎白虎湯、五苓散服之，不宜食熱物及燥熱之藥，以瘧疾是傷暑伏熱之故也。

☆☆ 泄痢十四 ☆☆

夫大人小兒暴注，瀉水不已，《內經》曰：注下也。注下者，水利也。火運太過之病，火主暴逆之故也。急宜用水調桂苓甘露散、五苓散、益元散，或以長流水煎過，放冷服則癒。

慎不可驟用罌粟殼、乾薑、荳蔻、聖散子之類。縱瀉止則腸胃不通，轉生他疾，止可以分陰陽、利水道而已。

☆☆ 飧利十五 ☆☆

夫病飧利，米穀不化，日夜無度，腹中雷鳴，下利完穀出。可用導水丸、禹功散。瀉訖一二日，可服胃風湯。不癒，則又可與桂枝麻黃湯，發汗則癒矣。

《內經》曰：久風入中，為腸澼飧泄。啟玄子云：風在腸中，上薰於胃，所食不化而出。又云：飧泄者，是暮食不化也。又經云：春傷於風，夏必飧泄。故可汗而癒。《內經》曰：風隨汗出，痛隨利減。若服荳蔻、罌粟殼之類久而不輟，則變為水腫，以成不救也。

☆☆ 臟毒下血十六 ☆☆

夫臟毒下血，可用調胃承氣湯加當歸。瀉訖，次用芍藥蘗皮丸、黃連解毒湯、五苓、益元各停[1]，調下五七錢服之。《內經》曰：腸癖便血何如？答曰：澼者，腸間積水也。身熱則死，寒則生。熱為血氣敗，故死；寒為榮氣在，則生。七日而死者，死於火之成數也。

☆☆ 下利膿血十七 ☆☆

夫下利膿血，腹痛不止，可用調胃承氣湯，加生薑、棗煎。更下藏用七八十丸，量虛實加減。瀉訖，次用長流水調五苓散五七錢，或加燈心煎，調下亦得。調益元散五七錢亦可。大忌油膩、一切熱物則癒矣。

---

[1] 停：醫統本作「散」。

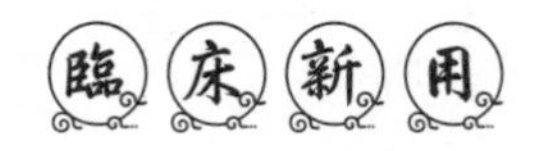

上面提到的下利膿血可能就是現代醫學的潰瘍性結腸炎，此病往往病程較長，遷延不癒。用中藥、針灸等方法療效較好。

1. 昇陽益胃湯治療潰瘍性結腸炎 30 例

昇陽益胃湯藥物組成：黃耆 20 克，法半夏、人參、炙甘草各 12 克，白芍、防風、羌活、獨活各 6 克，桔皮 8 克，茯苓、澤瀉、白朮、柴胡各 6 克，黃連 3 克。

加減：痛瀉夾雜，大便不爽者加檳榔、大黃；腹脹腸鳴者加廣木香、台烏、生薑；腹痛甚者加橘核、小茴香；胸脅脹滿，脘痞納呆者加焦山楂、柴胡各 10 克；畏寒、肢冷、腰酸、少腹冷感者加仙茅、補骨脂、吳茱萸。（艾英·四川中醫，1994，9：23.）

2. 中醫治療潰瘍性結腸炎 42 例療效觀察

慢性腹瀉而糞中出現血、膿和黏液，以及腹痛、裏急後重，不同程度的全身症狀，有反覆發作趨勢。

（1）中藥內服法

濕熱下注型：治以清熱利濕，行氣理血。方選白頭翁湯：白頭翁 15 克，黃柏 12 克，黃連 6 克，秦皮 12 克。

寒濕阻滯型：治以溫化寒濕。方選理中湯合胃苓散：人參 10 克，乾薑 5 克，炙甘草 5 克，白朮 9 克，豬苓 9 克，澤瀉 15 克，茯苓 9 克。

氣滯血淤型：治以活血行氣化淤。方選少腹逐瘀湯：桃仁 12 克，紅花 9 克，當歸 9 克，生地黃 9 克，川芎 5

克，赤芍9克，牛膝9克，柴胡3克，枳殼10克，甘草3克。

以上諸方每日1劑，水煎服，連服5劑。

（2）中藥灌腸

藥物組成：田三七20克，黨參、山藥、地榆、烏梅、白朮各10克，黃耆、茯苓、蒲公英各15克，白花蛇舌草30克，黃連、甘草各6克。每日1劑，水煎100ml，夜晚睡前保留灌腸。

（3）針灸療法

選用天樞、關元、中脘、足三里、大腸俞留針30 min。總有效率為75%。（張霞·齊魯護理雜誌，2005，6：669.）

☆☆ 水泄不止十八 ☆☆

夫男子婦人，病水濕瀉注不止，因服豆蔻、烏梅、薑、附峻熱之劑，遂令三焦閉澀[1]，水道不行。水滿皮膚，身體否腫，面黃腹大，小便赤澀，兩足按之陷而復起。《內經》曰：諸濕腫滿，皆屬脾土。可用獨聖散吐之。如時月寒涼，宜於暖室不透風處，用火一盆，以藉火力出汗。次以導水、禹功散，量虛實瀉十餘行。濕去腫減則癒矣。

是汗下吐三法齊行，既汗下吐訖，腑臟空虛，宜以淡漿粥養腸胃二三日。次服五苓散，益元同煎，燈心湯調下。如勢未盡，更宜服神助散，舊名葶藶散。可以流濕潤

[1] 澀：原作「溢」，據醫統本改。

燥，分陰陽，利小便。不利小便，非其法也。既平之後，宜大將息。忌魚、鹽、酒、肉、果木、房室等事。如此三年則可矣。如或不然，决死而不救也。

☆☆ 痔漏腫痛十九 ☆☆

夫痔漏腫痛，《內經》曰：因而大飽，筋脈橫解，腸澼為痔。痔而不癒，變而為漏，同治濕法而治之。可先用導水丸、禹功散，瀉訖，次服枳殼丸、木香檳榔丸，更加以葵羹、菠菜、豬羊血等，通利腸胃。大忌房室、雞、魚、酒、醋等物勿食之。

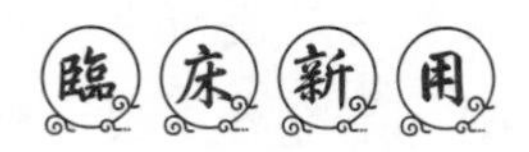

上面提到的痔漏腫痛就是現代醫學的痔瘡，治療嚴重的痔瘡首選手術，但對症狀較輕的痔瘡可選用中藥或針灸等方法。

1. 止痛如神湯加減治療痔瘡 234 例

基本方：秦艽、當歸尾、皂角子（燒存性，研）或皂角刺各 15 克，蒼朮、黃柏、桃仁各 10 克，澤瀉 12 克，檳榔 9 克，熟大黃、防風各 6 克。加減：炎性外痔腫痛甚者，去檳榔加黃連、黃芩、公英、製乳沒；血栓性外痔墜脹疼痛者，加澤蘭、赤芍、製乳沒；大便下血者，去蒼朮、檳榔加黃芩、槐花、生地榆；大便秘結、小便難解者，去蒼朮加鬱李仁、車前子、以生大黃易熟大黃；年老體弱痔核脫出者，加黨參、黃耆、柴胡、升麻。

用法：每日 1 劑，第一、二煎藥液內服，第三煎時加入五倍子15～20克，苦參30～50克，朴硝15～20克（後溶於藥液），先薰蒸待藥液溫度適宜時坐浴15～20分鐘。總有效率為97.9%。（周萬祥·湖北中醫雜誌，1999，2：23.）

2. 自擬槐米湯治療內痔156例

藥物組成：槐米15克，黃柏15克，黃耆30克，白茅根30克，生大黃3克（後下），桔梗10克，連翹10克，射干10克，石斛10克，廣木香10克，生地黃12克，地榆炭15克，荊芥炭10克，烏梅15克，當歸10克，生甘草5克，牡丹皮10克。

用法和製法：將地榆、荊芥2味藥物炒炭研末，等份備用沖服，餘藥文火水煎，每日1劑，早晚各1次。總有效率為93.6%。（熊金義·湖南中醫藥導報，1996，10：27.）

3. 梅花針叩刺為主治療痔瘡出血80例

取穴：督脈、膀胱經脈的腰骶段。腸道濕熱型加上巨虛、豐隆、三陰交；脾胃虛寒型加關元、足三里、氣海。

操作：皮膚常規消毒，採用經過高壓消毒的梅花針。施術者右手握針柄，針柄末端與右腕橫紋對齊，右食指壓著梅花針柄，利用手腕的彈力，使梅花針輕輕均勻地叩刺在經脈皮膚上，至微出血為度。接著進行針刺治療，穴位常規消毒。腸道濕熱者，用經高壓消毒的50毫米不銹鋼毫針，直刺上巨虛、豐隆，均40毫米深，三陰交直刺30毫米深，用捻轉法，每5分鐘行針1次，留針25分鐘；出針後穴位常規消毒，即做魚腥草針劑穴位注射，採用5毫升一次性注射器抽取魚腥草針劑2毫升，針尖直刺回抽無回血時，每穴推入藥液0.5毫升，出針後按壓針孔片刻，防止出血及藥液返流。脾胃虛寒型者，穴位常規消毒，選用無菌不銹鋼毫針直刺入足三里40毫米深，關元、氣海25毫米深，然後用艾絨捏在針柄上燃燒，行溫針灸治療，連灸5壯，注意穴位旁邊皮膚用硬紙皮蓋上，防止艾灰掉下灼傷皮膚。

溫針灸完畢後穴位常規消毒，接著做胎盤組織液穴位注射治療，其用注射工具、穴位注射方法、每穴推入藥量，均與魚腥草針劑穴位注射方法相同。總有效率為92.5%。（肖俊芳·中國針灸，2004，10：25.）

☆☆ 霍亂吐瀉二十 ☆☆

夫霍亂吐瀉不止者，可用五苓散、益元散各停，冰水調下五七錢。如無冰水，可用新汲水調下桂苓甘露散、玉露散、清涼飲子，調下五七錢，或香薷湯調下五七錢亦可。如無以上諸藥，可服地漿三五盞亦可。地漿者，可於淨地掘一井子，用新汲水一桶，並於井子，攪令渾，候澄清。連飲三五盞，立癒。大忌白朮湯、薑、桂、烏、附種種燥熱之藥。若服之，則必死矣。巢氏云：霍者，揮霍而成疾；亂者，陰陽亂也。皆由陰陽清濁二氣相干故也。

☆☆ 大便澀滯二十一 ☆☆

夫老人久病，大便澀滯不通者，可服神功丸、麻仁丸、四生丸則癒矣。時復服葵菜、菠菜、豬羊血，自然通利也。《內經》云：以滑養竅是也。此病不癒，令人失明也。

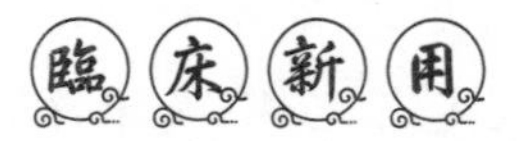

1. 加味補中益氣湯治療老年便秘16例

處方：黃耆30克，黨參20克，萊菔子、升麻各8克，柴胡、白朮、陳皮、炙甘草各10克，當歸、大棗、麻仁各15克，法半夏6克。（陳源海・四川中醫，1994，3：29.）

2. 補腎健脾活血法治療老年低張力性便秘55例臨床觀察

55例患者均年齡大於60歲，無任何誘因而引起的便秘。表現為排便時間延長，每次排便時間間隔48小時以上，病程超過1個月以上者或便質軟，但便時艱難，排便時間延長，多伴有腹部墜脹不適，食慾下降，頭暈目眩，腰膝酸軟，經檢查排除器質性病變引起的便秘。

方藥組成：肉從蓉10克，鎖陽10克，何首烏15克，桑葚20克，黃耆30克，黨參20克，白朮20克，當歸15克，桃仁10克，紅花10克，甘草6克。每日1劑，水煎分兩次服。總有效率為96.4%。（劉國勝等・中醫藥導報，2005，6：22.）

☆☆五種[1]淋瀝二十二☆☆

夫大人小兒病沙石淋，及五種淋瀝閉癃，並臍腹痛，

[1] 五種：原目錄作「小便」。

益元散主之，以長流水調下。八正散、石葦散依方服用。此三藥皆可加減服之。

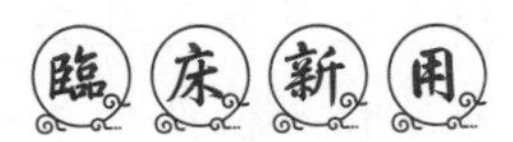

1. 固腎通淋湯治療勞淋 48 例小結

症狀：小便頻數，尿意不盡，小腹墜脹，時緩時急，遇勞加重，形神疲倦，畏寒怕冷。體徵：眼瞼輕度浮腫，雙腎區輕叩痛，舌淡苔薄白，脈象細弱。實驗室檢查：尿常規檢查有或無紅細胞及白細胞；尿培養有或無細菌生長。

方藥組成：熟地 15 克，山藥 15 克，黃耆 30 克，茯苓 12 克，山萸肉 10 克，鍛龍牡各 15 克，枸杞子 10 克，益智仁 10 克，冬葵子 15 克，菟絲子 15 克。清水浸泡 1 小時後，煎服，每日 1 劑。兼陽虛寒滯者，症見小腹墜脹，會陰部冷痛加橘核、小茴香溫化濕濁通淋；兼氣滯血瘀，舌淡紫有瘀點加丹參；兼脾虛氣陷，症見倦怠少氣，尿液不盡，點滴而出，小腹墜脹迫注肛門加黨參、白朮、升麻昇陽通淋；兼濕熱明顯，症見小便澀痛，淋漓不盡可加石葦、扁蓄、瞿麥、赤小豆等。總有效率為 97.3%。（靳鋒・內蒙古中醫藥，2004，10：10.）

2. 石淋的辨治體會

（1）氣滯血瘀型：

症見腰部隱痛、鈍痛、溺時小便突然中斷，疼痛劇烈，上連腰腹，伴血尿，舌質暗紅有瘀點，脈弦緊。

（2）濕熱下注型：

症見惡寒發熱，腰痛，少腹滿，伴噁心嘔吐，血尿。

尿頻數色赤，溺時澀痛，舌苔黃膩，脈滑數。

（3）腎陰虛型：

結石久停，邪熱久鬱，真陰虧損。症見頭昏耳鳴，腰酸腿痛，失眠盜汗，心悸氣短，尿赤便秘，低熱納差，舌紅少苔，脈細數。

（4）腎陽虛型：

結石久留，腎陽虛衰。症見腰酸膝冷，自汗畏寒，面色皖白，舌淡苔白，脈沉細弱。（李慕嫻・新中醫，1994，4：58.）

3. 通淋湯治療淋證154例臨床觀察

藥物組成：油桂6克，知母10克，生黃柏10克，硝石6克，炮山甲15克，雞內金15克，海金砂6克，金錢草30克，冬葵子30克，王不留行30克。將油桂、硝石、海金砂三味各研為末，和勻分二包，餘藥煮兩次混合一起共取汁600毫升。每日1劑，分早、午、晚飯前溫服，同時送服末藥1包。忌食辛辣、菸酒油膩厚味。7日為1療程。

伴惡寒發熱，屬濕熱蘊毒者，加銀花30克，黃芩10克，魚腥草30克；係外邪束表者，加香豆豉10克，荊芥穗15克；熱蓄結而尿血紫赤，沾黏成絲結塊者，減油桂用量一半，加鮮小薊、牡丹皮各10克；陰虛火熾而尿血色淡不鮮者，加旱蓮草30克，生地炭30克；泌別失司而尿混色白者加晚蠶沙10克；腎失固攝尿中有脂膜者，加鹿角膠15克，牛角腮15克；氣疲阻而溺時難出、腰腹絞痛者，加沉香6～10克，丹參30克，醋炒青皮10克；

氣虛寒凝而腰腹綿綿作痛不休者，加葫蘆巴 10 克，小茴香 3 ～ 5 克；淋久而溺不甚混，遇勞加重，係脾虛氣陷者加人參 6 克，黃耆 30 克；若為腎氣虛衰者加鹿茸 3 克，龜板 30 克。因濕鬱中焦而脘痞食少，腹脹苔膩者加白荳蔻 6 克，生苡米 20 克；遇情志抑鬱而諸症加重者，加合歡花 15 克，玫瑰花 6 克。總有效率 98.70%。（李春陽．光明中醫，1998，5：49.）

☆☆ 酒食不消散二十三 ☆☆

夫一切冷食不消，宿酒不散，亦同傷寒，身熱惡寒、戰慄、頭項痛、腰背強，及兩手脈沉，不可用雙解，止可用導飲丸五六十丸，量虛實加減，利五七行。所傷冷食宿酒，若推盡則頭痛等病自癒也。次以五苓散，生薑、棗、長流水煎服五六服。不可服酒癥進食丸，此藥皆犯巴豆，有熱毒之故也。

☆☆ 酒食所傷二十四 ☆☆

夫膏粱之人，起居閒逸，奉養過度，酒食所傷，以致中脘留飲，脹悶，痞膈醋心，可服木香導飲丸以治之。

夫芻蕘之人，飲食粗糲，衣服寒薄，勞役動作，一切酒食所傷，以致心腹滿悶，時嘔酸水，可用進食丸治之。

☆☆ 沉積水氣二十五 ☆☆

夫一切沉積水氣，兩脅刺痛，中滿不能食，頭目眩者，可用茶調散。輕湧訖冷涎一二升，次服七宣丸則癒矣。木香檳榔丸、導飲丸亦妙。不可用巴豆、銀粉等藥。

☆☆ 諸積不化二十六 ☆☆

夫諸積不化，可服無憂散，每月瀉三五次。可用桂苓白朮丸散、妙功丸。

大忌生硬、黏滑、動風、發熱等物。

☆☆ 骨蒸熱勞二十七 ☆☆

夫男子婦人，骨蒸熱勞，皮膚枯乾，痰唾稠黏，四肢疼痛，面赤唇乾，煩躁，睡臥不寧，或時喘嗽，飲食少味，困弱無力，虛汗黃瘦等疾，《內經》曰：男子因精不足而成，女子因血不流而得也。可先以茶調散，輕湧訖，次以導水、禹功散輕瀉三兩行；後服柴胡飲子、桂苓甘露散、搜風丸、白朮調中湯、木香檳榔丸、人參犀角散之類，量虛實選而用之。如咯血、吐血、便血，此乃亡血也。並不宜吐，吐之則神昏。《內經》曰：血者，人之神也。故亡血則不宜吐。慎不可服峻熱薑、附之藥。若服之，則飲食難進，肌肉消削，轉成危篤也。

五勞之病，乃今人不明，發表攻里之過也。大忌暑月於手腕、足外踝上著灸。手腕者，陽池穴也，此穴皆肌肉淺薄之處，灸瘡最難痊。可[1]及胸，次中脘、臍下、背俞、三里等穴，或有灸數十者，及以燔針，終無一效，病人反受苦，可不思之。

勞疾多饞，所思之物，但可食者，宜《食療本草》而

[1] 可：〔批〕按十一卷「可」當作「也」。

與之，菠菜、葵羹、冰水涼物，慎不可禁，以圖水穀入胃，脈道乃行也。若過忌慎，則胃口閉，胃口閉則形必瘦，形瘦脈空乃死亡候也。諸勞皆可倣此。

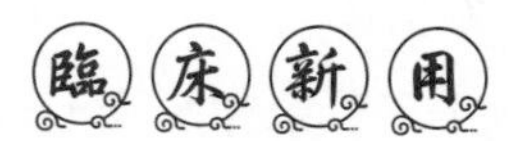

上面提到的骨蒸勞熱就是指現代醫學的骨關節結核，用中藥治療此病有很大的優勢，療效也很好。

1. 抗癆膠囊治療骨關節結核 152 例臨床研究

（1）陽虛寒凝型：

治以補腎填精、溫陽散寒、化痰活瘀。用 1 號抗癆膠囊（熟地黃、當歸、鹿角膠、黃精、補骨脂、生黃耆、炒白朮、雞內金、肉桂、白芥子、生麻黃、百部、炮穿山甲、皂角刺、川芎、生甘草）。

（2）陰虛內熱型：

治以補肺益腎、滋陰清熱、益氣托毒。用 2 號抗癆膠囊（遼沙參、麥冬、茯苓、生山藥、骨碎補、丹皮、地骨皮、炒白朮、黃精、龜板、生黃耆、當歸、川芎、生薏苡仁、炮穿山甲、皂角刺、炒枳殼、雞內金）。

（3）氣血陰陽俱虛型：

治以補益肺腎、健脾益胃、調補氣血。用 3 號抗癆膠囊（遼沙參、茯苓、炒白朮、炒山藥、當歸、白芍、川芎、熟地黃、黃精、生黃耆、補骨脂、炮穿山甲、皂角刺、肉蓯蓉、雞內金等）總有效率為 98.9%。（連芳・山東中醫雜誌，1998，6：252.）

2. 癆克定治療骨癆68例療效觀察

癆克定組成：蜈蚣3條，夏枯草30克，白僵蠶、山慈菇、百部、百合、浙貝母、地骨皮、麥門冬、天門冬、補骨脂、玄參、知母、玉竹、黃精各10克。

早期：內服湯劑，中後期用丸劑。早期可加大抗癆解毒藥物劑量，中期原方不變，後期減小抗癆藥物劑量，加大益氣養陰藥劑量，或以本方為基礎，隨症加減。（肖登鵬・湖北中醫學院學報，2000，3：39.）

☆☆ 虛損二十八 ☆☆

夫病人多日，虛損無力，補之以無比山藥丸則癒矣。

☆☆ 上喘中滿二十九 ☆☆

夫上喘中滿，醋心腹脹，時時作聲，否氣上下，不能宣暢。叔和云：氣壅三焦不得昌是也。可用獨聖散吐之。吐訖，次用導水、禹功輕瀉三五行。不癒，更以利膈丸瀉之，使上下宣通，不能壅滯。後服平胃散、五苓散、益元散、桂苓甘露散、三和散分陰陽、利水道之藥則癒。

☆☆ 一切涎嗽三十 ☆☆

夫富貴之人，一切涎嗽，是飲食厚味，熱痰之致然也。先用獨聖散吐之，吐訖，可服人參散、通聖散加半夏，以此止嗽。更服大人參半夏丸，以之化痰也。大忌酸鹹、油膩、生硬、熱物也。

☆☆ 咳嗽三十一 ☆☆

夫貧難之人咳嗽，內外感風冷寒濕之致然也。《內經》曰：秋傷於濕，冬生咳嗽。可服寧神散、寧肺散加白朮之類，則癒矣。忌法同前。

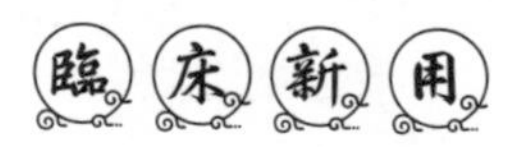

上面提到的中滿、咳嗽皆指現代醫學的咳喘、支氣管炎等。中醫治療這些病能標本兼治，有很好的療效。

1. 加味九寶湯治療咳喘 41 例小結

藥物組成：炙麻黃 3～10 克，烏梅 5～10 克，桑白皮 6～15 克，肉桂 2～5 克，陳皮 5～10 克，大腹皮 5～10 克，杏仁 3～10 克，蘇葉 3～10 克，薄荷 3～6 克，生薑 3 克，大棗 6～20 克，炙甘草 5～15 克。水煎服，日服 1 劑。寒邪偏重者去薄荷、加法半夏；熱邪偏重者去肉桂、生薑，加黃芩、生石膏，炙甘草改用生甘草；內傷久咳、氣喘甚者去薄荷、生薑，蘇葉改蘇子，加白芥子、炒萊菔子；年老久咳難癒者加白果；待咳喘緩解後，再服八味都氣湯。總有效率為 90.2%。（黃杭純．湖南中醫雜誌，1991，5：61.）

2. 辨證治療慢性支氣管炎 78 例小結

（1）肺燥型：

症見咳嗽無痰或乾咳少痰而黏，咳不爽，口鼻乾燥，喉癢或痛，舌尖邊紅、苔薄黃，少津，脈弦細。治宜清肺潤燥化痰，方用清燥救肺湯加減。

藥物組成：冬桑葉、黨參、北杏仁、麥冬、枇杷葉、黄芩、青天葵各10克，石膏30克。

（2）痰熱型：

症見咳嗽，甚則氣喘，痰黄稠，咯痰不暢，口乾渴，喜冷飲，胸悶氣短，小便黄。可有發熱，惡寒，鼻塞表證，舌紅、苔黄膩，脈滑數。治宜清熱宣肺，止咳化痰，平喘，方用麻杏石甘湯加味。

藥物組成：麻黄6克，北杏仁、川貝母、製南星各10克，石膏（先煎）30克，蒲公英15克，甘草4克。

（3）寒飲型：

症見咳喘氣急，痰多色白、清稀，手足冷感，口淡不渴或兼有頭痛，惡寒，身痛等表症，舌苔白膩，脈弦滑。治宜辛溫散寒化飲，方用小青龍湯加味。

藥物組成：麻黄、桂枝各6克，半夏、白芍、五味子、蘇子、浙貝母、破故紙各10克，細辛、乾薑各9克，炙甘草6克。總有效率94.3%。（吳少英・等新中，1994，12：90.）

3. 止嗽散加減治療慢性支氣管炎30例

藥物組成：止嗽散去荊芥加百部12克，紫苑12克，桔梗10克，陳皮10克，白前10克，甘草8克，丹參15克，杏仁10克。

加減法：痰熱型：治以清泄肺熱，化痰止咳平喘，基本方加黄芩、魚腥草、蘇子、桑白皮。

寒痰型：治以宣肺散寒，化痰止咳平喘，基本方加麻黄、桂枝、細辛、半夏。

肺燥型：治以養陰清肺止咳，基本方加沙參、麥冬，紫菀百部用蜜炙。

肺脾氣虛型：治以補肺益氣止咳化痰，基本方加綿黃耆、黨參、白朮、茯苓。臨床總有效率100%。（許鐵蘭·中原醫刊，1999，5：44.）

☆☆ 咳逆三十二 ☆☆

夫男子婦人欬逆，俗呼曰忔[1]忒，乃陰陽不和也。乃傷寒亦有欬逆者，並可用既濟散治之。忌寒熱物，宜食溫淡物，以養胃氣耳。

☆☆ 風痰三十三 ☆☆

夫風痰酒痰，或熱在膈上，頭目不清，涕唾稠黏，或咳嗽上喘，時發潮熱，可用獨聖散吐之。吐訖，可服搜風丸、涼膈散之類。《內經》曰流濕潤燥是也。

☆☆ 咯血衄血嗽血三十四 ☆☆

夫男子婦人，咯血、衄血、嗽血、咳膿血，可服三黃丸、黃連解毒湯、涼膈散，加桔梗、當歸，大煎劑料，時時呷之。《內經》曰：治心肺之病最近，藥劑不厭頻而少，時時呷之者是也。

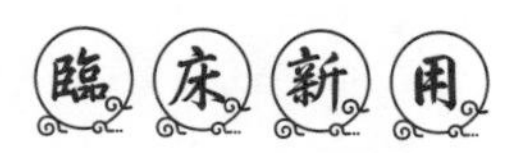

上面提到的咯血、衄血、嗽血泛指現代醫學的各種原

[1] 忔：〔批〕「忔」當作「呃」。

因引起的咯血，包括支氣管擴張、肺結核、倒經等。用中藥治療效果較好。

1. 養陰清肺湯治療支氣管擴張咯血25例小結

方藥組成：玄參20～30克，生地30～50克，天冬10～15克，甘草6克，白芍15～20克，丹皮15～20克，薄荷3～6克，浙貝10～15克。水煎，每日1劑，2次溫服。

加減法：咯血量較多者加川牛膝、白茅根、藕節；屬肝火犯肺而兼口苦、心煩者加龍膽草、生梔子；夾血塊者加田三七、茜根、花蕊石；咳嗽較劇者加蘇子、瓜蔞、杏仁；氣陰耗傷較重者合生脈散。（呂敬江等·湖南中醫雜誌，1994，3：35.）

2. 百合固金湯加十灰散治療肺結核出血20例

方藥組成：百合10克，地黃20克，熟地30克，麥冬15克，玄參15克，川貝母10克，當歸10克，白芍10克，桔梗10克，甘草10克，大薊15克，小薊15克，荷葉炭10克，側柏葉15克，茅根20克，茜草根15克，大黃9克，梔子9克，棕桐皮15克，牡丹皮15克。反覆咳血量多者去桔梗加白及、阿膠、三七同服，5天為1療程。經1療程治療後血止者去十灰散，繼服百合固金湯加蛤粉、阿膠、三七治療。（李曙明等·時珍國藥研究，1998，3：256.）

3. 順氣湯加味治療倒經28例

藥物組成：當歸、熟地、沙參、白芍、黑芥穗、茯苓、丹皮加牛膝。每日1劑，水煎2次服。方中當歸、白芍養血調經；沙參潤肺；熟地滋養肝腎；丹皮清熱涼血；茯苓寧心健脾；黑芥穗引血歸經；牛膝引血下行。若見肝經鬱火，心煩易怒，口苦者加梔子、黃芩；陰虛加麥冬、天冬；腰痛加續斷、杜仲；咳嗽加川貝母、杏仁。（張敏・遼寧中醫雜誌，1994，7：323.）

☆☆ 消渴三十五 ☆☆

夫三消渴，《內經》曰：三消渴者，肺消、膈消、風消也。右以繅絲煮繭湯，澄清，頓服之則癒。或取生藕汁頓服之，亦癒矣。

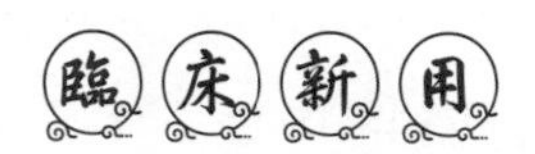

中醫消渴病即現代醫學的糖尿病，辨證治療此病會收到很好的療效。

1. 益氣養陰法治療消渴病 50 例

自擬益氣養陰方：黃耆 30 克，黨參 20 克，山藥 15 克，花粉 25 克，生地 25 克，麥冬 15 克，沙參 15 克，五味子 15 克，茯苓 25 克。每日 1 劑，煎汁 250 毫升，早晚服。總有效率為 90%。（趙玉春等・長春中醫學院學報，1994，5：19.）

2. 清肝瀉心消渴方治療 II 型糖尿病 46 例

自擬清肝瀉心消渴方藥物組成：黃連 9 克，梔子 9 克，生地黃 15 克，麥冬 12 克，知母 9 克，百合 9 克，天花粉 15 克，柴胡 6 克。氣虛者加人參 10 克，黃耆 30 克；肺胃熱盛者加石膏 30 克；脾胃虛弱者加白朮 12 克，茯苓 15 克，生薑 6 克，大棗 3 枚；肝氣鬱結者加香附 12 克，鬱金 12 克；有瘀血者加丹參 30 克，桃仁 12 克，紅花 12 克；肝腎陰虛者加枸杞子 12 克，熟地黃 15 克。每日 1 劑，水煎服，分 2 次服用。總有效率為 82.6%。（秦傳雲等．河南中醫，2005，5：38.）

3. 化濁益腎解毒湯主治消渴腎病 30 例研究

化濁益腎解毒湯基本方：生地 20 克，黃耆 50 克，土茯苓 100 克，大黃 5 克，丹參 15 克，車前子 15 克（布包）、茯苓 15 克，牛膝 15 克，枸杞子 30 克，菟絲子 15 克，甘草 5 克。取上藥入砂鍋內加水適量，武火燒開後文火煎 20 分鐘，取汁 400 毫升，分早、午、晚飯後及睡前 4 次服用。每日 1 劑。同時口服洛汀新片 10 毫克，每日 1 次。（馬影．吉林中醫藥，2005，2：10.）

☆☆ 雷頭[1]三十六 ☆☆

夫雷頭懶[2]子，乃俗之謬名也。此疾是胸中有寒痰，多沐之致然也。可以茶調散吐之。吐訖冷痰三二升，次用神芎丸下三五行，然後服愈風餅子則癒矣。雷頭者，是頭上赤腫核，或如生薑片、酸棗之狀。可用針刺而出血，永除根本也。

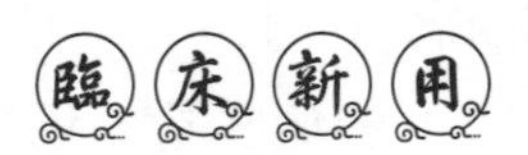

上面提到的雷頭應為現代醫學的頭痛，此病可由許多

[1] 頭：此下原目錄有「風」字。

[2] 懶：據文義疑當作「癩」。

病引起，治療時應分清證候，對證下藥，方可取得良效。

1. 加味散偏湯治療頭痛 30 例

30 例患者辨證為風寒、瘀阻或痰瘀互結之偏正頭風痛，治以祛風寒、化痰祛瘀、通絡止痛。

加味散偏湯：白芷 6 克，白芍 15 克，白芥子 6 克，香附 10 克，川芎 30 克，柴胡 9 克，甘草 3 克，鬱李仁 10 克，僵蠶 10 克。

三叉神經痛辨為肝膽火盛者，酌加龍膽草、玄參、天麻、生地；拘攣疼痛酌加全蠍、蜈蚣、石菖蒲。女性經期前後易發作者，為熱入血室，宜加清透涼血之品如桑葉、薄荷、丹皮、生地等；青春期發作者，為陰陽未充、生長發育迅速，多為陰不足，宜加養血益陰之當歸、生地、麥冬、鈎藤；疼痛劇烈者加延胡索、川楝子以止痛。上藥水煎服，每日 1 劑。總有效率為 93.33%。（李玉梅·中國中醫急症，2005，5：459.）

2. 益氣活血化瘀法治療頑固性頭痛 90 例

基本方：黃耆 30 克，藁本、川芎各 20 克，當歸、赤芍各 15 克，葛根、紅花、白芷、乳香、沒藥各 10 克，防風、羌活各 12 克，細辛 5 克，全蠍 6 克，蜈蚣 2 條。

加減：伴四肢麻木者，加雞血藤 30 克，地龍 15 克；有外傷史者，加三七 10 克；有中風史者，加夏枯草 12 克，鈎藤 12 克，地龍 15 克；外感引發者，加荊芥 10 克；痛甚病久者，重用蘇木 30 克，加鱉蟲 10 克，蟬蛻 10 克；經行痛甚者，加玫瑰花 15 克；緩解期，酌加山茱萸 10 克，五味子 12 克，人參 10 克；便秘者，加大黃 10

克；寒重者，加附子10克；熱重者，加生石膏20克；久治不癒者本方水煎，去渣後兑入白酒15克，另以月月紅4克，麝香0.1克，共研細末，分2次用上述之酒液沖服。每日1劑，水煎2次，混合藥液分早晚2次服。總有效率為91.1%。（黃國榮等．中醫研究，2005，5：35.）

3. 芎蜈蠲痛湯治療血管神經性頭痛86例療效觀察

芎蜈蠲痛湯組成：川芎20～40克，蜈蚣1～2條（研末沖服），沙參30克，蔓荊子、防風各6克，羌活10克，細辛6克。每日1劑，水煎2次，早晚各服1次。

藥物加減：氣血虧虛加黃耆、當歸；痰濕盛加陳皮、半夏、膽南星；頭脹眩暈加天麻、牡礪、懷牛膝；煩熱口苦加梔子、丹皮、杭菊；肝腎不足加枸杞、山茱萸；前額痛加白芷；後頭痛加葛根；巔頂痛加藁本；兩側痛加柴胡；頭痛劇烈者加全蠍、水蛭、當歸。總有效率為93.1%。（胡任等．甘肅中醫，1995，3：19.）

☆☆ 頭痛不止三十七 ☆☆

夫頭痛不止，乃三陽之受病也。三陽者各分部分。頭與項痛者，是足太陽膀胱之經也；攢竹痛，俗呼為眉棱痛者是也；額角上痛，俗呼為偏頭痛者，是少陽經也。如痛久不已，則令人喪目。以三陽受病，皆胸膈有宿痰之致然也。先以茶調散吐之，後以香薷散、白虎湯投之則癒。然頭痛不止，可將蔥白鬚、豆豉湯吐之。吐訖，可服川芎、薄荷辛涼清上，搜風丸、香芎散之類。仲景曰：蔥根、豆豉，亦吐傷寒頭痛。叔和云：寸脈急而頭痛是也。

☆☆兩目暴赤三十八☆☆

夫兩目暴赤，發痛不止，可以長流水煎鹽湯吐之。次服神芎丸、四物湯之類。《內經》曰：暴病皆屬火也。又曰：治病有緩急，急則治其標，緩則治其本。標者赤腫也，本者火熱也。以草莖鼻中，出血最妙。

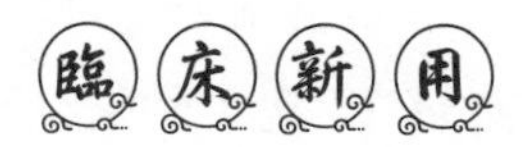

兩目暴赤是指現代醫學的結膜炎，角膜炎等，急性期用中藥也可快速抑制病情。

1. 麻芍明目湯治療天行紅眼 48 例

麻芍明目湯：赤芍 24 克，生石膏 30 克，生大黃、生麻黃、蟬衣各 8 克，白蒺藜 10 克。眼部紅赤甚、眼眵多加銀花、黃芩、連翹；淚水淋漓者加柴胡、魚腥草、板藍根。（黃祖芳・四川中醫，1994，1：48.）

2. 中藥治療急性流行性出血性結膜炎 100 例

內服疏風清熱湯：紫花地丁 10 克，夏枯草 10 克，黃芩 10 克，桑葉 10 克，菊花 15 克，蟬蛻 6 克，川芎 10 克，車前子 15 克。水煎服，日 1 劑，分二次早晚服。局部用藥：用板藍根注射液（北京第四製藥廠生產，每支 2ml 相當於板藍根 1.0 克）每間隔 1 小時點眼 1 次，每次 1 ～ 2 滴。（柯武忠等・現代中醫雜誌，2000，1：2610.）

3. 自擬清目湯治療急性傳染性結膜炎、角膜炎 86 例臨床觀察

清目湯煎服，每日 1 劑，加水 500mI，煎至 200m1，

藥渣再加水 300m1，煎至 150m1，2 次藥汁混合後分 2 次早晚服用，藥渣再煎水薰洗患眼。

藥物組成：金銀花、連翹、滁菊花、蔓荊子、決明子、密蒙花、白蒺藜、桑葉各 10 克，蟬衣 8 克，荊芥、防風各 6 克，黃芩 12 克，生甘草 6 克。結膜水腫明顯者加薏苡仁 30 克，蒼朮 9 克，蠶砂 9 克；咽喉腫痛加板藍根 30 克；癢甚加木賊草 6 克；肝膽熱盛者加龍膽草 6 克，山梔子 12 克；久病生翳則加熟地 12 克，枸杞 15 克或黃耆 15 克，黃精 15 克，並加大蟬衣、密蒙花劑量（各加 6 克），以達扶正明目退翳之功。總有效率為 96.4%。（陳玲等·安徽中醫臨床雜誌，1999，2：29.）

☆☆ 目腫三十九 ☆☆

夫目暴赤腫痛，不能開者，以清金散鼻內搐之。鼻內出血更捷。

☆☆ 病目經年四十 ☆☆

夫病赤目，經年不癒者，是頭風所加之，令人頭痛。可用獨聖散、八正散之類。赤目腫作，是足厥陰肝經有熱，利小便能去肝經風熱也。

☆☆ 風衝泣下四十一 ☆☆

夫風衝泣下者，俗呼風冷淚者是也。《內經》曰：太陽經不禁固也。又曰：熱則五液皆出。肝熱故淚出。風衝於外，火發於內，風火相搏，由此而泣下也。

治之以貝母一枚，白膩者，胡椒七粒，不犯銅鐵，研細，臨臥點之可也。

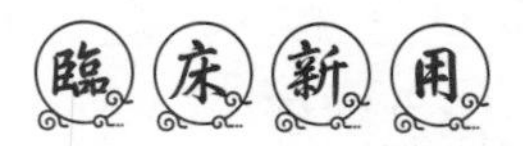

風衝泣下是指現代醫學的迎風流淚，這種病發病率較高，往往不被人重視，嚴重影響人的生活。用中藥、針灸等方法治療效果很好。

1. 中藥治療迎風流淚100例

藥物組成：肉蓯蓉30克，巴戟天30克，菟絲子30克，防風30克，菊花30克，甘草10克。水煎服，每日早晚各服一次。（呂玉蘭等・北京中醫，1994，3：29.）

2. 針刺療法治療迎風流淚

毫針療法：取穴：風池、睛明、攢竹、頭臨泣。常規消毒後，先針風池，待針感向眼部擴散，再針攢竹、頭臨泣、睛明。針睛明用細針，囑患者閉日，醫者左手輕推眼球向外側固定，右手沿目眶鼻骨邊緣緩慢進針，直刺0.5～1寸，不捻轉，不提插，待有酸脹感後出針。出針後按壓針孔片刻，以防止出血。其他腦穴留針1小時。肝腎不足者加肝俞、腎俞，針用補法，滋補肝腎；肝火盛者加太衝、合谷，針用瀉法，疏風濟熱；目視不明加養老、承泣；頭痛淚多加神庭、頭維。

耳針療法：取眼、肝、腎、目。輕刺激，留針10分針後取出。兩種方法1日1次。（吳麗英等・江西中醫藥，1994，12：107.）

☆☆ 風蚛[1]牙疼四十二 ☆☆

夫風蚛牙疼久不癒者，用針插巴豆一枚，於燈焰上燎煙，末及及[2]存性，於牙窩根盤上薰之則癒。

☆☆ 口瘡四十三 ☆☆

夫大人小兒口瘡唇緊，用酸漿水洗去白痂，臨困點綠袍散。如或不癒，貼赴筵散。又不癒，貼鉛白霜散則癒。

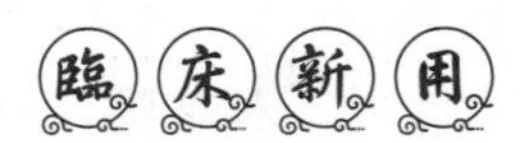

口瘡是指現代醫學的口腔潰瘍，此病雖不是能影響身體的大病，但卻能反覆發作，影響生活品質。用中藥治療可有效地緩解病痛，去除病根。

1. 補中益氣湯治療口腔潰瘍

藥物組成：黃耆30克，黨參、白及各15克，白朮，當歸、黃芩各10克，陳皮9克，升麻6克，蒲公英30克，甘草3克。納少便溏者加山藥、扁豆各10克；心慌失眠者加茯苓12克，遠志10克；虛寒者加乾薑10克，肉桂3克；陰虛者加知母10克，旱蓮草15～30克。總有效率為95.66%。（杜兆民·甘肅中醫學院學報，1994，9：53.）

2. 理中湯治療復發性口腔潰瘍45例

45例患者均有反覆發作病史，發作部位及間歇期不

[1] 蚛：原作「蛀」，〔批〕「蛀疑當作蚛」，今據原目錄改。

[2] 末及及：四庫本作「盡」，連上讀。

定。舌淡、苔薄白、脈細沉或遲緩，多伴有畏寒、便溏症狀。均用理中湯治療。服用理中湯原方者18例，以黨參易人參者6例，乾薑易炮薑者8例，13例有胃熱證表現者加黃連、梔子。每日1劑，水煎服，5日為1個療程。（賈寧等・中國民間療法，2004，6：55）

3. 加味導赤白虎湯治療復發性口瘡的臨床研究

加味導赤自虎湯方劑煎服，其中生石膏30克，板藍根15克，玄參15克，知母9克，木通9克，青蒿9克，生地15克，兒茶9克，甘草3克。腹瀉者不用生石膏、知母，加佩蘭；發熱者不用兒茶加金銀花、連翹。每日一劑，分3次服完，間隔4小時，三劑為一療程。總有效率為94.87%。（劉海燕・貴陽中醫學院學報，2005，7：20.）

☆☆喉閉四十四☆☆

夫男子婦人喉閉，腫痛不能言，微刺兩手大拇指，去爪甲如韭葉，是少商穴。少商是肺金之井穴也，以針刺血出立癒。如不癒，以溫白湯口中含漱，以熱導熱也。

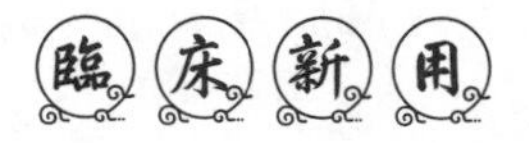

喉閉是指現代醫學的急性咽喉炎，此病嚴重時會危及生命，因此，不可掉以輕心。可用中藥或針刺的方法治療。

1. 清熱利咽湯治療急性咽喉炎136例

臨床表現以咽、喉部灼熱疼痛，咽腔紅腫，咽後壁濾泡腫突如赤豆，或聲音嘶啞，喉黏膜及聲帶紅腫，咳嗽咯痰，或有發熱為主。清熱利咽湯，每日1劑，煎藥750毫升，每次服250毫升，日3次。

清熱利咽湯：生石膏30克，黄芩15克，射干12克，玄參、土牛膝各15克，赤芍12克，浙貝母、全瓜蔞各15克，青果12克，薄荷10克，甘草6克。

咽痛劇烈加丹皮12克，山豆根、板藍根各15克；聲嘶重加蟬衣12克；便秘加生大黄10克；發熱惡寒加荊芥10克。總有效率為90.63%。（王永欽·遼寧中醫雜誌，1995，9：401.）

2. 射干利咽湯治療急性咽喉疾病200例

射干利咽湯方：射干20克，菊花、玄參、赤芍各15克，丹皮、馬勃、川連、梔子各20克，甘草、大黄各5克。水煎服，日服1劑，早晚2次，並隨證加減用藥。總有效率97%。（余冠華·四川中醫，1999，4：47）

3. 合谷透刺後谿治療咽喉腫痛80例

患者正坐肘直位，半握拳，合谷穴常規消毒，用28號5寸毫針，快速直刺合谷穴並向後谿穴方向透刺4～6公分左右，上下提插3次，患者出現酸麻脹痛或觸電樣向食中指放射即可將針體退出，不留針。每日1次，3次為1療程。雙手交替，單側扁桃腺腫大者取對側穴位。總有效率96.8%。（王宗江·海軍醫學雜誌，2000，12：357.）

☆☆ 癭四十五 ☆☆

夫癭囊腫悶，稽叔夜《養生論》云：頸如險而癭，水土之使然也。可用人參化癭丹，服之則消也。又以海帶、海藻、昆布三味，皆海中之物，但得二味投之於水甕中，常食，亦可消矣。

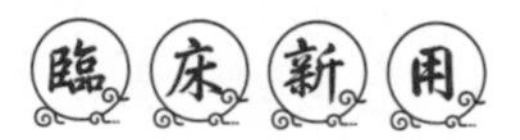

上面提到的癭是指甲狀腺腫、甲狀腺瘤、甲亢等疾病，這些病用中藥治療可起到標本兼治的作用。

1. 散結消癭湯治療甲狀腺囊腫78例小結

本病以活血化痰軟堅散結為主，輔以滋補肝腎為法。

散結消癭湯：連翹20克，夏枯草15克，生牡蠣30克，海藻15克，半夏10克，貝母15克，熟地15克，桃仁10克，紅花10克。心慌氣短者加太子參15克，麥冬10克，五味子10克；痰多胸悶者加柴胡10克，青皮10克，海浮石15克；頸部疼痛，煩躁加黃芩10克，僵蠶10克；病史較久，腫塊質較硬者加三棱10克，莪朮10克，瓦楞子20克。個別病例在治療期間均加服小金片3片，一日2次，知柏地黃丸9克，一日2次。總有效率95.8%。（許進林·甘肅中醫，1998，2：8.）

2. 自擬解毒活血散結湯治療甲狀腺瘤48例

基本方：野菊花20克，蚤休20克，金銀花10克，蒲公英15克，貓爪草15克，紫花地丁15克，山慈菇10克，黃藥子10克，生山楂15克，沒藥10克，莪朮15克。氣滯加柴胡10克，鬱金10克，香附10克；血瘀加京三棱10克，紅藤15克；陰虛加玄參15克，女貞子15克，麥冬10克；痰濕加陳皮10克，半夏10克，菖蒲10克，南星10克；熱毒甚加黃芩15克，大黃6克，赤芍

15克，生地15克，丹皮15克；氣虛加黄耆20克，黨參20克，山藥15克；陽虛加附子20克，白芥子10克，肉桂10克，乾薑10克。（武明俠・現代中西醫結合雜誌，2000，9：1912.）

3. 消瘿煎治療甲狀腺機能亢進49例小結

消瘦煎方：玄參20克，生地15克，膽草8克，昆布15克，海藻15克，丹參20克，夏枯草15克，大貝10克，生牡蠣30克，黄藥子30克，生石膏30克，知母15克，山慈姑30克，白芍15克，龜板15克。每日1劑，水煎3次，分3次服。

如內熱甚者，酌加川連、黄芩；如汗出多或疲乏明顯，或血白細胞減少者，酌加黄耆、黨參、當歸、首烏；如咽喉阻塞感明顯者，酌加射干、山豆根；痰多者，酌加製南星、浮海石等；眼球突出明顯者，酌加白蒺藜、茺蔚子；如心悸明顯者，酌加棗仁、龍齒、柏子仁；如臨床症狀減輕或消失、甲狀腺腫大明顯者，酌加炮甲、莪朮、漏蘆、王不留行等。總有效率93.8%。（高章武・江西中醫藥，1995，1：25）

☆☆背疽四十六☆☆

夫背瘡初發，便可用藏用丸、玉燭散，大作劑料，下臟腑一二十行。以針於腫焮處亂刺血出，如此者三，後以陽起石散敷之。不可便服內托散，內犯官桂，更用酒煎。男子以背為陽，更以熱投熱，無乃太熱乎。如瘡少癒，或瘡口[1]未合，瘡痂未斂，風癢時作，可服內托散，以辟風邪耳。

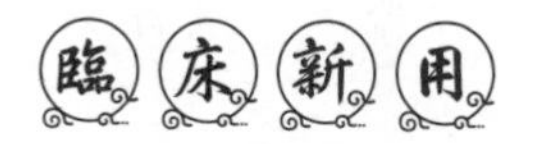

背疽是指現代醫學的背癰，此病雖然已不多見，但如果感染了此病，就很棘手。用中醫方藥進行解毒治療，效果很好。

1. 運用溫託法治療背疽52例

52例患者臨床主要表現為：瘡口散漫而腫，色偏淡，膿液稀少，稍觸及痛劇，伴有低熱不退。辨證：陽虛氣滯，邪毒蘊結。

治療方法：陽和湯合五味消毒飲加減。

組成：黃耆15克，熟地12克，黨參15克，當歸9克，肉桂9克，麻黃6克，製附子6克，炮薑6克，皂刺9克，乳香9克，紅花9克，銀花15克，紫花地丁20克，蒲公英20克，生甘草10克。臨床治癒率為98%。（陳蓓楦·河北中西醫結合雜誌，1999，5：771.）

2. 黃連解毒湯合四逆散治療頸癰、背癰

治以清熱、解毒、疏肝理氣。方用黃連解毒湯合四逆散加減。

基本方：黃連6克，黃芩6克，梔子9克，枳實9克，柴胡9克，赤芍9克，炙甘草6克，銀花9克。

隨症加減：熱毒熾盛者加金銀花10克，連翹10克，蒲公英30克，板藍根30克；陰虛者加生地20克，玄參15克，知母15克，麥冬15克；陽虛者加黨參15克，黃

[1] 瘡口：原作「口瘡」，據醫統本乙正。

耆30克，當歸15克；氣滯血瘀者加益母草10克，川芎6克，丹參10克。每日1劑，水煎分服。（周紹海・湖北中醫學院學報，2002，6：47）

☆☆瘰癧四十七☆☆

夫人頭目有瘡腫、瘰癧，及胸臆脅之間，或有瘡痂腫核不消，及有膿水不止，可用滄鹽一二兩，炒過，以長流水一大碗煎，放溫，作三五次，頓服訖，候不多時，於咽喉中探引，吐涎三二升。後服和血通經之藥，如玉燭散、四物湯之類是也。《內經》曰：鹹味湧泄為陰。湧者，吐也；瀉者，泄也。《銅人》曰：少陽起於目銳眥，行耳後，下脅肋，過期門。瘰癧結核，馬刀挾癭，是少陽膽經多氣少血之病也。

臨床新用

上面提到的瘰癧指現代醫學的淋巴結核，此病用抑制結核的藥物治療，療效很好。同樣，用中藥處方和火針的方法，也會收到良效。

1. 加味消瘰湯治療淋巴結結核36例

臨床症見淋巴結腫大，單發或多發，有些相互融合成團塊，質較硬，活動稍差，一般無痛或微痛，部分病變的淋巴結形成寒性膿腫。本病多因肝鬱氣結、脾失健運、痰熱內生；或因肺腎陰虛、痰火凝結等因素，致使痰聚成核而為病。治療應疏肝解鬱、化痰軟堅。

處方組成：海藻30克，生甘草10克，全蠍5～10

克，蜈蚣 1 ～ 2 條，夏枯草 15 ～ 30 克，僵蠶 10 克。

服藥方法：上藥水煎服，每日 1 劑。總有效率為 91.6%。（張廣生等·中國農村醫學，1995，11：53.）

2. 四海丸治療頸淋巴結結核 86 例

四海丸組成：海藻、海帶、海蛤粉、海螵蛸、昆布、乳香、沒藥、浙貝母各 15 克，夏枯草、蒲公英各 30 克，炙山甲 20 克。上藥共研細末製成水丸，每次 3 ～ 5 克，溫開水送服，每日 3 次。（鄭漢武等·中國民間療法，2000，10：29.）

3. 火針治療淋巴結核 35 例臨床療效觀察

（1）早期（硬結期）主證：

頸前皮下結核腫大，如豆粒大小，單個或數個不等。皮色不變，按之堅硬，推之能動。不熱不痛，局部可有脹感不適。

治則：化痰散結，通經活血。

取穴：局部阿是穴為主（結核處）。配穴：曲池，風池，大椎。

刺法：用 3 號火針進行速刺法，從單個結塊入手，如為多個結塊可先選用最早出現或最大的結節腫塊，每次取 1 ～ 2 個施術。結塊小者可從結塊中心進針，針深達結塊 2/3 為宜，一針即可。結塊大者先在結塊中心刺一針，再於結塊四周向其中心斜刺 2 ～ 3 針，採用速刺法不留針。針後如有少量出血，用消毒棉球拭去即可，不需壓迫止血。配穴用細火針點刺，深度為 1.5 ～ 3 公分。每週治療 1 ～ 2 次。

（2）中期（化膿期）主證：

皮下結塊逐漸增大，可融合成片，與表皮沾黏，推之有輕微波動感，表皮轉為暗紅或微黃。

取穴：足三里，曲池，百勞等。

刺法：主穴用粗火針行刺刺法，不留針，取結塊軟化有波動處。如結塊甚大則取其波動處之低垂位置，從下斜向上進針，至結塊有波動感處後迅速出針。針後針眼處可流出清稀膿水，夾有敗絮樣物。如排膿不徹底，可配合手法擠壓或拔罐，使膿水流盡。一般行針一次即可排盡膿水，若不盡可隔日治療一次。待膿盡後，為防膿水再生可用火針留針法，火針刺入後留針 10 分鐘即可。配穴：曲池，足三里，百勞等穴用火針點刺，深度為 4.5 ～ 6 公分。隔日 1 次

（3）後期（破潰期）主證：

液化成膿的結塊經切開或自行潰破，膿水清稀，夾有敗絮樣物，瘡口呈潛行性空腔，瘡面肉色灰白，四周皮膚紫暗，可形成竇道。

治則：化痰通絡，調補氣血。

取穴：局部阿是穴（潰破處或竇道）。

刺法：用 3 號火針或粗火針從潰破口處向結塊內刺處，深達結塊的 2/3，或沿竇道走行用火針刺入，留針 10 分鐘，再於瘡口周圍 0.5 公分處用火針淺刺，圍刺，行速刺法，不留針。若竇道過長，還可在竇中部點刺 2 ～ 3 針。1 週後，若瘡口或竇道癒合則按硬結期處理。若尚未癒合，可用前法再次行火針治療直到痊癒，總有效率

100%。（馬新平・醫學理論與實踐，2003，9：1057.）

☆☆ 便癰四十八 ☆☆

夫便癰者，乃男子之疝也，俗呼為便癰。言於不便處害一癰，故名便癰也。便癰者，謬名也，《難》、《素》所不載也。然足厥陰肝之經絡，是氣血行流之道路也。衝任督脈，亦屬肝經之旁絡也。《難經》曰：男子有七疝是也。便癰者，血疝也。治之以導水丸、桃仁承氣湯，或抵當湯投之。同瘀血不散而治，大作劑料，峻瀉一二十行。次以玉燭散，和氣血、通經絡之類則是也。世之[1]多用大黃、牡蠣[2]而已。間有不癒者，是不知和血通經之道也。

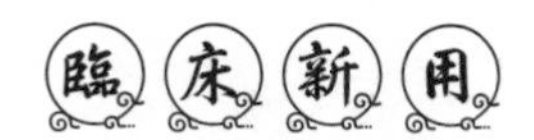

便癰就是指現代醫學的肛周膿腫等病，此病應首選手術治療，配合中西藥物消炎、外治等方法，可以促進病情痊癒。

1. 中西醫結合治療肛周膿腫35例療效觀察

（1）初期未形成膿腫者，採用頭孢哌酮鈉或氨苄青黴素合用甲硝唑抗感染，同時配以清熱解毒、涼血祛瘀軟堅散結的中藥，或使用雙黃連口服或註射液局部外敷魚石脂軟膏。

（2）膿腫形成者，除使用上述西藥抗炎治療外，均採用切開引流掛線術，對膿腫局部進行較徹底的處理。

[1] 世之：〔批〕「世之」疑當作「世人」。

[2] 蠣：疑為「丹」字之訛。

術後控便24小時，每日用高錳酸鉀坐浴。術後給予清熱解毒、托里排膿、生肌止痛中藥，方用地榆槐角散合托里消毒散加減：地榆10克，槐花15克，當歸10克，川芎9克，白芍15克，生地10克，黄耆20克，黄芩10克，茯苓9克，金銀花各3克，赤小豆30、陳皮9克，桃仁9克。治癒率100%。（李春生等·甘肅中醫學院學報，1999，3：27.）

2. 中西醫結合治療深部肛門直腸周圍膿腫44例

（1）中醫辨證分型

肛門熱毒型：局部紅腫熱痛，坐臥不安，伴有全身不適，惡寒發熱，口渴喜冷飲，便秘尿赤，舌質紅，苔黄，脈弦數。

濕熱下注型：紅腫較重，肛門墜脹疼，身軟倦怠，食慾不振，渴不多飲，大便燥結或稀塘，舌質紅，苔黄膩，脈濡數。

（2）治療方法

手術：切開掛線術，切開留皮橋、高位掛線術，多切口切掛術，分次術式。

辨證施治：膿腫切開後邪漸去正已傷，採用托里排膿湯為基礎方。

處方：銀花15克，黄柏9克，土茯苓20克，蒲公英15克，皂刺9克，乳香9克，黨參20克，生耆20克，歸中6克，赤芍9克。肛門熱毒型加川連、大黄、山梔子；濕熱下注型加薏米、蒼朮、茵陳。術後2天起，每日1劑煎服。

外治法：每次便後創口用高錳酸鉀水溶液坐浴，用消炎生肌膏紗條（主要成分：鉛丹、血竭、川連、黃柏）換藥，後期用消炎生肌膏換藥。對創口分泌物多可填塞橡皮條加強引流。（石榮等・福建中醫學院學報，1994，3：14.）

3. 消疝湯治療小兒疝氣 15 例

治疝必先治氣。治則以疏肝行氣，散寒止痛為大法。

消疝湯藥物組成：烏藥、小茴香、沉香、川楝子、荔核、甘草。偏氣疝者（即小兒生氣哭鬧後出現）加木香，香附；偏疝（如小兒稟賦不足，腹壁薄弱，或因咳嗽、便秘而致），患兒陰囊濕疹，四肢不溫者加乾薑、肉桂；痛甚者加元胡，白芍以增其疏肝止痛之功。（王芳等・山西中醫學院學報，2004，2：28.）

☆☆ 惡瘡四十九 ☆☆

夫一切惡瘡久不瘉者，以木香檳榔散貼之則瘉。

☆☆ 下疳五十 ☆☆

夫下疳久不瘉者，俗呼曰：臊疳是也。先以導水、禹功，先瀉肝經，外以木香散敷之，日上三兩度，然後服淡粥，一二日則止。

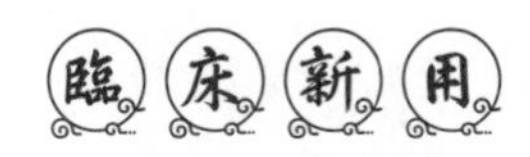

下疳是指現代醫學的軟下疳，中醫有很多好的外治方法。

吳光烈老中醫治療軟性下疳45總結

清裏解毒湯處方：大黃、生地、銀花、連翹各15克，穿山甲、皂刺、黃連、升麻各9克，白花蛇舌草、土茯苓各30克，甘草6克，水煎，前兩煎混兑，早晚分服，第三煎煎湯洗患部。

四味掃毒痰處方：鍛番木鱉仁5克，鍛兒茶9克，三仙丹3克，冰片3克。合為細末，調雞蛋油外搽，早晚各1次。

雞蛋油製法：取新鮮雞蛋1～2個，加水煮熟後去殼及蛋白，將蛋黃捏碎後置勺子內，微火烤至蛋黃焦黃，油即炸出，收儲備用。總有效率達92.2%。（吳盛榮·國醫論壇，1994，1：24.）

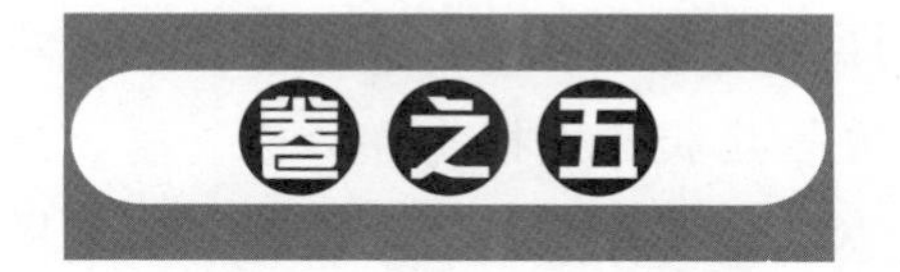

☆☆ 瘡癬瘤腫五十一 ☆☆

夫大人瘡癬，小兒赤瘤，腫發之時，疼痛不止。《內經》曰：夫諸痛癢瘡瘍，皆生於心火。可用一咒法禁之，法者是心法。咒曰：

龍鬼流兮諸毒腫，癰瘡膿血甚被痛。

忘心稱念大悲咒，三唾毒腫隨手消。

上一氣念咒三遍，望日月燈火取氣一口，吹在瘡腫、丹瘤之上，右手在瘡上虛收虛攝三次，左手不動。每一氣念三遍，虛收虛攝三次，百無禁忌。如用之時，心正為是。此法得於祖母韓氏，相傳一百餘年，用之救人，百發百中。若不食葷酒之人，其法更靈。

病瘡腫者，大忌雞、豬、魚、兔發熱動風之物。此法不得輕侮，無藥處可用之。

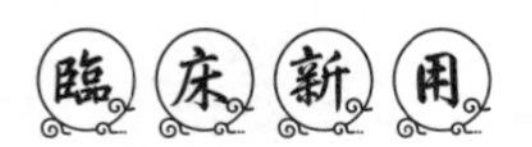

瘡癬癰瘤腫泛指現代醫學的結節性紅斑、帶狀疱疹、各種癬病等。這些病有的病因複雜，有的遷延難癒。用中藥處方治療效果較好。

1. 中醫治療結節性紅斑

急性發作期：常有輕微的畏寒、發熱、頭痛、筋骨疼痛、精疲乏力等症狀。皮損為鮮紅色、疏散分佈，結節高出皮面，大小不等，自蠶豆至杏核大小，皮損境界明顯，顏色由鮮紅漸變為暗紅。脈細數、舌質紅、少黃膩苔。用清熱解毒、和營涼血法治之。

慢性發作期：在該期絕大部分結節消退，但約有20%的患者長久不癒，硬結節不易消退，此時紅斑周圍的皮色呈暗紅色，疼痛也沒有急性期那麼嚴重。脈緩，舌質淡紅，舌上有紫暗色瘀點，用活血通絡、化瘀散結法治療。（王斌等・現代中西醫結合雜誌，2002，11：2158.）

2. 五味消毒飲治療帶狀疱疹38例

38例患者均有典型臨床特徵：皮膚呈紅色，粟疹，漸至疱疹漫起，呈集簇性水泡，排列成帶狀，沿身軀一側周圍神經分佈，瘡壁緊張，灼熱刺痛，痛癢相兼。常伴有煩躁難眠，口苦，便秘等症。

治療方法：基本方（五味消毒飲合四物湯）：金銀花15克，野菊花10克，蒲公英、紫花地丁、天葵各12克，川芎10克，當歸、赤芍、生地各15克。

隨症加味：熱毒重者加連翹、板藍根各15克，口苦、尿赤加龍膽草6克，炒梔子10克，便秘加熟大黃6克，疱疹生於腹部及下肢加炒黃柏、牛膝各10克，結痂而癢痛延綿者加大生地量為20克，土茯苓20克。水煎服，每日1劑，日服3次。總有效率達97.5%。（馬顯忠・雲南中醫雜誌.1994.3：10）

3. 自擬養血活血通絡解毒湯治療癧病 36 例

內服自擬養血活血通絡解毒湯：當歸 15 克，赤芍、山甲、金銀花、皂刺各 12 克，熟地 20 克，絲瓜絡、生黃耆各 30 克。大便燥結者加大黃 9 ～ 15 克，小便赤澀者加木通 15 克，心煩急躁者加焦梔子 10 克，舌苔白膩明顯者加生薏米 30 克。每日 1 劑，水煎分 2 次服。總有效率達 98.32%。（張翠月・四川中醫，8：76.）

☆☆ 瘡腫丹毒五十二 ☆☆

夫大人小兒瘡腫丹毒，發熱疼痛不止者，又有一法：面北端，想北海雪浪滔天，冰山無際，大寒嚴冷之氣，取此氣一口，吹在瘡腫處，立止。用法之人，大忌五辛之菜，五厭之肉。所病之人，切忌雞、豬、魚、兔、酒、醋、濕麵等物。無藥之處可用此法救之。

☆☆ 凍瘡五十三 ☆☆

夫凍瘡者，因寒月行於冰雪中而得之。有經年不癒，用陂野中淨土曝乾，以大蒜搗如泥，和土捏作餅子，如大觀錢厚薄，量瘡口大小而貼之。泥餅子上，以火艾灸之，不計艾壯數多少，以泥乾為度。去乾餅以換濕餅，貼定灸之，不問灸數多少。有灸一二日者，直至瘡痂內覺癢、微痛，是凍瘡活也。然後不含漿水澄清[1]，用雞翎一二十莖，縛作刷子，於瘡口上洗淨。以此而洗之後，肌膚損痛也，用軟帛拭乾。次用木香檳榔散敷之。夏月醫之大妙。

[1] 然後不含漿水澄清：卷十一「寒門」作「然中含漿水洗漬」。

☆☆ 金瘡五十四 ☆☆

夫一切刀箭所傷，有刀箭藥。用風化石灰一斤，龍骨四兩，二味為細末，先於端五日採下刺薊菜，於端午日四更，合杵臼內，搗合得所，團作餅子，若酒麴，中心穿眼，懸於背陰處，陰乾，搗羅為細末，於瘡口上摻貼。亦治裏外臁並諸瘡腫，大效。

又有咒法。咒曰：

今日不祥，正被物傷。

一禁不疼，二禁不痛，三禁不膿不作血。

急急如律令，奉敕攝。

又每念一遍，以右手收一遍，收在左手中，如此七遍，則放手吹去。卻望太陽取氣一口，吹在所傷處。如陰晦夜間，望北斗取氣亦得。所傷之人，大忌雞、豬、魚、兔、酒、醋、熱麵動風之物。如食之，則瘡必發。

又一法，默想東方日出，始取氣一口；日出一半，取氣一口；日大圓滿，取氣一口，吹在所傷之處。如此三次則止。用法之人，並無所忌。所傷之人，禁忌同前。可於無藥之處用之。

☆☆ 誤吞銅鐵五十五 ☆☆

夫誤吞銅鐵，以至羸瘦者，宜用肥豬豚，與葵菜羹同餐數頓，則銅鐵自然下也。神驗。如不食葷腥者，宜以調胃承氣湯大作其劑下之，亦可也。

☆☆ 魚刺麥芒五十六 ☆☆

夫魚刺、麥芒、一切竹木籤刺咽喉，及鬚髮惹伴，在咽嗌中不能下者，《內經》曰：不因氣動而病生於外。可用《道藏經》一咒法治之。咒曰：

吾請老君東流順，老君奉敕攝攝，攝法[1]毒水，吾託大帝尊，不到稱吾者，各各現帝身。

急急如律令，奉敕攝。

一氣念遍，又以左手屈中指、無名指，作三山印，印上坐淨水一盞。右手掐卯文，作金槍印，左手在下，右手在上，左手象地，右手象天。虛挽虛卓，九次為定。左足橫，右足竪，作丁字立。如作法時，望日月燈火，取氣一口，吹在盞內。

此法百無禁忌。用法之時，以正神氣是也。如所傷物下，不可便與米湯、米飯吃。恐米粒誤入瘡口中，潰作膿也。姑以拌麵羹，養之數日可也。

☆☆ 蛇蟲所傷五十七 ☆☆

夫犬咬蛇傷，不可便貼膏藥及生肌散之類，謂毒氣不出也。《內經》曰：先治內而後治外，可也。當先用導水丸、禹功散或通經[2]，瀉十餘行，即時痛減腫消。然後用膏藥、生肌散，敷貼癒。此是先治內而後治外之法也。

---

[1] 法：中統本作「去」。

[2] 經：下疑脫「散」字。

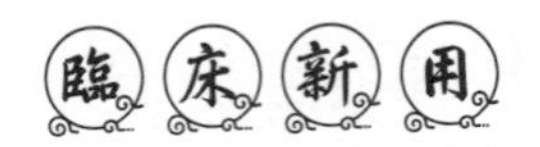

外用中草藥為主治療蛇傷性潰瘍 93 例

（1）飛龍湯外洗：

飛龍掌血 100 克，六棱菊 100 克，風沙藤 100 克，東風菜 50 克，雞骨香 50 克。腫脹明顯加十大功勞 100 克，兩面針 60 克；疼痛明顯加半邊蓮 30 克，小葉三點金 100 克；麻木甚加紅皮藤 60 克，通城虎 20 克。每日 1 劑，水煎，薰洗 1～2 次。

（2）異葉合劑外敷：

取鮮異葉天南星 1 份，鮮旱蓮草 2 份，鮮夏枯草 2 份，共搗爛直接敷在傷口上及腫脹處，每日 1 次。適用於毒蛇咬傷後腫脹較甚者，腫消停用。

（3）豬甲膏外敷：

由豬甲粉〔豬爪甲（燒灰存性）、砂牛蟲（研末）、輕粉各等份〕加入凡士林軟膏調成。先用飛龍湯將創面浸洗，後用本品敷於潰瘍處。每日 1 次，直至肉芽組織基本覆蓋創面為止。

（4）珠甲散外用：

以箭豬刺（燒灰存性）15 克，豬爪甲（燒灰存性）15 克，冰片 3 克，輕粉 2 克，麝香 1 克，珍珠末（廣西梧州市中藥廠研製）2 瓶，砂牛蟲乾品 10 克，共研細末。潰瘍面較大，膿液較多者先撒上本藥於潰瘍面，後再以豬甲膏覆蓋創面上。每日 1 次，至腐肉全部脫落，無膿液滲出為止。創面有壞死組織者，剪除壞死組織後，再選用上法療效更好。（彭錦芳・廣西中醫藥，1998，8：16.）

☆☆ 杖瘡五十八 ☆☆

夫一切蟲獸所傷，及背瘡腫毒，或透入裏者，可服木香檳榔丸七八十丸至百丸或百五十丸至二百丸，生薑湯下，過五七行。量虛實加減則可矣。

☆☆ 禁蠍五十九 ☆☆

上如有蠍螫之人來求治者，於蠍螫處望而取氣一口，默念七遍，怒著作法，吹在蠍螫處。《內經》曰：蜂蠆之毒，皆屬於火。可用[1]新水一盆浸之，如浸不得處，速以手帛蘸水搭之，則痛止也。用法之人，大忌五厭肉。

☆☆ 落馬墜井六十 ☆☆

夫一切男子婦人，落馬墜井，因而打撲，便生心恙，是痰涎發於上也。《內經》曰：不因氣動而病生於外。可用三聖散，空心吐訖。如本人虛弱疲瘁，可用獨聖散吐之。吐訖，可服安魂寧魄之藥，定志丸、酸棗仁、茯神之類是也。

☆☆婦人月事沉滯六十一 ☆☆

夫婦人月事沉滯，數月不行，肌肉不減。《內經》曰：此名為瘕為沉也。沉者，月事沉滯不行也。急宜服桃仁承氣湯加當歸，大作劑料服，不過三服立癒。後用四物

[1] 可用：原作「用可」〔批〕「用可當作可用」，今據改。

湯補之，更可用《宣明方》檳榔丸。

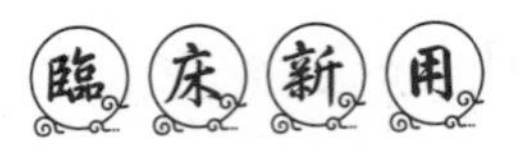

婦人月事沉滯是指月經延後，此病往往由內分泌失調所致，用中藥調節效果很好。

1. 中藥週期療法治療月經後期 30 例

（1）經後期用 1 號方（左歸丸合四物湯加減）：

熟地、枸杞、巴戟天各 10 克，白朮 12 克，山藥、當歸、山茱萸、丹參、茯苓等各 10 克，菟絲子 30 克。

（2）排卵期用 2 號方（五子衍宗湯加減）：

熟地、枸杞、桃仁、紅花各 10 克，仙靈脾、丹參各 12 克，覆盆子、車前子、茺蔚子各 15 克。

（3）經前期用 3 號方（二仙湯合八珍湯加減）：

當歸、茯苓、丹參各 10 克，白朮、雞血藤各 30 克，製香附、仙靈脾各 12 克，巴戟天 10 克。

（4）經期用 4 號方（生化湯加減）：

當歸 24 克，川芎、桃仁、懷牛膝各 10 克，益母草、丹參各 15 克，製香附 12 克，甘草 6 克。

加減：肝鬱者加柴胡 6 克，玫瑰花 12 克；氣滯者加枳殼 10 克，瓜蔞 15 克；濕重者加扁豆 15 克，砂仁 6 克；氣血兩虛者加太子參、黃耆各 15 克；陰虛者加沙參、麥冬各 10 克；寒凝血瘀痛經者在經前方中加蒲黃 15 克，五靈脂 10 克，桂枝 6 克；腰酸者加續斷、桑寄生各 15 克；經前乳脹者，在經期和經前方中加柴胡 6 克，鬱金 10 克。總有效率為 90%（張妍・湖北中醫雜誌，2005，8：45.）

2. 血府逐瘀湯加減治療月經後期 39 例臨床觀察

血府逐瘀湯加減：桃仁 12 克，紅花 12 克，當歸 15 克，川芎 12 克，赤芍 12 克，香附 12 克，益母草 30 克，牛膝 12 克，丹參 20 克，川楝子 10 克，澤蘭 12 克，三棱 15 克，莪朮 12 克，枳殼 10 克，生熟地各 12 克，柴胡 8 克。水煎服，日 1 劑。共服 5 劑。

臨症時根據兼症不同，可加一、二味藥。如乳脹者，加炙山甲；便秘者，加酒軍等（劉玉芝等・中華實用中西醫雜誌，2004，5：346.）

☆☆ 血崩六十二 ☆☆

夫婦人年及四十以上，或悲哀太甚，《內經》曰：悲哀太甚則心系急，心系急則肺布葉舉，而上焦不通，熱氣在中，故經血崩下。心系者，血山也。如久不癒，則面黃肌瘦，慎不可與燥熱之藥治之。豈不聞血得熱而流散。

先以黃連解毒湯，次以涼膈散、四物湯等藥治之而癒。四物者，是涼血也，乃婦人之仙藥也。量虛實加減，以意消息用之。

臨床新用

血崩是指現代醫學的功能性子宮出血，中醫稱崩漏。此病可用中醫辨證的方法，進行對證治療，效果很好。

1. 少腹逐瘀湯治療無排卵型功血 60 例療效觀察

臨床表現為月經週期紊亂，子宮不規則出血，經期長短不一，或停日久又突然崩中下血，繼而又淋漓不斷，經色黯有塊，神疲乏力，心悸，舌質紫暗、脈沉澀。

方藥：當歸尾12克，赤芍15克，川芎10克，蒲黃10克，五靈脂10克，乾薑10克，肉桂6克，元胡12克，小茴香10克，沒藥10克，每日1劑，6劑之內，經血量相對增多，伴色黑有塊。再服4劑後血止，後改為隔日1劑，連服5劑後停藥。總有效率為91.6%。（井國慶·內蒙古中醫藥，1994，4：13.）

2. 補中益氣湯治療脾虛型崩漏66例

中醫辨證均屬脾虛型，臨床表現為經血非時暴下不止，或淋漓日久不盡，血色淡，質清稀，面色蒼白，神疲氣短，或面浮肢腫，小腹空墜，四肢欠溫，納呆便塘，舌淡胖、邊有齒印，苔白，脈沉弱。

補中益氣湯治療：黃耆30克，白朮15克，炙甘草、黨參、當歸、陳皮各10克，升麻5克，柴胡12克。每天1劑，水煎2次，取汁300m1，分2次服。

隨症加減：陽虛者選加熟附子、肉桂、炮薑、艾葉；腎陽虛者酌加肉桂、熟附子、巴戟天、鹿角膠；腎陰虛者酌加熟地黃、枸杞子、山茱萸、女貞子、龜板膠。總有效率90.91%。（葉慧寧·新中醫，2005，8：76.）

3. 兩地湯加味治療青春期崩漏25例

病例均以週期紊亂，子宮出血量多或兼淋漓不斷為主證。

兩地湯加味：生地、女貞子、益母草、仙鶴草各12克，地骨皮、阿膠（烊化）各10克，麥冬、玄參、白芍各6克，墨旱蓮15克。水煎服，每日一劑。

出血停止後服自擬補腎湯：炙黃耆、炒黨參、菟絲子、川斷各15克，當歸、熟地各10克，補骨脂9克，枸杞子、女貞子、墨旱蓮各12克。每日一劑，水煎服，服至經前3～7天停。總有效率95.2%。（周桂雲等·四川中醫，1995，5：47.）

4. 益腎固衝法治療崩漏150例

基本方：黃耆30克，山萸肉15克，炒白芍20克，熟地黃12克，桑寄生15克，鍛龍骨20克，鍛牡蠣20克，烏賊骨12克，潼蒺藜12克，棕櫚炭15克，旱蓮草15克，茜根炭10克，當歸12克，益母草20克。水煎，崩證每4小時服藥1次；漏證每8小時服藥1次。

若出血勢盛量多加鱉甲15克，花蕊石20克。另服雲南白藥，每日3次，每次2粒；參三七片，日服3次，每次3片。漏下不止夾瘀塊者加丹參15克，紅花10克；漏下日久，時斷時續加升麻12克，阿膠（烊化）12克；子宮肌瘤出血反覆發作者，加莪朮10克，桃仁12克，五靈脂10克；經檢查確診為子宮癌者加山甲15克，半枝蓮20克，白花蛇舌草20克。總有效率為90%。（唐龍·江蘇中醫，1996，7：15.）

☆☆ 腰胯疼痛六十三 ☆☆

夫婦人腰胯疼痛，兩腳麻木，惡寒喜暖者，《內經》曰：乃是風寒濕痺。先可服除濕丹七八十九，量虛實以意加減。次以禹功散投之，瀉十餘行清冷積水、青黃涎沫為驗。後以長流水，同生薑、棗煎五苓散服之，風濕散而血氣和也。

☆☆頭風眩運六十四☆☆

夫婦人頭風眩運，登車乘船亦眩運眼澀，手麻發退，健忘喜怒，皆胸中有宿痰之使然也。可用瓜蒂散吐之。吐訖，可用長流水煎五苓散、大人參半夏丸，兼常服愈風餅子則癒矣。

☆☆經血暴下六十五☆☆

夫婦人年及五十以上，經血暴下者。婦人經血，終於七七之數，數外暴下，《內經》曰：火主暴速。亦因暴喜、暴怒、憂結、驚恐之致然也。慎不可作冷病治之，如下峻熱之藥則死。止可用黃連解毒湯，以清於上；更用蓮殼灰、棕毛以滲於下。然後用四物湯加玄胡散，涼血和經之藥是也。

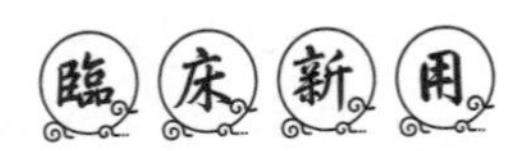

治療更年期「功血」的臨床體會

（1）脾腎二虧：

平素腎氣虧虛，或早婚、多產、房勞等因素損傷衝任，或勞倦傷脾，脾氣下陷，衝任二脈失固。表現為月經紊亂，陰道出血量多，或淋漓不斷，時止時下，經色淡紅，質稀無塊，面色㿠白，倦怠乏力，舌淡，苔薄白，脈沉細。宜補益先後天，消瘀化滯，固衝止血。

方擬二天固衝煎：黨參15克，黃耆15克，芡實10

克，白朮 10 克，補骨脂 10 克，赤石脂 10 克，升麻炭 10 克，旱蓮草 30 克，仙鶴草 30 克，阿膠 15 克（烊沖），茜草炭 10 克。

（2）肝鬱血瘀：

多得之所願難遂，情志抑鬱，衝任瘀滯，瘀血不去，新血不得歸經而下。證見陰道不規則出血，量多時止時下，或淋漓不淨，色紫暗夾血塊，神情憂鬱，胸脅滿悶，煩躁易怒，吸氣太息，小腹疼痛拒按，塊膜下後，疼痛減輕，不思飲食，舌質暗紅或有瘀斑，脈弦澀。治宜疏肝化瘀止血。

方用疏肝化瘀固衝湯：製香附 10 克，銀柴胡 10 克，炒白芍 10 克，生地炭 15 克，川芎 10 克，丹參炭 10 克，茜草炭 10 克，參三七末 6 克（分二次研吞）。

（3）血熱內蘊：

陰虛生熱，虛熱擾血，熱迫血行。證見陰道不規則出血，量或多或少，色鮮紅，質稠黏，心煩躁熱，咽乾口燥，頭暈目眩，小便黃少，大便秘結，舌紅苔薄黃，脈細數。治宜養陰清熱、涼血止血。

方用養陰清熱固衝湯：生地炭 15 克，太子參 15 克，麥冬 10 克，丹皮 10 克，地骨皮 10 克，龜板膠 10 克（烊沖），阿膠 15 克（烊沖），生白芍 15 克，製首烏 15 克。（金眞・浙江中醫學院學報，1995，5：18.）

☆☆ 赤白帶下六十六 ☆☆

夫婦人赤白帶下，或出白物如脂，可服導水丸、禹功散，或單用無憂散，量虛實加減。瀉訖，次用桂苓丸、五苓散、葶藶木香散，同治濕治瀉法治之。或用獨聖散上湧亦可也。室女亦可。

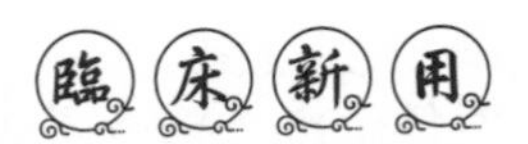

1. 帶下病辨治體會

（1）脾虛帶下：

帶下量多綿綿不斷，色白質稠無臭，或面浮，或脘悶納差，或疲憊肢重，或便薄，面色皖白，苔白或薄膩，脈虛緩。治以健脾益氣，昇陽除濕，佐以調肝。方用完帶湯。

（2）濕熱帶下：

帶下量多綿綿不斷，色黃或黃綠，稠黏臭穢，或流黃水，或夾血，或陰中大熱，陰部痛癢，或少腹脹痛，心煩不寧，口苦咽乾，或脘悶脅脹，或小便淋澀，大便乾燥，面紅唇赤，舌紅苔黃，脈弦滑或數。治以清熱利濕，方用龍膽瀉肝湯。

（3）濕毒帶下：

帶下量多，色黃質稠或黃綠如膿，或夾血，味臭穢，或陰中灼痛，或渾濁如米泔，或似豆腐渣，陰部痙癢，或見小便淋澀，大便乾結，或小腹疼痛拒按，心煩口苦咽乾，面紅唇赤，苔黃膩而厚，脈滑數或弦數。治以清熱解毒除濕，方用止帶方加土茯苓、萆薢、金銀花、蒲公英。

（4）腎陽虛帶下：

白帶量多清稀，肢寒腹冷，腰酸腿軟，或面色晦暗，或小便清長，或大便稀溏，舌淡苔白，脈沉遲無力。治以溫補腎陽，固澀止帶，方用內補丸。便溏者去肉蓯蓉加破故紙、肉荳蔻溫補脾胃；帶下日久、有滑脫之勢者加烏賊骨、芡實、鍛龍骨、鍛牡蠣、金櫻子固澀止帶。（張建華．實用中醫藥雜誌，2005，3：175.）

2. 魚赤歸湯治療慢性盆腔炎 36 例

36 例患者均有不同程度下腹部疼痛及白帶增多，陰道分泌物增多。

藥物組成：醋柴胡 15 ～ 20 克，魚腥草 30 克，赤芍 25 克，當歸 10 ～ 15 克，丹參 30 克，敗醬草 20 克。

加減：腹脹痛加元胡 15 ～ 20 克，香附 15 克；舌紅苔黃，脈弦數加生地 15 克，丹皮 10 克，川楝子 10 克，水煎服，每日 1 劑，分兩次服。總有效率為 100%（李桂英．中華實用中西醫雜誌，2001，11：2502.）

☆☆ 月事不來六十七 ☆☆

夫婦人月事不來，室女亦可[1]。《內經》曰：月事不來者，是胞脈閉也。胞脈者，屬火而絡於脬中，令氣上迫肺，心氣不得下通，故月事不來也。可用茶調散吐之。吐訖，可用玉燭散、當歸散，或三和湯、桂苓白朮散、柴胡飲子，量虛實選而用之。降心火，益腎水，開胃進食，分陰陽，利水道之藥是也，慎勿服峻熱之藥。若服之則變成肺痿，骨蒸潮熱，咳嗽咯膿，嘔血而喘，小便澀滯，寢汗不已，漸至形瘦脈大，雖遇良醫，亦成不救。嗚呼！人之

[1] 可：〔批〕「可」疑當作「同」。

死者，豈為命耶？

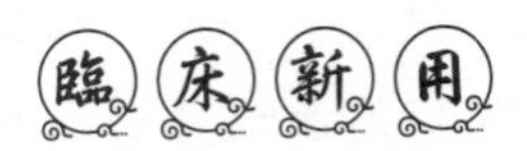

1. 五通經湯治療閉經 60 例

方藥組成：熟地 20 克，赤芍、淫羊藿、益母草、當歸、枸杞子各 15 克，覆盆子、牛膝、車前子各 10 克，川芎、菟絲子、五味子各 12 克。肝鬱氣滯者加柴胡、香附；脾虛血虧者加黃耆、白朮；肝經濕熱血滯者加龍膽草、澤蘭；陰虛寒凝者加肉桂、小茴香。水煎服，每日 1 劑，日服 3 次。總有效率為 88%（姬雲海・新中醫，1994，2：26.）

2. 當歸四逆湯治療閉經 48 例

方藥組成：當歸 15 克，桂枝 10 克，芍藥 12 克，細辛 1.5 克，甘草 6 克，通草 10 克，大棗 5 枚。臨床虛證者多以衝任虛損，血海空虛為主，故用原方加仙靈脾 24 克，炙黃耆 30 克；實證較多見於氣滯血瘀，將原方加柴胡 10 克，牛膝 15 克，丹參 30 克；體胖偏痰濕者加蒼朮 15 克，香附 30 克；納差加山碴 15 克；內熱，口乾去細辛，加生地 20 克，地骨皮 30 克；腹痛加元胡 15 克，香附 24 克；胸脅脹滿者加柴胡 12 克，鬱金 15 克；白帶多者加車前子 24 克。每日 1 劑，早晚分服。（楊雲霞・河南中醫藥學刊，1994，2：41.）

3. 蒼莎導痰湯加減治療閉經 55 例

其臨床表現為月經停閉，形體肥胖，伴倦怠身困，頭暈目眩，胸悶泛惡多痰，帶下量多色白，苔白膩，脈沉滑或細滑。

採用《萬氏女科》蒼莎導痰湯加減：半夏、蒼朮、製香附、茯苓、陳皮、枳殼、三棱各10克，製南星6克，川芎15克，生山楂30克，萊菔子15克。

隨證加減：經期將至、血滯者加澤蘭葉、川牛膝各10克；胸悶泛惡者加厚朴8克，瓜蔞皮12克，廣木香6克；便秘者加製大黃5克，厚朴10克；青年女子形體急劇增胖者加荷葉30克。每日1劑，水煎服。1個月為1療程。月經來潮後，再服用1～2個療程，以鞏固療效。總有效率87%。（陳冬蘭．湖南中醫雜誌，2004，4：65.）

☆☆婦人無子六十八☆☆

夫婦人年及二三十者，雖無病而無子，經血如常，或經血不調，乃陰不升、陽不降之故也。可獨聖散，上吐訖冷痰三二升，後用導水丸、禹功散，瀉訖三五行，及十餘行；或用無憂散瀉十餘行；次後吃蔥醋白粥三五日。胃氣既通，腸中得實，可服玉燭散，更助以桂苓白朮丸、散。二藥是降心火，益腎水，既濟之道。不數月而必有孕也。

若婦人有癃閉、遺溺、嗌乾之諸證，雖服藥、針灸，而不能孕也。蓋衝任督三脈之病，故不治也。表證見內證及《熱論》中。

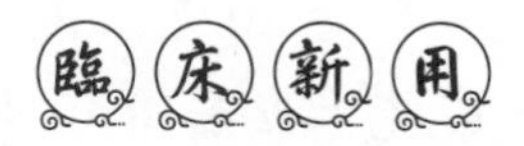

1. 溫經湯治療腎虛不孕34例

溫經湯：吳茱萸、人參（黨參代）、桂枝尖、阿膠、薑半夏、麥冬、當歸、川芎、白芍、丹皮、甘草、生薑。腰痛如折，少腹冷痛、脈沉遲等腎陽虛甚者，選加巴戟天、仙茅、仙靈脾、川椒、小茴香、艾葉等；閉經或經期延長、形體虛弱、面色萎黃、頭暈目眩、心悸等精血不足者，選加山茱萸肉、枸杞子、鹿角膠、龜板、鱉甲等；形體消瘦、五心煩熱者，酌加女貞子、旱蓮草、枸杞子、知母、黃柏、地骨皮等。（梁崇俊·四川中醫，1994，12：39.）

2. 活血通管湯治療輸卵管阻塞50例

內服藥基木方：當歸、川芎、丹參、三棱、莪朮、路路通、皂角刺各10克，穿山甲、夏枯草各12克，血竭5克，敗醬草30克。每日一劑，分早晚2次煎服。月經期停服。

灌腸方：三棱、莪朮、赤芍各10克，蘇木、皂刺各15克，紅藤30克。水煎至150m1，保留灌腸30分鐘。總有效率達88%。（楊宏芬·福建醫藥雜誌，2000，2：70.）

3. 溫經湯治療宮寒血瘀型不孕90例療效觀察

一般表現為月經後期或閉經、量或多或少、經行小腹冷痛、色紫黯或夾血塊、四肢不溫、性慾淡漠、小便頻數或不禁、面色蒼白、舌紫暗或紅，苔薄白、脈沉細而緩或沉緩無力。

用溫經湯加減：小茴香10克，乾薑10克，肉桂5克，當歸15克，川芎10克，鬱金10克，五靈脂10克，蒲黃10克。方中用小茴香、乾薑、肉桂溫中散寒；當歸、川芎、赤芍活血散瘀止痛；延胡索、鬱金、五靈脂、蒲黃活血行氣止痛。月經期開始服用，連用 7 ～ 12 劑為 1 療程。總有效率達 90.2%。（陳平・中醫藥信息，2005，3：5.）

☆☆ 小產六十九 ☆☆

夫婦人半產，俗呼為小產也。或三月，或四五六月，皆為半產，已成男女故也。或因憂恐暴怒，悲哀太甚；或因勞力、打撲傷損，及觸風寒，或觸暴熱。不可用黑神散、烏金散之類，內犯乾薑之故。止可用玉燭散、和[1]經散、湯之類是也。

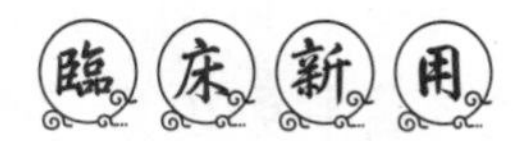

小產是指先兆流產，如果控制不好，會轉為習慣性流產。用中藥湯劑治療先兆流產，可有效地保胎安產。

1. 參耆四物湯加減治療先兆流產 32 例

32 例患者均有不同程度的陰道流血，腰部酸痛，少腹疼痛，噁心嘔吐，面色晄白，氣短懶言，舌質淡紅，舌邊有齒印，苔薄白，脈滑細。

基本方：黨參 10 ～ 15 克，黃耆 15 ～ 30 克，當歸身 10 克，熟地黃 15 ～ 30 克，白芍 10 ～ 15 克。

加減：氣虛甚，加人參粉 6 克，或人參、白朮各 10 克；陰道出血，加仙鶴草 30 克，地榆炭 15 克，阿膠 10 ～ 15 克，旱蓮草 10 克；噁心嘔吐加蘇梗、薑半夏各 10 克；腹痛加大白芍 15 ～ 30 克，炙甘草 6 克，陳皮 10 克；腰痛

---

[1] 和：據文義疑當作「通」。

加桑寄生30克，杜仲、川斷、菟絲子、狗脊各12克；舌質偏紅、口乾加生地30克，黃芩12克；大便乾結加瓜蔞仁（打）12～13克。

服法：每日一劑，煎兩次，早晚各服一次。總有效率為93.75%（徐倍倍・四川中醫，1994，9：40.）

2. 壽胎湯治療先兆流產62例

藥物組成：菟絲子15～30克，桑寄生15～25克，川續斷15～25克，阿膠10克，白芍15～30克，甘草3～6克，杜仲10～15克，黨參15～25克，白朮10克。偏氣虛者：加黃耆15～25克，何首烏15克；偏陰虛血熱者：加黃芩10克，沙參15克，旱蓮草15克；有嘔惡者：選加竹茹10～15克，砂仁6克，薑半夏10克；便溏者：加淮山藥15～20克。1日1劑，煎2次。分上、下午兩次服。（張菊新・中醫研究，2004，4：44.）

☆☆ 大產七十 ☆☆

夫婦人大產，十月滿足降誕者是也。或臍腰痛，乃敗血惡物之致然也。舉世便作虛寒，以燥熱治之，誤人多矣。《難經》曰：諸痛為實，實者，熱也。可用導水丸、禹功散，瀉五七行，慎不可便服黑神散、烏金散燥之。同半[1]產治之則可矣。

☆☆ 產後心風七十一 ☆☆

夫婦人產後心風者，則用調胃承氣湯一二兩，加當歸半兩，細銼，用水三四盞，同煎去滓，分作二服，大下三五行則瘉。如不瘉，三聖散吐之。

☆☆ 乳汁不下七十二 ☆☆

夫婦人有本[2]生無乳者不治。或因啼哭、悲怒鬱結，氣溢閉塞，以致乳脈不行。用精豬肉清湯，調和美食，於食後調益元散五七錢，連服三五服，更用木梳梳乳，周回百餘遍，則乳汁自下也。

又一法，用豬蹄湯調和美味服之，乳汁亦下。合用熟豬蹄四枚食之，亦效。

又一法，針肩井二穴，亦效。

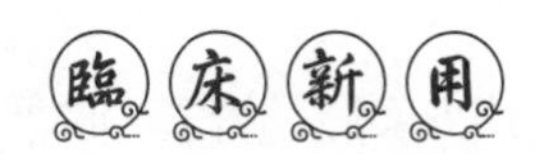

通乳化瘀湯治療產後乳腺不通 40 例

中醫學認為，乳房為肝經循行之處，若肝氣失調，疏泄功能失職，即可導致氣血瘀阻，從而出現產後乳汁不通、乳房變硬等疾病。以疏肝理氣，化瘀消積通乳為治則。

方用自擬化瘀通乳湯：柴胡、白芍、枳殼、川芎、赤芍、香附各 12 克，浙貝、王不留行、製山甲、瓜蔞殼各 15 克，青皮、陳皮、甘草各 6 克。水煎服，1 日 1 劑，分 3 ～ 4 次服完。總有效率為 95%。（廖志立 . 四川中醫 .2001.2：44）

---

[1] 半：原作「一」，據四庫本改。

[2] 本：四庫本作「天」。

☆☆ 產後潮熱七十三 ☆☆

夫婦人產後一二日，潮熱口乾，可用新汲水調玉露散，或冰水調服之亦可。或服小柴胡湯加當歸，及柴胡飲子亦可。慎不可作虛寒治之。

☆☆ 乳癰七十四 ☆☆

夫乳癰發痛者，亦生於心也，俗呼曰吹乳是也。吹者，風也，風熱結薄於乳房之間，血脈凝注，久而不散，潰腐為膿也。可用一法禁之。咒曰：

謹請東方護司族，吹奶是灰奶子。

上用之時，當先問病人曰：甚病？病人答曰：吹奶。取此氣一口，但吹在兩手坎字文上，用大拇指緊捏定，面北立，一氣念七遍，吹在北方，如此者三遍。若作法時，以左右二婦人，面病人立，於病乳上痛揉[1]一二百數，如此亦三次則癒。

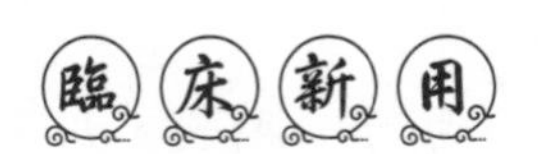

乳癰即為乳腺炎，古時往往迷信咒語療病，這是不可取的。乳腺炎用消炎的方法即可快速緩解和治療，必要時可用中藥調理。

1. 自擬乳癰方治療乳腺炎 50 例

乳癰是由於乳汁瘀積，胃熱蘊滯，以致經絡阻塞，氣滯血瘀，血熱蘊結而成膿塊，熱盛肉腐而成膿。以清熱解

[1] 揉：原作「操」，據四庫本改。

毒、散結止痛、通乳消癰為原則。

藥物組成：金銀花30克，連翹15克，蜂房12克，蒲公英15克，夏枯草15克，敗將草15克，馬齒莧15克，當歸9克，山甲3克，皂刺10克，雞內金15克，王不留行10克，瓜蔞15克，僵蠶12克，路路通10克，甘草5克。

加減：結塊大、較硬者加桃仁、桔核；腫塊不明顯、痛甚者加鬱金、地龍。水煎服，每日1劑。總有效率100%。（劉玉娟·中國民間療法，2005，7：38.）

2. 自擬通腑康乳湯治療乳癰61例臨床觀察

組成：大黃10～25克，芒硝（烊化）5克，枳實、連翹、青皮、王不留行各10克，蒲公英20克，丹皮6克，荊芥4克，水煎服，每日1劑。總有效率91.8%。（龐保珍·貴陽中醫學院學學報，1994，1：26.）

☆☆雙身大小便不利七十五☆☆

夫婦人雙身，大小便不利者，可用八正散，大作劑料，除滑石，加葵菜子煎服。《內經》曰：膀胱不利為癃。癃者，是小便閉而不通也。如八正散加木香，取效更捷。《經》曰：膀胱氣化則能出。然後服五苓散，三五服則癒矣。

☆☆雙身病瘧七十六☆☆

夫雙身婦人病瘧，可煎白虎湯、小柴胡、柴胡飲子等藥。如大便結硬，可用大柴胡散，微溏過，不可大吐瀉，恐傷其孕也。《內經》曰：夏傷於暑，秋必病瘧。

☆☆ 雙身傷寒七十七 ☆☆

夫雙身婦人，傷寒、時氣、溫疫，頭痛身熱，可用升麻散一兩，水半碗，大煎劑料，去滓，分作二服，先一服吐了，後一服不吐。次以長流水加生薑、棗，煎五苓散，熱啜之，汗出盡，頭痛立止。

☆☆ 身重喑啞七十八 ☆☆

夫婦人身重，九月而喑啞不能言者，是脬之[1]絡脈不相接也，則不能言。《經》曰：無治也。雖有此論，可煎玉燭散二兩，水一碗，同煎至七分，去滓放冷，入蜜少許，時時呷之，則心火下降，而肺金自清，故能作聲也。

☆☆ 懷身入難七十九 ☆☆

夫婦人懷身入難月，可用長流水調益元散，日三服，欲其易產也。產後自無一切虛熱、血氣不和之疾。如未八[2]月，則不宜服也，以滑石滑胎故也。

☆☆ 眉煉八十 ☆☆

夫小兒眉煉，在面曰眉煉，在耳曰輒耳，在足曰靴癬。此三者，皆謬名也。《內經》曰：諸痛癢瘡瘍，皆屬心火。乃心火熱盛之致然也。可用針刺之而出血，一刺不

[1] 之：原作「生」，據《素問·奇病論》改。

[2] 八：〔批〕「八」疑當作「入」。

瘉，當再刺之，二刺則必瘉矣。《內經》云：血實者宜決之。決者，破其血也。眉煉者，不可用藥敷之。其瘡多癢則必爬，若藥入眼則眼必損矣。

☆☆ 牙疳八十一 ☆☆

夫小兒牙疳，牙疳者，齒䶥也。䶥者，是牙齦腐爛也。上下牙者，是手足陽明二經也。或積熱於內，或服銀粉、巴豆大毒之藥，入於腸胃，乳食不能勝其毒，毒氣循經而上，至於齒齦，齒齦牙縫，為嫩薄之分，反為害也。可以麝香玉線子治之。乳母臨臥，當服黃連解毒湯一服，疳病則瘉。

☆☆ 夜啼八十二 ☆☆

夫小兒夜啼不止者，當用燈花一枚研細，隨乳汁下，並三服。則每服用燈花一枚，服罷此藥，於淨室中臥一兩日，則止也。

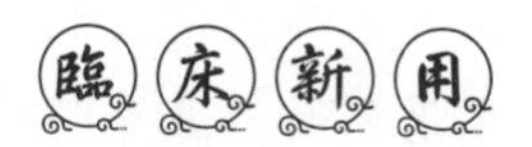

夜啼是指小兒白天正常，夜間啼哭，往往與體內缺鈣有關。推拿治療小兒夜啼療效很好。

推拿治療小兒夜啼230例

230例患兒均有夜間睡後突然啼哭不止3天以上，白天正常。伴有汗出，納差，大便溏薄或煩躁不安，哭時面赤唇紅，見燈光哭聲更劇或心神不安，睡中驚惕。

推拿主要穴位：清補脾經150次，揉外勞宮150次，運內八卦100次（乾震順運，即自乾經坎，艮動至震），搗小天心100次，揉一窩蜂100次，按揉耳後高骨穴150次（雙側），揉百會100次，摩腹、揉中脘各100次。若兼有納差，便搪者，加推上三關100次；若兼煩躁不交，哭時面赤唇紅者，加清心經、清肝經各150次、揉掐五指節150次。每日推1次。總有效率96.7%。（李靜芝・河南中醫，2003，1：56.）

☆☆ 丹瘤八十三 ☆☆

夫小兒丹瘤，浮赤走引或遍身者，乃邪熱之毒在於皮膚，以瓷片撤出血則癒。如不癒，則以拔毒散掃三二十度，必癒矣。

《內經》曰：丹熛赤瘤，火之色也，相火之病是也。

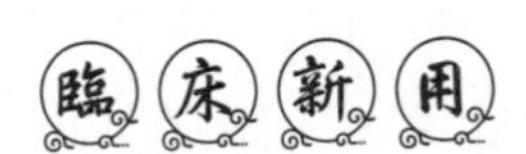

加減涼膈散治療小兒丹毒30例

臨床特點為發病急，畏寒、發熱，患部皮膚突然出現紅斑水腫，邊界清楚，四周稍高出皮膚表面，嚴重時可發生大疱，灼熱疼痛。以清熱、解毒、涼血為治則。

選用涼膈散加減組方：薄荷葉4克，生梔子2克，玄參、連翹、桔梗、麥冬、升麻、炒牛蒡子各5克，黃芩3克，生甘草1克。熱甚者加黃連3克；血熱者加赤芍5克，生地8克；神昏者加紫雪丹；濕重者加苡仁、茯苓各8克。每日1劑，水煎服，分兩次服。（黃金彬・醫藥導報，2001，6：361.）

☆☆ 痞眼八十四 ☆☆

夫小兒痞澀眼，數日不開者，乃肝木風熱之致然也。可調服涼膈散數服，眼開而癒。

☆☆ 身瘦肌熱八十五 ☆☆

夫小兒身瘦肌熱，面黃腹大，或吐瀉，腹有青筋，兩脅結硬如碗之狀，名乳癰癖，俗呼曰奶脾是也。乳癰得之綿帛太厚，乳食傷多，大熱則病生肌，大飽則必傷於腸胃。

生於肌表者，赤眼、丹瘤、疥癬、癰癤、眉煉、赤白口瘡、牙痞宣爛及寒熱往來。此乳母抱不下懷，積熱薰蒸之故，兩手脈浮而數也。傷於腸胃者，吐瀉驚痞，哽氣腹脹，肌瘦面黃，肚大筋青[1]，喜食泥土，揉鼻竅，頭髮作捻，乳瓣不化，此皆大飽之致然也。久而不癒，則成乳癰，兩手脈沉而緊也，此其辨也。以上諸證，皆乳母懷抱奉養過度之罪。

癖之疾，可以丁香化痺散，取過數服，牛黃通膈丸、甘露散、益黃散等藥磨之。如不癒者，有揉脾一法。咒曰：

日精月華，助吾手法，敕斬滅消，驅毒敕攝。

上用法之人，每念一遍，望日取氣一口，吹在手心，自揉之。如小兒病在左臂上，用法之人亦左手揉之；在右臂以右手揉之。亦吹在乳脾上，令母揉之。男孩兒用單

[1] 青：原作「直」，據大成本改。

日，女孩兒用雙日。大忌風雨、陰晦、產婦、孝子見之。用法之時，宜於日中前，晴明好日色則可矣。

臨床新用

身瘦肌熱是指現代醫學的小兒消化不良，中醫也稱疳疾，此病用捏脊或中藥湯方治療，效果較好。

1. 捏脊治療小兒疳疾 89 例

患兒取俯臥位，暴露背部皮膚。術者在患兒棘突旁開 1.5 寸，採用拇、食指捏揉二側皮膚（用力度視患兒胖瘦及年齡酌定），從頸部大椎穴至能部長強穴邊捏揉邊向下移動皮膚，每捏揉 2～3 次，用二指捏起皮膚稍用力掀動二次。如此循環 2～3 次，再用力將拇指掌於按摸長強穴一分鐘。每日 1 次。若症情較重，不思飲食，心煩易怒，口渴口乾，小便黃濁，形體羸弱者，可加針刺四縫穴。（倪世德・安徽中醫臨床雜誌，1995，1：55.）

2. 二陳湯加味治療小兒疳積 122 例臨床觀察

122 例患者全部採用二陳湯加蒼朮，製豬牙皂、焦神麴、生山楂為基本方。

煎煮方法：製半夏 9 克，橘紅 9 克，白茯苓 6 克，炙甘草 3 克，蒼朮 6 克，製豬牙皂 3 克，焦神麴 10 克，生山楂 10 克。上藥加適量水浸泡 30 分鐘，煮沸後文火慢煎 30 分鐘，趁熱過濾藥液，自然滴盡，二煎煮法同上。合併濾液濃縮至 180 毫升，加入 15 克白砂糖，分 3 次服用。

藥物加減：兼有乳食停滯、大便秘結加酒大黃；兼有脾濕困中加炮薑；兼有脾胃虛弱加黨參、山藥；兼噁心、嘔吐加霍香、枳殼；兼大便稀塘加桂枝、車前草。總有效率為98.8%。（趙玉華・現代中西醫結合雜誌，1999，8：1299.）

☆☆ 大小便不利八十六 ☆☆

夫小兒大小便不利通者，《內經》曰：三焦約也。約者，不行也。可用長流水煎八正散，時時灌之，候大小便利即止也。

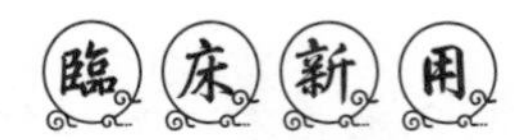

1. 小兒便秘的證治規律

（1）陰津不足症狀：

便乾不甚，便條略粗，便稍難。大便1～2日1行，納可。舌質紅、苔薄白欠潤，脈略細。

治則：養陰增液。

方藥：增液湯。生地、玄參、麥冬。

加減：便時腹痛不適者，加枳殼、當歸以行氣潤腸通便；納差者，加炒萊菔子、麥芽以消食導滯；咽紅者，加木蝴蝶、地骨皮以清肺利咽。

（2）腸燥津枯症狀：

大便乾燥，甚者燥如羊屎，3～10日1行。便條粗，類於成人，或呈球狀。便時極其困難，甚者可伴肛裂出血。舌質紅，苔薄白欠潤，脈略細。

治則：潤腸通便。

方用五仁湯：瓜蔞仁、火麻仁、杏仁、柏子仁、鬱李仁。

加減：便燥甚者，可加用番瀉葉或大黃，但稍利即止，不可過用。便燥略緩解者，可逐漸改以養陰增液相配合，如玄參、生地等。

（3）食積便秘症狀：

大便2～4日1行，大便先乾後稀，大便初時便乾，便出略困難，繼之便稀，伴腹中不適，便意頻頻，便時明顯延長，納呆。舌質淡，苔薄白而膩，脈緩。

治則：消積導滯。

方用枳朮丸：枳實、白朮。加減：納差者，加三仙、雞內金以消食導滯；腹中悶脹者，加木香、佛手以行氣寬脹；便乾重者，加炒萊菔子或火麻仁。（叢麗．長春中醫學院學報，2001，12：38.）

2. 中藥外敷治療小兒習慣性便秘86例

藥物組成：大黃200克，枳實200克，厚朴100克，共研成粉，加溫開水調成膏狀，攪勻，令患兒仰臥，將神闕穴常規消毒，敷以藥膏10～15克，外加敷料固定。隔日1次。（沈耀明．湖南中醫雜誌，1996，7：32.）

☆☆ 久瀉不止八十七 ☆☆

夫小兒久瀉不止者，至八九月間，變為秋深冷痢，泄瀉清白，時腹撮痛，乳瓣不化，可用養脾丸。丸如黍米大，每服二三十丸，米飲下，日三服則癒。若治芻蕘之兒，萬舉萬全，富家且宜消息。

☆☆ 通身浮腫八十八 ☆☆

夫小兒通身浮腫，是水氣腫也。小便不利者，通小便則瘉。

《內經》曰：三焦閉溢，水道不行。水道不行，水滿皮膚，身體否腫，是風乘濕之症也。可用長流水加燈心煎五苓散，時時灌之。更於不透風暖處頻浴，汗出則腫消，腫消則自瘉，內外兼治故也。

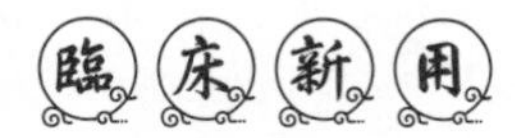

通身浮腫是指現代醫學的小兒急性腎炎，此病非常棘手，用藥不當，容易轉為慢性腎炎。中醫辨證治療小兒急性腎炎有良效。

1. 加味麻黃連翹赤小豆湯治療小兒急性腎炎 88 例臨床觀察

基本方：麻黃 7 克，連翹 15 克，杏仁 9 克，甘草 3 克，桑皮 10 克，赤小豆 20 克，野菊花 20 克，白茅根 20 克。每日一劑，水煎服。

（1）風熱濕毒型：

證見咽喉腫痛，頜下淋巴結腫大，或皮膚瘡瘍，繼之顏面浮腫遍及全身、血尿、血壓偏高、尿檢異常，脈弦滑、舌質紅、舌苔薄黃。

治則：宣肺解毒，利濕消腫。基本方加蒲公英、銀花、射干、山豆根增強解毒利咽之功。

（2）風熱雍肺型：

證見咳喘、發燒，溺赤少、全身浮腫，大便乾結，血壓偏高，尿檢異常，脈滑數、舌質紅、舌苔黃膩。

治則：疏風清熱、宣肺行水。基本方加葶藶子、車前子協同平喘行水。

（3）水濕氾濫型：

證見全身浮腫及陰囊水腫、肢體酸重、腹脹納呆，少尿、血壓偏高、尿檢異常，脈沉緩、舌質淡紅、舌苔白膩。

治則：宣肺利水，健脾化濕。基本方加薏苡米、茯苓以化濕。

隨症加減：浮腫甚，加澤瀉、豬苓、車前子；血尿加旱蓮草、藕節、茜草；高血壓加夏枯草、草決明；上呼吸道感染重，伴咳喘較劇，加銀花、蒲公英、生石膏；若遇有浮腫，蛋白尿難以迅速消除，可以酌加活血化瘀之品，如桃仁、赤芍、益母草之類。（張濟民・北京中醫，1994，3：46.）

2. 分型論治小兒腎病綜合徵 40 例臨床觀察

（1）肺腎氣虛型：

症見面浮肢腫，面色萎黃，少氣無力，易感冒，腰膝酸痛，舌淡、苔白有齒痕，脈細弱。

治以補肺益腎，方用自擬**補肺益腎湯**：熟地黃 10 克，淮山藥 10 克，山茱萸 7 克，澤瀉 7 克，茯苓 7 克，黃耆 7 克，白朮 7 克，防風 4 克。

（2）脾腎陽虛型：

症見浮腫，面色㿠白，畏寒肢冷，腰酸痛或膝酸腿軟，神疲，納呆或便溏，舌嫩淡胖有齒印，脈沉遲或沉細無力。

治以溫補脾腎，方用**腎氣丸加減**；熟地黃 10 克，淮山藥 10 克，山茱萸 7 克，澤瀉 10 克，茯苓 10 克，桂枝 5 克，製附片 3 克，白朮 10 克，黨參 10 克。

（3）氣陰兩虛型：

症見面色少華，少氣乏力，易感冒，午後低熱，手足心熱，口乾咽燥，舌質紅、少苔，脈細或弱。

治以益氣養陰，方用**參麥散加減**：太子參 10 克，麥冬 7 克，玄參 7 克，沙參 7 克，知母 7 克，黃柏 7 克，丹皮 7 克，淮山藥 10 克，製龜板 9 克。

以上 3 型兼見外感表證者加金銀花 10 克，防風 4 克；水腫較重者加薏苡仁 10 克；血瘀明顯者加桃仁 7 克，紅花 3 克，丹參 7 克。總有效率為 92%。（王愛蓉·中華中醫藥雜誌，2005，5：264.）

☆☆ 發驚潮搐八十九 ☆☆

夫小兒三五歲時，或七八歲至十餘歲，發驚潮搐，涎如拽鋸，不省人事，目瞪喘急，將欲死者，《內經》曰：此皆得於母胎中所授。悸惕怕怖，驚駭恐懼之氣，故令小兒輕者為驚吊，重者為癇病風搐，為腹中積熱，為臍風。以上證候，可用吐涎及吐之藥。如吐訖，宜用朱、犀、腦、麝清涼墜涎之藥。若食乳之子，母亦宜服安魂定魄之劑，定志丸之類。如婦人懷孕之日，大忌驚憂悲泣。縱得子，必有諸疾。

☆☆ 拗哭不止九十 ☆☆

夫小兒拗哭不止，或一二日，或三四日，乃邪祟之氣湊於心，拗哭不止也。有《藏經》一法：以綿絹帶縛手足訖，用三姓婦人淨驢槽，臥小兒於其中，不令旁人知而覷之。候移時，則拗哭自止也。

☆☆ 身熱吐下九十一 ☆☆

夫小兒身熱，吐下腹滿，不進乳者，可急用牛黃通膈丸，下過四五行則癒。

☆☆ 風熱涎嗽九十二 ☆☆

夫小兒風熱涎嗽，可用通聖加半夏，多煎，少少服之。不過三五日癒。

臨床新用

風熱涎嗽是指小兒感冒。包括病毒型感冒和細菌型感冒。用中藥治療，可以抗菌消炎，抑制病毒，是治療感冒的輔助方法。

1. 解毒湯治療小兒急性上呼吸道感染 1566 例療效觀察

全部病例均有不同程度的上呼吸道感染症狀：發熱惡寒，頭痛，鼻塞噴嚏，流涕，咳嗽等。

基木方：金銀花 5 ～ 10 克，連翹 2 ～ 6 克，陳皮 2 ～ 6 克，桔梗 2 ～ 6 克，蒲公英 5 ～ 10 克，半枝蓮 5 ～ 10

克，貫眾3～6克，板藍根5～10克，玄參3～6克，生甘草3～6克，烏梅3～6克，生薑3～6克。高熱者適當應用解熱鎮痛劑；咳甚者合止嗽散加魚腥草、地龍；痰多、便乾者加全瓜蔞；嘔吐者加香薷，並加大生薑用量；有驚厥者加鈎藤、僵蠶。用藥劑量根據患兒年齡而定。

用法：每日1劑，水煎2次，每次煎10～15分鐘，共取汁100～250毫升，分4～6次服。總有效率為98.8%。（龔兵等・甘肅中醫，2004，12：15.）

2. 露消毒丹治療小兒時疫感冒120例小結

患兒均以發熱惡寒、咳嗽、鼻塞流涕、噴嚏等症為臨床特點，伴嘔吐、腹瀉或高熱驚厥。

基本方：滑石、茵陳、黃芩、石菖蒲、川貝母、木通、藿香、射干、連翹、薄荷、白荳蔻各5～7克，每日1劑，水煎，2次分服。

臨症加減：發熱持續不退者，加少量常山；無咳嗽者去川貝，咳甚者加葶藶子、魚腥草；嘔吐者加法夏、竹茹；腹瀉者加葛根；咽痛者加玄參、牛蒡子；鼻流清涕者加蘇葉。總有效率為100%。（程智慧・湖南中醫雜誌，1995，3：34.）

☆☆ 水瀉不止九十三 ☆☆

夫小兒水瀉不止，可服五苓與益元各停，用新水調下一二錢，不拘時服。

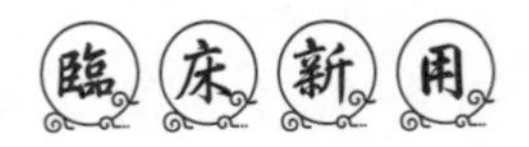

水瀉不止是指現代醫學的小兒腹瀉，此病是非常難治的一種病，病程很長，遷延不癒。中醫辨證治療效果很好，可難症下藥或用推拿的方法。

1. 泄瀉的辨證與治療

（1）水瀉：

其症腹鳴而不痛，瀉下如注，呈水樣便，小便短少，口渴而不引飲，倦怠，納呆，舌淡紅、苔白膩，脈細緩，指紋淡紅紫滯。治以健脾利水，行氣燥濕之法。

用**分利止瀉湯**（自擬驗方）：厚朴、蒼朮各6克，陳皮、甘草、砂仁（後下）各3克，豬苓、茯苓、澤瀉各9克，蠶砂7克。若瀉甚如注加石榴皮6克，易茯苓為茯苓皮8克；若泄瀉數日不癒易蒼朮為土炒白朮，加炒扁豆12克；疲倦加太子參9克。

（2）寒瀉：

其證惡寒或有發熱，無汗、頭痛，腹鳴腹脹，時時作痛，瀉下清稀，小便清長，四肢厥冷，飲食懶進，面色淡白，舌淡紅、苔薄白或白潤，脈浮緊或沉遲，指紋青藍或淡紅。治以疏散風寒，溫中健脾，化濕止瀉之法。

用**溫化止瀉湯**（自擬驗方）：蘇葉7克，藿香、大腹皮、川厚朴、桔梗、白朮各6克，茯苓、法半夏各8克，陳皮4克，甘草3克，生薑3片。若臟寒甚肢冷者，易生薑為乾薑6克；腹痛加廣木香（後下）6克，鈎藤7克；胸悶加砂仁（後下）3克，若病已遷延數日，無明顯表證

而疲倦者去蘇葉，加黨參6克，肉荳蔻3克，

（3）熱瀉：

其證暴注下迫，瀉如水注，蛋花樣，日10～30次，身熱，面赤，無汗，口渴引飲，口中氣熱，煩躁不安，時而啼哭，肛門紅灼，或吐或不吐，小便短赤，舌紅、苔黃而乾，脈洪數或滑數有力，指紋紅紫。重則疲倦，涕淚乾，眼眶凹陷，四肢厥冷，抽搐，煩躁不寧，舌絳唇焦治以苦寒清熱，滌暑利濕之法。

用**清滌止瀉湯**（自擬驗方）：葛根10克，黃連（打碎）4克，甘草3克，黃芩、佩蘭、香薷各6克，火炭母9克，白扁豆12克，川厚朴（後下）5克。若煩躁、啼哭加鈎藤、蠶砂各6克；渴甚加西瓜翠衣15克；高熱而驚惕者加羚羊角（另煎沖）2克；傷陰唇焦加石斛、烏梅各6克；神倦甚者加西洋參（切片另燉）3克。腹脹甚者可用吳茱萸200克，生鹽500克共炒熱布包，溫敷腹部，以行氣去脹。高熱抽搐加服紫雪丹，神昏用安宮牛黃丸沖服。

（4）濕熱瀉：

其臨床見症腹痛腹瀉，糞便稀溏或兼有黏滯，色黃而臭，日瀉7～8次，伴身熱，口渴，肛門有灼熱感，小便短赤，舌紅、苔黃膩，脈滑數。治以苦泄清熱，淡滲利濕之法。

用**清滲止瀉湯**（自訂驗方）：蒼朮、川厚朴（後下）各6克，陳皮、甘草各3克，茯苓、澤瀉、豬苓各9克，黃連（打碎）4克，火炭母9克。若瀉下不爽腹痛加廣木

香（後下）、蠶砂各6克；糞臭加布渣葉7克；身熱加黄芩6克。

（5）傷食瀉：

其症噯酸惡食，或嘔吐，脘腹脹悶，瀉下臭穢，食物不化，瀉後則腹痛寬解，小便短或赤，舌稍紅、苔粗黄濁膩，脈滑實或滑數有力，指紋沉滯略紫。治以消食導滯，和胃利濕之法。

用消滯止瀉湯（自擬驗方）：神麴、連翹、布渣葉、萊菔子各6克，茯苓、法半夏各7克，陳皮、甘草各3克，炒麥芽15克，山楂子12克。若腹脹痛甚加枳實、川厚朴（後下）各6克；嘔吐甚加霍香6克；腹瀉次數多加蒼朮6克。

（6）脾虛瀉：

其症腹虛脹，食後作瀉，瀉下清稀，神疲體倦，面色黄白無華，胃納不振，肌肉消瘦，舌淡而胖、苔白，脈濡弱而緩或虛數無力，指紋淡紅。若泄瀉日久，拖延失治，會導致命門火衰，不能溫暖脾胃而成脾腎虛寒之瀉（古稱五更腎瀉）。治以健脾益氣，溫中扶陽之法。

用健運止瀉湯（自擬驗方）：黨參、白朮、廣木香（後下）各6克，茯苓9克，陳皮、炙甘草各3克，砂仁（後下）4克。若泄瀉日久易白朮為土炒白朮6克，加炒扁豆15克；若出現五更瀉者應加補骨脂、熟附片各6克。也可採用推拿的方法治療，以補為主，補脾土、大腸，以健脾益氣、固腸實便；推三關、摩腹、捏脊，溫陽補中以助脾土；推上七節、揉龜尾溫陽止瀉。（林季文·

新中醫，1995，8：60. 陳偉平等．按摩與導引，2002，8：23.）

☆☆瘡疥風癬九十四☆☆

夫小兒瘡疥風癬，可用雄黃散加芒硝少許，油調敷之。如面上有瘡癬，不宜擦藥。恐因而入眼，則損目矣。

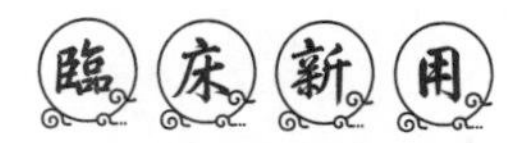

1. 健脾利濕方治療小兒濕疹 46 例

藥物組成：生黃耆、炒白朮、苡米仁、白蘚皮、炒麥芽、土茯苓、蛇舌草各 12 克，北防風、蒺藜刺、益母草、車前子各 10 克，生甘草 5 克。每日 1 劑，水煎服。若腹瀉加白茯苓，炒萊菔；氣虛多汗加黨參、五味子；搔癢甚者加浮萍、全蟲；驚啼不安者加雙勾耳、蟬退；風寒襲表者加荊芥、紫蘇葉；風熱襲肺者加桑白皮、黃芩；繼發感染者加金銀花、連翹。總有效率為 93%。（彭岳衡．陝西中醫，1994，2：87.）

2. 中藥治療小兒外耳濕疹 30 例

基礎方：苦參 50 克，黃連 20 克，馬齒莧 20 克，蛇床子 20 克，白鮮皮 30 克，地膚子 20 克，蒲公英 30 克。皮膚糜爛、黃水淋漓滲出多者加防風 15 克，枯礬 20 克。水煎外洗。然後外用青黛散調敷以清熱除濕；乾燥明顯者，加用菊花 60 克，玉竹 50 克，白及 20 克，改蒲公英為 60 克。水煎。待藥液微溫外洗患部並濕敷。有膿痂者，外洗後再用雙黃連注射液濕敷創面。總有效率達

96.7%。（賀詩峰・中國民間療法，2005，6：18.）

☆☆ 甜瘡九十五 ☆☆

夫小兒甜瘡久不瘉者，俗呼曰：香瘡是也。多於面部兩耳前。有一法：令母口中嚼白米成膏子，臨臥塗之，不過三五上則瘉矣。小兒並乳母，皆忌雞、豬、魚、兔、酒、醋動風發熱之物。如治甜指亦可。

☆☆ 白禿瘡九十六 ☆☆

夫小兒白禿瘡者，俗呼為雞糞禿者是也。可用甜瓜蔓龍頭，不以多少，河水浸之一宿，以砂鍋熬取極苦汁，濾去瓜蔓，以文武慢火熬成如稀餳狀，盛於瓷器中。可先剃頭，去盡瘡痂，死血出盡，著河水洗淨，卻用熬下瓜蔓膏子一水盞，加半夏末二錢、生薑自然汁一兩匙、狗膽一枚同調，不過三兩上，立可。大忌雞、豬、魚、兔動風發熱之物。

☆☆ 瘧疾不瘉九十七 ☆☆

夫瘧疾連歲不瘉者，可用咒果法治之。果者，謂桃、杏、棗、梨、栗是也。咒曰：

吾從東南來，路逢一池水，水里一條龍，九頭十八尾，問伊食甚的，只吃瘧病鬼。

上念一遍，吹在果子上，念七遍，吹七遍在上，令病人於五更雞犬不聞時，面東而立，食訖，於淨室中安困。忌食瓜果、葷肉、熱物。此法十治八九，無藥處可救人。

☆☆ 腰痛氣刺九十八 ☆☆

夫一切男子婦人，或因咳嗽一聲，或因悲哭啼泣，抬舁重物，以致腰痛氣刺不能轉側，及不能出氣者，可用不臥散嚏之，汗出痛止。如不食，可用通經散、導水丸瀉十餘行。瀉訖，服烏金丸、和血丹，痛減則止矣。

☆☆ 赤瘤丹腫九十九 ☆☆

夫小兒有赤瘤丹腫，先用牛黃通膈丸瀉之，後用陽起石掃敷，則丹毒自散。如未散，則可用針砭刺出血而癒矣。

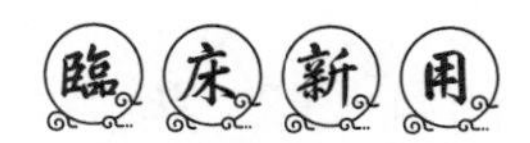

赤瘤丹腫是指現代醫學的小兒過敏性紫癜，此病中醫辨證治療效果很好。

1. 辨證分型治療小兒過敏性紫癜 36 例

（1）血熱型：

起病急驟，紫癜密集，色鮮，或伴關節痛，或腹痛，或血尿，或便血，舌質紅，苔薄黃或膩，脈浮數。本型 30 例，佔 83%。

治則：清熱解毒，涼血止血，活血化瘀。

取**清涼化瘀方：**濃縮水牛角粉（沖）3～5 克，金銀花 10～20 克，黃芩 10～20 克，赤芍 10 克，丹皮 10 克，生地 20 克，生槐花 30 克，仙鶴草 20 克，茜草 10 克，紫蘇 10 克，川牛膝 10 克，甘草 10 克。伴上感發熱者加大青葉、板藍根；關節腫痛者加荊防風、羌獨活；咽喉腫痛者加山豆根、掛金燈；腎炎血尿加小薊草、生側柏；胃腸型腹痛加烏梅、防風、地榆炭；苔膩濕阻加藿香、佩蘭、厚朴。

（2）**氣陰兩虛型**：

病程遷延，紫癜反覆發作，面色少華，神疲，反覆血尿或蛋白尿，舌質淡紅，脈細少力。本型6例，佔17%。

治則：益氣養陰，活血化瘀。

取**益氣養陰化瘀方**：黃耆20克，黨參20克，白朮20克，雲茯苓20克，赤芍10克，丹皮10克，當歸10克，丹參10克，仙鶴草20克，生槐花20克，生地20克，知母10克，黃柏6克，川牛膝10克。尿少者加澤瀉。（湯仁智·上海中醫藥雜誌，1994，12：26.）

2. 紫草祛斑湯治療小兒過敏性紫癜20例療效觀察

紫草祛斑湯組成：生地15克，紫草9克，連翹9克，丹皮9克，丹參9克，赤芍9克，白茅根15克，赤小豆30克。水煎服，每日1劑。反覆皮膚紫癜加蟬蛻6克；關節疼痛加防風10克；熱象明顯加水牛角30克，金銀花15克。總有效率為90%。（秦超群·中國鄉村醫藥雜誌，2005，8：46.）

☆☆ 瘡疱癮疹一百 ☆☆

夫小兒瘡疱癮疹，趺瘡丹熛等疾，如遇火運勝時，不可便用升麻湯解之。升麻湯者，是辛溫之劑，止可用辛溫[1]之劑解之。太平之時可用辛溫之劑發散，後便可用涼膈加當歸、白虎湯、化斑湯、玉露散煎服之。甚者，解毒湯、調胃承氣湯投之。古人云：瘡瘍者，首尾俱不可下。此言誤人久矣。豈不聞揚湯止沸，釜底抽薪。《內經》曰：五寅五申歲，多發此病。此病少陽相火之歲也。少陽客氣勝，丹熛、瘡疱、癮疹之疾生矣。又《內經》曰：諸痛癢瘡瘍，皆屬於心火。由是言之，皆明[2]心生，不可用辛溫之劑發散，以致熱勢轉增，漸成臟毒下血，咬牙搐搦，為大熱之證明矣。如白虎湯加人參、涼膈加桔梗、當歸，不論秋冬，但有瘡疱之證，便可使用。亦且瘡疱、癮疹、丹熛、趺瘡者，是天之一氣以傷人也。且如瘡疱、癮疹，以少為吉，以稠為凶。稀少者，不服藥而自癒；稠密者，以寒涼藥捨死而治之，十全其一二。敝[3]家親眷相知，信服此藥，獲效多矣。

[1] 溫：〔批〕「溫」疑當作「涼」。

[2] 明：中統本作「自」。

[3] 敝：原作「弊」，據四庫本改。

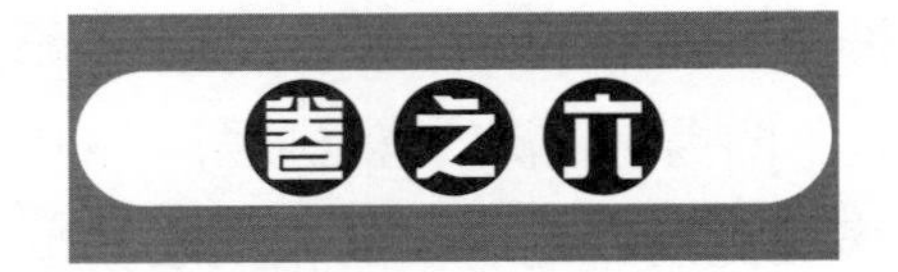

【風　形】

☆☆因驚風搐一☆☆

新寨馬叟，年五十九，因秋欠稅，官杖六十，得驚氣，成風搐已三年矣。病大發則手足顫掉，不能持物，食則令人代哺，口目張睒，唇舌嚼爛，抖擻之狀，如線引傀儡，每發市人皆聚觀。夜臥發熱，衣被盡去，遍身燥癢，中熱而反外寒。久欲自盡，手不能繩，傾產求醫，至破其家，而病益堅。叟之子，邑中舊小吏也，以父母病訊戴人，戴人曰：此病甚易治。若隆暑時，不過一湧、再湧，奪則癒矣。今已秋寒，可三之。如未，更刺腧穴必癒。

先以通聖散汗之，繼服湧劑，則痰一二升，至晚又下五七行，其疾小癒。待五日，再一湧，出痰三四升，如雞黃成塊狀，如湯熱。叟以手顫不能自探，妻以代探。咽嗌腫傷，昏憒如醉，約一二時許稍稍省。又下數行，立覺足[1]輕顫減，熱亦不作，足亦能步，手能巾櫛，自持匙箸。未至三湧，病去如濯。

病後但覺極寒，戴人曰：當以食補之，久則自退。蓋

[1] 足：原作，「是」，〔批〕「是字當作足字」，今據改。

大疾之去，衛氣未復，故宜以散風導氣之藥，切不可以熱劑溫之，恐反成他病也。

☆☆ 風搐反張二 ☆☆

呂君玉之妻，年三十餘，病風搐目眩，角弓反張，數日不食。諸醫皆作驚風、暗風、風癇治之。以天南星、雄黃、天麻、烏、附用之，殊無少效。

戴人曰：諸風掉眩，皆屬肝木。曲直動搖，風之用也。陽主動，陰主靜，由火盛制金，金衰不能平木，肝木茂而自病。先湧風痰二三升，次以寒劑下十餘行，又以針刺百會穴，出血二杯癒。

☆☆ 飧泄三 ☆☆

趙明之，米穀不消，腹作雷鳴，自五月至六月不癒。諸醫以為脾受大寒，故並與聖散子、荳蔻丸，雖止一二日，藥力盡而復作。諸醫不知藥之非，反責明之不忌口。

戴人至而笑曰：春傷於風，夏必飧泄。飧泄者，米穀不化，而直過下出也。又曰：米穀不化，熱氣在下，久風入中。中者，脾胃也。風屬甲乙，脾胃屬戊己，甲乙能克戊己，腸中有風，故鳴。《經》曰：歲木太過，風氣流行，脾土受邪，民病飧泄。診其兩手脈皆浮數，為病在表也，可汗之。直斷曰：風隨汗出。以火二盆，暗置床之下，不令病人見火，恐增其熱。紿以入室，使服湧劑，以麻黃投之，乃閉其戶，從外鎖之，汗出如洗。待一時許開戶，減火一半。須臾汗止，泄亦止。

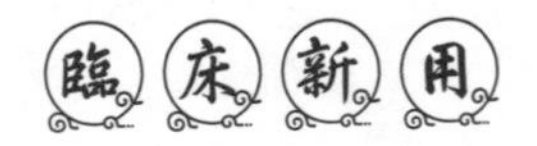

飧泄是指現代醫學的腹瀉，此病若在急性期未控制住，易纏綿難癒。中醫治療泄瀉效果較好。

1. 健脾溫腎湯治療慢性泄瀉 315 例臨床觀察

脾胃虛寒：腹部隱痛，大便溏瀉，日三次以上，腹痛即瀉，胃納差，完穀不化，稍進油膩生冷之後，大便次數增多，脘悶不適，喜暖喜按，神疲乏力，四肢欠溫，脈沉細，舌淡苔白或白膩。

脾腎陽虛：黎明腹痛即瀉或腹鳴即瀉，瀉後痛止，有時腹瀉與便秘交替，甚或裏急後重，神疲乏力，四肢欠溫，腰膝酸軟，喜溫怕冷，症狀隨情感變化而加重，脈沉細弱，舌質紅或淡苔薄白或白厚膩。健脾溫腎湯由黨參、茯苓、香附、五味子等藥組成。總有效率為 99.94%。（王儉・甘肅中醫學院學報，1994，12：14.）

2. 香連固腸湯合痛瀉要方加減治療腸道激惹綜合徵 30 例

30 例患者主要臨床表現是水樣腹瀉，伴或不伴有黏液，常伴有臍周不適或陣發性疼痛和腸鳴音亢進，瀉後稍舒。

藥用：黨參 15 克，炒白朮 12 克，炮乾薑 10 克，川黃連 6 克，廣木香 10 克，秦皮 9 克，烏梅 10 克，陳皮 9 克，赤白芍各 15 克，防風 10 克，炙甘草 9 克。畏寒、手足不溫者，加肉桂 6 克；失眠者，加棗仁 15 克，遠志 6 克；脅痛腹脹者，加玄胡 9 克，佛手 9 克；陰虛舌紅、夜間盜汗者，加知母10克，黃柏9克。每日1劑，加水煎至300毫升，分3次服。（羅國慶·江西中醫藥，1994，4：25.）

☆☆因風鼻塞四☆☆

常仲明，常於炎暑時，風快處披露肌膚以求爽，為風所賊，三日鼻窒，雖坐於暖處少通，終不大解。戴人使服通聖散，入生薑、蔥根、豆豉，同煎三兩服。大發汗，鼻立通矣。

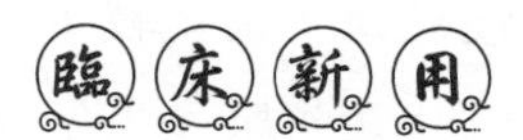

鼻塞可以理解為現代醫學的各種鼻炎，此病比較棘手，難以根治。用中醫治療效果明顯。

1. 中醫藥治療過敏性鼻炎56例臨床體會

其臨床主要表現為：陣發性鼻癢、噴嚏、流大量清涕、鼻塞。黃耆30克，白朮18克，黨參12克，茯苓12克，熟地黃18克，肉蓯蓉18克，淫羊藿15克，山茱萸肉15克，防風9克，地龍9克，蟬蛻6克，金櫻子10克，訶子10克，甘草9克。加減：脾虛濕困，鼻黏膜蒼白者加車前子、澤瀉各9克；鼻塞較甚而鼻枯膜蒼白者加細辛、花椒各3克；噴嚏多者加蛇蛻、全蠍各5克；清涕多而難止者加五味子、烏梅各9克；腎陽虛衰，溫煦失職表現畏寒肢冷，甚則頸項、肩背亦覺冷，可加附子、肉桂各3克；肺脾氣虛較著，表現氣短乏力，少氣懶言，納差便塘，面色黃白者，以人參易黨參。每日一劑。水煎2

次，每次30分鐘，取藥液600毫升，分2次服。（賈春芒·河北中醫，1996，4：17.）

2. 扶正敏湯治療過敏性鼻炎53例

本組53例，除有突然發作，陣發性鼻癢，連續噴嚏，大量清水樣鼻涕，鼻塞和嗅覺減退等症狀外，鼻鏡檢查，有過敏性鼻炎的體徵，如鼻黏膜蒼白、水腫，中、下鼻甲尤為明顯，或發現鼻黏膜呈紅色腫脹質軟堅韌。用扶正脫敏湯（黃耆30克，烏梅、辛夷、防風、白朮、黨參、訶子肉各10克，五味子5克，細辛3～5克）每日1劑，水煎2次服。加減法：鼻腔乾燥，火氣較重者加黃芩5～10克；大便乾燥者加蜂蜜30克和服。（宋波蘭等·湖南中醫藥導報，1991，8：59.）

3. 辛夷散加減治療鼻竇炎548例

藥物組成：辛夷15克，細辛6克，藁本12克，升麻10克，川芎15克，木通10克，防風10克，羌活15克，白芷15克，甘草6克。加減：上午頭痛者加黃耆30克；下午頭痛者加官桂15克；疼痛日久纏綿無休者加黨參30克，天麻10克；舌苔薄黃，小便短赤者加龍膽草10克，梔子15克，車前子30克（包煎）；鼻涕帶血加梔子炭15克，川皮15克；怕風惡寒鼻流黃涕，舌紅苔黃者加荊芥15克，柴胡10克，葛根25克。總有效率為92.3%。（李邦文等·菏澤醫專學報，1994，6：57.）

☆☆ 風痰五 ☆☆

常仲明之子，自四歲得風痰疾，至十五歲轉甚，每月發一兩次。發必頭痛，痛則擊數百拳，出黃綠涎一兩盞方已。比年發益頻，目見黑花，發作昏不知人，三四日方省。諸醫皆用南星、半夏化痰之藥，終無一效。偶遇戴人於水之南鄉，戴人以雙解散發汗，次以苦劑吐痰，病去八九，續以分劑平調，自春至秋，如此數次，方獲全瘥。

☆☆癩　六☆☆

朱葛解家病癩疾，求治於戴人。戴人辭之：待五六月間，可治之時也。今春初尚寒，未可服藥。我已具行裝到宛丘，待五六月製藥，朱[1]解家以為託辭。後戴人果以六月間到朱葛，乃具大蒜、浮萍等藥，使人召解家曰：藥已成矣，可來就治。解為他藥所惑，竟不至。戴人曰：向日我非託也，以春寒未可發汗，暑月易發汗。《內經》論治癩疾，自目眉毛再生，針同發汗也。但無藥者，用針一汗，可抵千針。故高俱[2]奉《採萍歌》曰：不居山兮不在岸，採我之時七月半；選甚癱風與瘓風，些少微風都不算；豆淋酒內下三丸，鐵幞頭上也出汗。噫，文士相輕，醫氏相疾。文士不過自損，醫氏至於害人。其解家之謂與。

陽夏張主簿，病癩十餘年，眉鬚皆落，皮膚皴澀如樹皮。戴人斷之曰：是有汗者可治之。當大發汗，其汗出當臭，其涎當腥。乃置燠室中，遍塞風隙，以三聖散吐之。汗出周身，如臥水中。其汗果黏臭不可聞，痰皆腥如魚

[1] 朱：中統本作「來」，連上讀。

[2] 俱：四庫本作「供」。

涎，兩足心微有汗。次以舟車丸、濬川散，大下五七行。如此數次乃瘳。

☆☆ 手足風裂七 ☆☆

陽夏胡家婦，手足風裂，其兩目昏漫。戴人曰：厥陰所至為璺。又曰：鳴紊啟坼，皆風之用。風屬木，木鬱者達之。達謂吐也。先令湧之，繼以調胃承氣湯加當歸瀉之，立效。

☆☆ 胃脘痛八 ☆☆

一將軍病心痛不可忍。戴人曰：此非心痛也，乃胃脘當心痛也。《內經》曰：歲木太過，風氣流行，民病胃脘當心而痛。乃與神祐丸一百餘粒，病不減。或問曰：此胃脘有寒，宜溫補。將軍素知戴人明了，復求藥於戴人。戴人復與神祐丸二百餘粒，作一服，大下六七行，立癒矣。

臨床新用

胃脘痛泛指現代醫學的胃痛，此病重在調理。令人對胃部疾患有很多研究，今僅舉胃康湯等湯方治療胃脘病及胃潰瘍，予以說明。

1. 胃康湯治療胃脘痛 164 例

所有病例均以胃復康湯為基礎方。

藥物組成：蘇梗 10 克，香附 10 克，陳皮 10 克，荔枝核 10 克，川楝子 12 克，生白芍 15 克，生甘草 10 克，生麥芽 15 克。水煎服，每日 1 劑，分早晚 2 次服。

加減：胃脘暴痛，四肢厥冷，舌淡白，脈沉緊者，加良薑10克；胃寒肢冷，面色皖白，舌淡苔白，脈沉弱者，加黨參30克，桂枝10克；便溏尿少，浮腫者，加茯苓15克，車前子15克，桑皮15克；嘈雜吞酸，嘔惡不思食，舌紅，苔黃白而膩，脈滑數者，加神麴10克，山楂10克，雞內金10克，萊菔子10克；胃脘部灼熱而痛，面紅目赤，口乾渴，舌紅苔黃，脈數者加生石膏30克，大黃10克，黃連5克；乏力氣短，四肢倦怠者，加麥冬10克，黨參30克，五味子10克；胃酸多，胃灼熱，燒心痛者，加烏賊骨20克，黃連5克，貝母20克；五心煩熱，咽乾，舌紅少苔，脈細數者，加沙參10克，麥冬10克，玉竹10克，生地黃10克；刺痛不移，日輕夜重，舌邊尖有紫黑斑塊或小點，脈沉澀者加丹參30克，蒲黃10克，五靈脂10克；有潰瘍者，加乳香10克，沒藥10克，三七粉4克（沖服）。有效率為95.1%。（崔宏偉等·河南中醫，2005，2：43.）

2. 辨證治療胃脘痛100例

（1）脾胃虛寒型：

吳茱萸湯加味，取吳茱萸6克，黨參15克，黃耆15克，陳皮6克，茯苓9克，大棗12克，生薑10克，白芍10克，甘草6克。泛酸者加鍛瓦楞子15克，麥芽10克。

（2）氣滯血瘀型：

用復元活血湯化裁，取柴胡15克，香附10克，當歸10克，炮山甲6克，桃仁10克，大黃15克，甘草6

克。痛甚加延胡索 10 克；黑便者加白及或三七各 15 克；嘔吐者加陳皮 9 克，製半夏 9 克。

（3）痰濕鬱阻型：

用黃連溫膽湯，取黃連 6 克，半夏 10 克，陳皮 10 克，茯苓 10 克，薑竹茹 10 克，枳殼 10 克，炙甘草 6 克。以上各型均每日一劑，水煎早晚分服。總有效率 90%。（黃永興·廣西中醫藥，1994，5：34.）

3. 加味柴胡百合湯治療胃及十二指腸球部潰瘍 80 例

柴胡百合湯基本藥組成：柴胡 6 克，百合 30 克，丹參、海螵蛸、白芍各 10 克，公英 15 克，陳皮 6 克，大棗五枚。陰虛胃痛，平素有飲酒飲食不節史，胃痛隱隱，發作有時。大便乾黑，口乾舌質紅，苔黃少津者加沙參、玉竹各 10 克，麥冬 15 克；情志不舒胃痛加重，胃脘脹滿，兩脅脹痛，噯氣吐酸者，柴胡、鬱金、梔子、川楝子各 10 克，黃芩 6 克；胃脘部疼痛呈灼熱樣疼痛，痛重拒按，嘈雜吞酸，口苦，舌紅，苔黃，脈數，大便乾者，加生地 20 克，梔子 10 克，丹皮 6 克；胃脘部疼痛呈持續刺痛，拒按，舌質有瘀斑者加玄胡 10 克，三七 6 克；以上各型大便隱血試驗陽性者加蒲黃 10 克，白及 12 克；HPUT 試驗陽性者加黃連 3 克。（陳雪梅·四川中醫，1994，5：22.）

☆☆ 搐搦九 ☆☆

黃如村一叟，兩手搐搦，狀如拽鋸，冬月不能覆被。適戴人之舞陽，道經黃如，不及用藥，針其兩手大指後中注[1]穴上。戴人曰：自肘以上皆無病，惟兩手搐搦，左氏所謂風淫末疾者，此也。或刺後谿，手太陽穴也。屈小指握紋盡處是穴也。

☆☆ 面腫風十 ☆☆

南鄉陳君俞，將赴秋試，頭項遍腫，連一目，狀若半壺，其脈洪大。戴人出視《內經》：面腫者風。此風乘陽明經也，陽明氣血俱多。風腫宜汗，乃與通聖散，入生薑、蔥根、豆豉，同煎一大盞，服之，微汗；次日以草莖鼻中，大出血，立消。

☆☆ 驚風十一 ☆☆

戴人常曰：小兒風熱驚搐，乃常病也。當[2]搦時，切戒把捉手足，握持太急，必半身不遂也。氣血遍[3]勝，必痺其一臂，漸成細瘦，至老難治。當其搐時，置一竹簟，鋪之涼地，使小兒寢其上，待其搐，風力行遍經絡，茂極自止，不至傷人。

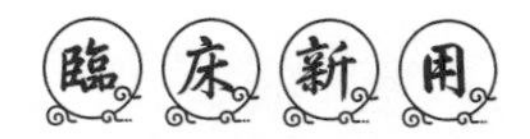

針刺推拿治療小兒驚風50例

急驚風：以開竅清熱定驚熄風為主。主穴：十宣、印堂、人中、曲池、太衝均用瀉法。配穴：昏厥不醒加勞

[1] 中注：此穴不在大指之後，疑誤。

[2] 當：原作「常」，據四庫本改。

[3] 遍：〔批〕「遍」疑當作「偏」。

宮、湧泉；抽搐不止加行間、陽陵泉、崑崙、後谿；高燒不退加大椎（點刺出血）、合谷。推脊柱：用食、中指自大椎推至長強 100 次。

慢驚風：以滋陰益腎柔肝熄風為主。主穴：中脘、關元、足三里、章門、印堂均用平補平瀉法。推拿用捏脊療法每次 3 ～ 5 遍。

慢脾風：以回陽救逆，培元固木為主。肝俞、脾俞、百會、神厥（灸）、足三里、均用補法。推拿法同上，慢驚風與慢脾風配穴同上。有效率 95.2%。（鄭兆儉・現代中西醫結合雜誌，2000，8：1504.）

☆☆ 風溫十二 ☆☆

陽夏賀義夫，病傷寒，當三日以裏，醫者下之而成結胸，求戴人治之。戴人曰：本風溫證也，不可下，又下之太早，故發黃結胸。此已有瘀血在胸中，欲再下之，恐已虛，唯一湧可癒，但出血勿驚。以茶調瓜蒂散吐之血數升，而衄且噎逆。乃以巾捲小針，而使枕其刃，不數日平復。

☆☆ 風水十三 ☆☆

張小一初病疥，爬搔，變而成腫，喘不能食，戴人斷為風水。水得風而暴腫，故遍身皆腫。先令浴之，乘腠理開發，就燠室中，用酸苦之劑，加全蠍一枚，吐之。節次用藥末至三錢許，出痰約數升，汗隨湧出，腫去八九分。隔一日，臨臥，向一更來，又下神祐丸七十餘粒，三次嚥之。至夜半，動一行，又續下水煮桃紅丸六十丸，以麝香湯下，又利三四行。後二三日，再以舟車丸、通經散及白朮散以調之，癒。

又[1]，曹典吏妻，產後憂恚抱氣，渾身腫，繞陰器皆腫，大小便如常，其脈浮而大，此風水腫也。先以齏水撩其痰，以火助之發汗；次以舟車丸、濬川散瀉數行。後四五日方用苦劑，湧訖，用舟車丸、通經散過十餘行。又六日，舟車、濬川復下之。末後用水煮桃紅丸四十餘丸，不一月如故。前後湧者二，瀉凡四，通約百餘行。當時議者，以為倒布袋法耳。病再來，則必死。世俗只見塵市[2]貨藥者，用銀粉、巴豆，塌[3]腫者暫去，復來必死，以為驚俗。豈知此法乃《內經》治鬱之玄[4]。兼此藥皆小毒，其[5]毒之藥，豈有反害者哉！但癒後忌慎房室等事。況風水不同徒水，無復來之理。

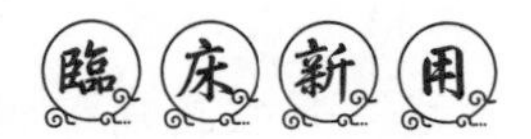

風水可以理解為現代醫學的急性腎炎，此病比較棘手，用中醫治療效果較好。

1. 宣肺利水解毒湯治療急性腎炎 36 例

臨床表現：發病誘因為扁桃體合併上感的 24 例，

[1] 又：原作「右」，據中統本改。

[2] 市：原作「中」，據中統本改。

[3] 塌：原作「㙮」，據中統本改。

[4] 玄：此下疑有缺文。

[5] 其：中統本作「無」。

膿瘡疹8例，無明顯誘因4例。36例均有顏面或下肢浮腫，以肉眼血尿8例，血壓增高20例，有尿頻、尿急、尿痛合併症者4例，有氣管炎或肺炎合併症者3例。

實驗室檢查：36例均有蛋白尿其中有管型尿者28例，尿液鏡檢有紅細胞者33例。

均服用宣肺利水解毒湯治療。藥物組成及用量如下：炙麻黃9克，杏仁10克，生石膏30克，炙甘草6克，白茅根30克，益母草15克，白花蛇舌草18克，蒲公英15克，金銀花10克。水煎服，日服一劑。劑量隨年齡及病情調整。加減：發熱咽痛、扁桃體腫大加柴胡、黃芩、射干；咳重加前胡、魚腥草；血壓偏高加夏枯草、石決明；肉眼血尿加大薊、小薊。36例中治癒35例，無效1例。（師晶麗・貴陽醫學院學報，1994，3：2861.）

2. 自擬急腎湯

組成：水麻黃、防風、石葦、黃柏、茯苓皮、半邊蓮、澤瀉、車前子、生甘草。隨症加減：咽喉腫痛加板藍根、銀花、連翹，咳嗽痰多加杏仁、桔梗、桑白皮，浮腫尿少加益母草、地膚子。

中醫辯證分型：急性腎炎浮腫先始於眼瞼部，繼則四肢、胸腹背部皆腫，皮膚鮮澤光亮，按之凹陷而易恢復，小便少或有畏寒發熱，肢體酸痛、咳嗽氣粗等表現。風寒型兼證見舌苔薄白而滑，脈浮緊。風熱型兼證見咽喉疼痛，喉蛾紅腫，舌苔薄黃，質偏紅，脈浮數。風毒型兼證見肌膚多有瘡毒，局部潰破痛癢。（許志仁等・河北中西醫結合雜誌，1998，7：1777.）

3. 四妙散治療腎小球腎炎 63 例臨床總結

風水相搏型：以本方加泡麻黄、土茯苓、桂枝尖。

水濕停滯型：以本方加炙黄耆、桂枝尖、土茯苓、茯苓皮。

風水氾濫型：以本方加益母草、土茯苓、建澤瀉、茯苓皮。

瘀血阻滯型：以本方加紫丹參、益母草、赤芍。

脾腎陽虛型：以本方加泡附片、桂枝尖、土茯苓。其它對症處理，如浮腫明顯者，加葶藶子、車前子；血壓偏高者，加茺蔚子、萊菔子；尿蛋白偏高者，加秋蟬衣、淮山藥、芡實、菟絲子；血尿者，加茜草根。（鄧淑雲等·臨床薈萃，1994，9：1002.）

☆☆ 小兒風水十四 ☆☆

郾之營兵秋家小兒，病風水，諸醫用銀粉、粉霜之藥，小溲反澀，飲食不進，頭腫如腹，四肢皆滿，狀若水晶。家人以為勉強，求治於戴人。

戴人曰：此證不與壯年同，壯年病水者，或因留飲及房室。此小兒才七歲，乃風水證也，宜出汗。乃置燠室，以屏帳遍遮之，不令見火。若內火見外火，必昏憒也。使大服胃風湯而浴之。浴訖，以佈單重覆之，凡三五重，其汗如水，腫乃減五分。隔一二日，乃依前法治之。汗出，腫減七分，乃二汗而全減。尚未能食，以檳榔丸調之，兒已喜笑如常日矣。

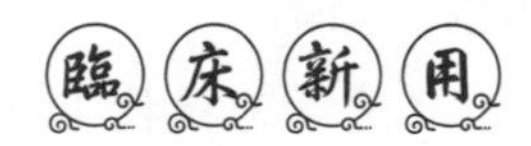

1. 辨證治療小兒急性腎炎312例

臨床表現：有前驅感染者198例，其中皮膚感染89例，上呼吸道感染84例，其他感染25例，浮腫290例，高血壓174例，血尿286例，其中肉眼血尿107例，蛋白尿296例。

（1）風水型：

眼瞼浮腫或波及全身，尿少黃赤，兼見發熱、咳嗽、咽赤腫痛等外感症狀，舌苔薄白或薄膩，脈浮數。治以宣肺利水，藥用：麻黃、杏仁、銀花、連翹、車前子（包煎）、白茅根。咳甚者加前胡、葶藶子。

（2）濕熱型：

尿赤短少，或尿呈洗肉水樣，眼瞼及下肢浮腫，或有皮膚癤腫，舌質紅、苔薄黃或黃膩，脈濡數或滑數。治以清利濕熱，藥用：大薊、小薊、車前子（包煎）、澤瀉、赤茯苓、鳳尾草、紫珠草、白茅根。血尿明顯者，加側柏炭、琥珀末（沖服）；高血壓明顯者，加夏枯草、菊花、鉤藤。

（3）脾虛型：

面淡無華，或晨起眼瞼浮腫，倦怠無力，食慾不振，舌質淡、脈沉緩無力。治宜健脾化濕，藥用：焦白朮、豬苓、茯苓、澤瀉、生黃耆、玉米鬚、陳皮。食慾不振者加雞內金；有血尿者加藕節炭、白茅根；舌淡多汗者加炒黨參。總有效率為99.4%。（桂金貴等·江蘇中醫，1999，5：24.）

2.「陳氏風水方」治療小兒急性腎炎 32 例

臨床表現：眼瞼浮腫，逐漸發展為頭面、上肢、下肢乃至全身盡腫，尿常規檢見蛋白、管型陽性。

陳氏風水方：麻黃 6 克，黃耆 10 克，銀花 6 克，茯苓皮、桑白皮各 5 克，甘草 3 克。1 日 1 劑，水煎分 3 次服（以上爲 8 歲兒童量）。加減：表邪重者，加桂枝，防風各 5 克；熱甚倍銀花，另加連翹 10 克；尿少倍麻黃，再加茅根 10 克；血尿加生地、茜草各 10 克；上呼吸道感染者，加用青黴素等。總有效率為 96.9%。（張茂年・安徽中醫臨床雜誌，2000，8：310.）

☆☆ 腎風十五 ☆☆

桑惠民病風，面黑色，畏風不敢出，爬搔不已，眉毛脫落，作癩醫三年。一日，戴人到棠溪，來求治於戴人。戴人曰：非癩也。乃出《素問・風論》曰：腎風之狀，多汗惡風，脊痛不能正立，其色炱，面瘟然浮腫[1]。今公之病，腎風也。宜先刺其面，大出血。其血當如墨色，三刺血變色矣。於是下針，自額上下針，直至顱頂皆出血，果如墨色。偏腫處皆針之，惟不針目銳眥外兩旁。蓋少陽經，此少血多氣也。隔日又針之，血色乃紫。二日外又刺，其血色變赤。初針時癢，再刺則額覺痛，三刺其痛不可任，蓋邪退而然也。待二十餘日，又輕刺一遍方已。每刺必以冰[2]水洗其面血，十日黑色退，一月面稍赤，三

[1] 面瘟然浮腫：此句《素問・風論》在「多汗惡風」句下。

[2] 冰：原作「水」，〔批〕「水字當作冰字」，據改。

月乃紅白。但不服除根下熱之藥，病再作。戴人在東方，無能治者。

☆☆ 勞風十六 ☆☆

戴人見一男子，目下腫如臥蠶狀。戴人曰：目之下，陰也，水亦陰也。腎以為水之主，其腫至於目下故也。此由房室交接之時，勞汗遇風，風入皮腠，得寒則閉，風不能出，與水俱行，故病如是。不禁房則死。

☆☆ 中風十七 ☆☆

高評事，中風稍緩，張令湧之，後服鐵彈丸。在普濟加減方中。或問張曰：君常笑人中風服鐵彈丸，今以用之，何也？張曰：此收後之藥也，今人用之於大勢方來之時，正猶蚍蜉撼大樹，不識次第故也。

【暑 形】

☆☆ 中暑十八 ☆☆

小鄭年十五，田中中暑，頭痛，困臥不起。戴人以雙解散汗之，又以米醋湯投之，未解。薄晚，又以三花神祐丸大下之，遂癒。

又，張叟年七十一，暑月田中，因飢困傷暑，食飲不進，時時嘔吐，口中常流痰水，腹脅作痛。醫者概用平胃散、理中丸、導氣丸。不效，又加針灸。皆云胃冷，乃問戴人，戴人曰：痰屬胃，胃熱不收，故流痰水。以公年高，不敢上湧，乃使一箸探之，不藥而吐之痰涎一升。次用黃連清心散、導飲丸、玉露散以調之。飲食加進，惟大便秘，以生薑、大棗煎調胃承氣湯一兩，奪之遂癒。

☆☆ 痞瘧十九 ☆☆

故息城一男子病瘧，求治於戴人。診兩手脈，皆沉伏而有力，內有積也，此是肥氣。病者曰：左脅下有肥氣，腸中作痛，積亦痛，形如覆杯，間發止，今已三年，祈禳避匿，無所不至，終不能療。戴人曰：此痞瘧也。以三花神祐丸五七十丸，以冷水送，過五六行。次以冷水止之，冷主收斂故也。

濕水既盡一二日，煎白虎湯，作頓啜之。瘧猶不癒，候五六日，吐之，以常山散去冷痰涎水六七次，若翻漿。次以柴胡湯和之，間用妙功丸磨之，瘧悉除。

【火 形】

☆☆ 馬刀二十 ☆☆

襄陵馬國卿，病左乳下二肋間期門穴中發癧，堅而不潰，痛不可忍。醫瘍者皆曰乳癧，或曰紅系漏，或曰覷心瘡。使服內托散百日，又服五香連翹湯數月，皆無驗。國卿傴僂而來，求治於戴人。遇諸市，戴人見之曰：此馬刀癧也，足少陽膽經之病。出《靈樞》十二經以示之，其狀如馬刀，故曰馬刀，堅而不潰。乃邀之於食肆中，使食水浸湯餅。國卿曰：稍覺緩。次日，先以滄鹽上湧，又以涼劑滌去熱勢，約數十行，腫已散矣。

又，朱葛黃家妾，左脅病馬刀癧，增寒發痛，已四五日矣。戴人適避暑於寺中，來乞藥。戴人曰：此足少陽膽經病也。少血多氣，堅而不潰，不可急攻，當以苦劑湧之，以五香連翹湯託之。既而痛止，然癧根未散。有一盜醫過，見之曰：我有妙藥，可潰而為膿，不如此，何時而癒？既紝毒藥，痛不可忍，外寒內熱，嘔吐不止，大便黑色，食飲不下，號呼悶亂，幾至於死。諸姑惶懼，夜投戴人。戴人曰：當尋元醫者，余不能治。其主母亦來告，至於再三。戴人曰：脅間皮薄肉淺，豈可輕用毒藥！復令洗出，以涼劑下之，痛立止，腫亦消也。

☆☆ 項瘡二十一 ☆☆

戴人在西華，寄於夏官人宅。忽項上病一瘡，狀如白頭瘡，腫根紅硬，以其微小，不慮也。忽遇一故人見邀，以羊羔酒飲，雞魚醢蒜皆在焉。戴人以其故舊不能辭，又忘其禁忌，是夜瘡疼痛不可忍，項腫及頭，口發狂言，因見鬼神。夏君甚懼，欲報其家。戴人笑曰：請無慮，來日當平。乃以酒調通經散六七錢，下舟車丸百餘粒。次以熱面羹投之，上湧下泄，一時齊作，合去半盆。明日日中，瘡腫已平，一二日腫消而癒。夏君見，大奇之。

☆☆ 代指痛二十二 ☆☆

麻先生妻病代指，痛不可忍。酒調通經散一錢，半夜先吐，吐畢而痛減。余因歎曰：向見陳五曾病此，醫以為小蟲傷，或以草上有毒物，手因觸之。遷延數月，膿盡方已。今日觀之，可以大笑。

☆☆ 瘰癧二十三 ☆☆

一婦人病瘰癧，延及胸臆，皆成大瘡，相連無好皮肉，求戴人療之。

戴人曰：火淫所勝，治以鹹寒。命以滄鹽吐之。一吐而著痂，次用涼膈散、解毒湯等劑，皮肉乃復如初。

☆☆ 咽喉腫塞二十四 ☆☆

一婦人病咽喉腫塞，漿粥不下，數日腫不退。藥既難下，針亦無功。

戴人以當歸、荊芥、甘草煎，使熱漱之，以冷水拔其兩手。不及五六日，痛減腫消，飲食如故。咽喉之病甚急，不可妄用針藥。

☆☆ 舌腫二十五 ☆☆

南鄰朱老翁，年六十餘歲，身熱，數日不已，舌根腫起，和舌尖亦腫，腫至滿口，比元舌大二倍。一外科以燔針刺其舌兩旁下廉泉穴，病勢轉兇，將至顛巇。

戴人曰：血實者宜決之。以針磨令鋒極尖，輕砭之。日砭八九次，血出約一二盞，如此者三次，漸而血少，痛減腫消。夫舌者，心之外候也。心主血，故血出則癒。又曰：諸痛癢瘡瘍，皆屬心火。燔針、艾火是何義也？

☆☆ 腰胯痛二十六 ☆☆

戴人女僮，冬間自途來，面赤如火，病腰胯大痛，裏急後重，痛則見鬼神。戴人曰：此少陽經也，在身側為相火。使服舟車丸、通經散，瀉至數盆，病猶未瘥，人皆怪之，以為有祟。戴人大怒曰：驢鬼也。復令調胃承氣湯二兩，加牽牛頭末一兩，同煎服之。大過數十行，約一二缶，方捨其杖策。但發渴，戴人恣其飲水、西瓜、梨、柿等。戴人曰：凡治火，莫如冰水，天地之至陰也。約飲水一二桶，猶覺微痛。戴人乃刺其陽陵穴，以伸其滯，足少陽膽經之穴也。自是方寧。

女僮自言，此病每一歲須瀉五七次，今年不曾瀉，故如是也。常仲明悟其言，以身有濕病，故一歲亦瀉十餘行，病始已。此可與智者言，難與愚者論也。

☆☆ 狂二十七 ☆☆

一叟年六十，值徭役煩擾，而暴發狂。口鼻覺如蟲行，兩手爬搔，數年不已。戴人診其兩手脈，皆洪大如繩，斷之曰：口為飛門，胃為賁門。曰口者，胃之上源也；鼻者，足陽明經起於鼻，旁納太陽，下循鼻柱，交人中，環唇，下交承漿，故其病如是。夫徭役煩擾，便屬火化。火乘陽明經，故發狂。故經言，陽明之病，登高而歌，棄衣而走，罵詈[1]不避親疏。又況肝主謀，膽主決，徭役迫遽，則財不能支，則肝屢謀而膽屢不能決。屈

[1] 詈：原作「言」，據醫統本改。

無所伸，怒無所泄，心火磐礴，遂乘陽明金。然胃本屬土，而肝屬木，膽屬相火，火隨木氣而入胃，故暴發狂。乃命置燠室中，湧而汗出，如此三次。

《內經》曰：木鬱則達之，火鬱則發之，良謂此也。又以調胃承氣湯半斤，用水五升，煎半沸，分作三服，大下二十行，血水與瘀血相雜而下數升，取之乃康。以通聖散調其後矣。

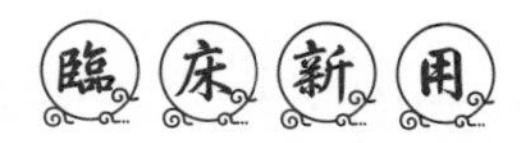

1. 祛痰安神解鬱活血法治療狂症 48 例

48 例患者均具有不同程度的失眠、語言和行為異常，興奮狂躁，定向力低下，口渴便乾，舌紅苔黃厚膩，脈實。除少數患者在迫不得已情況下暫予氯丙嗪等西藥鎮靜外，停用西藥。以中藥祛痰安神，解鬱活血治療。

基本處方：石菖蒲、膽南星各 10 克，茯神、丹參各 20 克，鬱金、鈎藤（後下）、酸棗仁各 15 克，黃連、琥珀各 6 克，辰砂 3 克，其中辰砂與琥珀研細混勻分早晚沖服，餘藥水煎服，每日 1 劑。

隨證加減：失眠重者，加夜交藤，合歡皮；口渴索飲重者，加玄參、麥冬；肝火盛以面青目赤易怒為主者加龍膽草、連翹；氣血痰阻以頭身痛劇或經血暗紅為主者，加香附、川芎。此外，囑家人加強監護，避免情志刺激，並輔以思想開導或心理治療。經治療，48 例患者中治癒 34 例（佔 70.83%），好轉 9 例（佔 18.75%），無效 5 例（佔 10.42%）。（張宗端・四川中醫，1999，2：19.）

2. 大黃片為主治療狂證 58 例

中醫診斷皆屬狂證，臨床表現夜不寐 41 例，妄言妄語 32 例，興奮躁動傷人毀物 19 例，喜怒無常 15 例，行為怪異或孤僻 24 例，大便秘結 25 例，舌苔黃膩、質暗紅 31 例，脈弦數 28 例。按中國中西醫結合學會精神疾病專業委員會制訂的精神分裂證分型標準，以氣滯血瘀型為多，計 28 例；其次為痰火內擾型 17 例；陰虛火旺型 8 例；其他型 5 例。

治療方法：初用大黃片（本院製劑，每片含生藥 2 克）5 片，每日 2 次，若副反應不明顯，3 天後加為 10 片，每日 2 次，同時合併小量氯丙嗪或氯氮平，用量不超過 250 克／日。（孫玲等．實用中西醫結合臨床，2002，10：29.）

☆☆ 痰厥二十八 ☆☆

一夫病痰厥，不知人，牙關緊急，諸藥不能下，候死而已。戴人見之，問侍病者：口中曾有涎否？曰：有。戴人先以防風、藜蘆煎湯，調瓜蒂末灌之，口中不能下，乃取長蛤甲磨去刃，以紙裹其尖，灌於右鼻竅中，嘓然下咽有聲，後灌其左竅亦然。戴人曰：可治矣。良久涎不出，遂以砒石一錢，又投之鼻中。忽偃然仰面，似覺有痛，斯須吐噦，吐膠涎數升，頗腥。砒石尋常勿用，以其病大，非如此莫能動。然無瓜蒂亦不可便用，宜消息之。

大凡中風涎塞，往往止斷為風，專求風藥，靈寶、至寶，誤人多矣。劉河間治風，捨風不論，先論二火。故今將此法實於火形中。

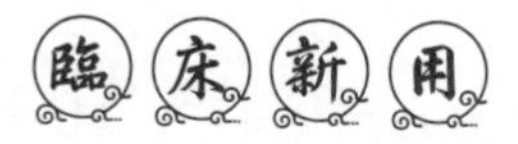

針刺治療癔病性昏厥30例分析

本組30例，年齡24～50歲，女性居多，共同特點為發病突然，不醒人事，昏迷時間不一，短者30分鐘，長者10～18小時。本病確診後，局部消毒，以軀體為中心由內向外，由近而遠取穴，以人中穴與四關穴或合谷穴（雙），太衝（雙）為主，配神門穴（雙），行間（雙）。人中穴須向上斜刺0.5至1寸；合谷穴透勞宮穴，太衝穴，神門穴宜直刺，分別為1～1.5寸，時間為每4～5分鐘行針1次，手法宜強刺激，留針15～20分鐘，2～4次為1療程。（吉聯國·甘肅中醫，2002，3：62.）

☆☆滑泄乾嘔二十九☆☆

麻先生妻，當七月間，病臟腑滑泄。以去濕降火之藥治之，少癒。後腹脹及乳痛，狀如吹乳。頭重壯熱，面如渥丹，寒熱往來，嗌乾嘔逆，胸脅痛，不能轉側，耳鳴，食不可下，又復瀉。余欲瀉其火，臟腑已滑數日矣；欲以溫劑止利，又禁上焦已熱，實不得其法。使人就諸葛寺禮請戴人。比及戴人至，因檢劉河間方，惟益元散正對此證，能降火解表，止渴，利小溲，定利安神。以青黛、薄荷末，調二升，置之枕右，使作數次服之。夜半遍身出冷汗如洗。元覺足冷如冰，至此足大暖，頭頓輕，肌涼痛減，嘔定痢止。及戴人至，余告之已解。戴人曰：益元固宜，此是少陽證也，能使人寒熱遍劇，他經縱有寒熱，亦不至甚，既熱而有痢，不欲再下，何不以黃連解毒湯服之？乃令診脈。戴人曰：娘子病來，心常欲痛哭為快否？婦曰：欲如此，余亦不知所謂。戴人曰：少陽相火，淩灼肺金，金受屈制，無所投告。肺主悲，但欲痛哭而為快也。麻先生曰：余家諸親無不敬服。脈初洪數有力，自服益元散後已平[1]，又聞戴人之言，使以當歸、芍藥，以解毒湯中味數服之，大瘥矣。

☆☆ 笑不止三十 ☆☆

戴人路經古亳，逢一婦，病喜笑不止，已半年矣。眾醫治者，皆無藥術矣。求治於戴人，戴人曰：此易治也。以滄鹽成塊者二兩餘，用火燒令通赤，放冷研細，以河水一大碗，同煎至三五沸，放溫，分三次啜之。以釵探於咽中，吐出熱痰五升。次服大劑黃連解毒湯是也。不數日而笑定矣。《內經》曰：神有餘者笑不休。此所謂神者，心火是也。火得風而成焰，故笑之象也。五行之中，惟火有笑矣。

☆☆ 膈食中滿三十一 ☆☆

遂平李官人妻，病咽中如物塞，食不下，中滿，他醫治之不效。戴人診其脈曰：此痰膈也。《內經》曰：三陽結為膈。王啟玄又曰格陽，雲陽盛之極，故食格拒而不入。先以通經散越其一半，後以舟車丸下之，凡三次，食

[1] 平：原作「半」，據四庫本改。

已下。又以瓜蒂散再越之，健啖如昔日矣。

☆☆ 目盲三十二 ☆☆

戴人女僮至西華，目忽暴盲不見物。戴人曰：此相火也。太陽陽明氣血俱盛。乃刺其鼻中、攢竹穴與頂前五穴，大出血，目立明。

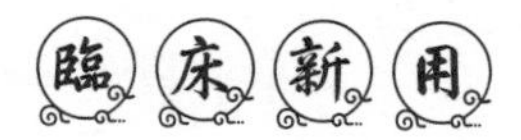

1. 血府逐瘀湯加減治療視網膜靜脈阻塞 42 例

均以血府逐瘀湯加減，藥用歸尾、葛根、炒山楂、赤芍、生地各 15 克，桃仁、紅花、柴胡各 10 克。加減：眼脹、胸悶、舌質瘀暗屬氣滯血瘀者，選加丹參、鬱金、莪朮、虎杖、陳皮；頭痛、頭昏、血壓高、脈弦勁屬肝陽上亢者，選加石決明、鈎藤、夏枯草、生龍牡；年老體虛，舌淡，脈細弱者屬氣虛血瘀者，選加黨參或條參、黃耆、丹參、鬱金；出血期前後用基本方去桃仁、紅花，選加茜草、白茅根、丹皮、三七粉。煎服法：水煎服，每日 1 劑。（李明桂・湖北中醫雜誌，1994，3：24.）

2. 活血化瘀治療糖尿病性眼底出血 52 例

症狀特徵多飲多食，少氣懶言，咽乾口燥，五心煩熱，自汗盜汗，小便頻多，大便乾，疲乏無力，身體消瘦。眼外觀端好，視物模糊不清，自覺眼前似有蚊蠅飛舞或眼前有影飄動，隨睛而動止，漸至視物昏蒙。舌紅少津、舌體胖大有齒痕、舌紫暗或舌下靜脈怒張，脈細數無力。

治療基本方（糖眼明）：黃耆、生地、元參、蒼朮、丹參、葛根、桃仁、當歸、水蛭、三七、菊花、青葙子。隨症加味，每日一劑，分二次煎服。

加減法：伴有滲出加昆布、海藻、貝母、夏枯草；水腫加茯苓、車前子、澤瀉、薏苡仁；視網膜前出血、玻璃體出血加虎杖、鬱金。（李振中等・北京中醫藥大學學報，1995，3：48.）

3. 辨證分期為主治療眼底出血 46 例

（1）出血期：

治宜清肝瀉火、涼血止血。方選龍膽瀉肝湯加減：龍膽草 10 克，梔子 10 克，黃芩 10 克，柴胡 10 克，生地黃 10 克，澤瀉 10 克，側柏葉 10 克，仙鶴草 10 克，茜草 10 克，白茅根 10 克，甘草 10 克，每日 1 劑，水煎服。

（2）瘀血期：

治宜行氣活血、化瘀通絡。方選血府逐瘀湯加減：當歸 12 克，生地黃 10 克，桃仁 10 克，紅花 10 克，赤芍藥 10 克，柴胡 10 克，川芎 10 克，丹參 10 克，甘草 10 克，每日 1 劑，水煎服。若病情頑固久治，視力提高不明顯，伴玻璃體混濁，有機化條索，在上方基礎上加海藻、昆布各 10 克，以軟堅散結，促進吸收。

（3）血虛期：

治宜補益氣血、養肝明目。方選四物湯加味：當歸 15 克，生地黃 12 克，白芍藥 10 克，川芎 10 克，茯苓 12 克，石解 9 克，阿膠 10 克，每日 1 劑，水煎服。

（4）恢復期：

治以滋補肝腎為主。方選六味地黃丸之類鞏固善後。

（齊翠英·河北中醫，2004，9：704.）

☆☆小兒悲哭不止三十三☆☆

夫小兒悲哭，彌日不休，兩手脈弦而緊。戴人曰：心火甚而乘肺，肺不受其屈，故哭。肺主悲，王太僕云：心爍則痛甚，故爍甚悲亦甚。今浴以溫湯，漬形以為汗也。肺主皮毛，汗出則肺熱散矣。浴止而啼亦止，仍命服涼膈散加當歸、桔梗，以竹葉、生薑、朴硝同煎服，瀉膈中之邪熱。

☆☆小兒手足搐搦三十四☆☆

李民[1]一小兒，病手足搐搦，以示戴人。戴人曰：心火勝也，勿持捉其手，當從搐搦。此由乳母保抱太極所致。乃令掃淨地，以水灑之，乾，令復灑之，令極濕。俯臥兒於地上，良久，渾身轉側，泥涴皆滿，仍以水洗之，少頃而瘥矣。

☆☆目赤三十五☆☆

李民範，目常赤。至戊子年火運，君火司天。其年病目者，往往暴盲，運火炎烈故也。民範是年目大發，遂遇戴人，以瓜蒂散湧之，赤立消。不數日，又大發。其病之來也，先以左目內眥，赤發牽睛，狀如鋪麻，左之右，次銳眥發，亦左之右，赤貫瞳子。再湧之又退。凡五次，交亦五次，皆湧。又刺其手中出血，及頭上鼻中皆出血，上

[1] 民：醫統本作「氏」。

下中外皆奪，方能戰退。然不敢觀書及見日。張云：當候秋涼再攻則癒。火方旺而在皮膚，雖攻其里無益也。秋涼則熱漸入裏，方可擒也。惟宜暗處閉目，以養其神水。暗與靜屬水，明與動屬火，所以不宜見日也。蓋民範因初癒後，曾冒暑出門，故痛連發不癒。如此湧泄之後，不可常攻，使服黍粘子以退翳。方在別集中矣。

【熱　形】

☆☆沙石淋三十六☆☆

酒監房善良之子，年十三，病沙石淋，已九年矣。初因瘡疹餘毒不出，作便血。或告之，令服太白散。稍止，後又因積熱未退，變成淋閉。每發則見鬼神，號則驚鄰。適戴人客鄧牆寺，以此病請。戴人曰：諸醫作腎與小腸病者，非也。《靈樞》言足厥陰肝之經，病遺尿閉癃。閉謂小溲不行，癃為淋瀝也。此乙木之病，非小腸與腎也。木為所抑，火來乘之，故熱在脬中。下焦為之約，結成沙石，如湯瓶煎煉日久，熬成湯鹼。今夫羊豕之脬，吹氣令滿，常不能透，豈真有沙石而能漏者邪？以此知前人所說，服五石丸散而致者，恐未盡然。《內經》曰：木鬱則達之。先以瓜蒂散越之，次以八正散加湯鹼等份，頓啜之，其沙石自化而下。

又，屈村張氏小兒，年十四歲，病約一年半矣。得之麥秋，發則小腸大痛，至握其峻跳躍旋轉，號呼不已，小溲數日不能下，下則成沙石。大便秘澀，肛門脫出一二寸，諸醫莫能治。聞戴人在朱葛寺避暑，乃負其子而哀請戴人。戴人曰：今日治，今日效，時日在辰巳間矣。以調胃承氣，僅一兩，加牽牛頭末三錢，汲河水煎之，令作三五度嚥之。又服苦末丸，如芥子許六十粒。日加晡，上湧下泄，一時齊出，有膿有血。湧瀉既覺定，令飲新汲水一大盞，小便已利一二次矣。是夜凡飲新水二三十遍，病去九分，止哭一次。明日困臥如醉，自晨至暮，猛然起走索食，與母歌笑自得，頓釋所苦。繼與太白散、八正散等調一日，大瘥。恐暑天失所養，留五日而歸。戴人曰：此下焦約也。不吐不下，則下焦何以開？不令飲水，則小溲何以利？大抵源清則流清者是也。

又，柏亭劉十三之子，年六歲，病沙石淋。戴人以苦劑三湧之，以益腎散三下之，立癒。

☆☆ 膏淋三十七 ☆☆

鹿邑一閥閱家，有子二十三歲，病膏淋三年矣。鄉中醫不能治，往京師遍訪，多作虛損，補以溫燥，灼以針艾，無少減。聞戴人僑居東，見戴人，曰：惑蠱之疾也，亦曰白淫。實由少腹冤熱，非虛也。可以湧以泄。其人以時暑，憚其法峻，不決者三日。

浮屠一僧曰：予以有暑病，近覺頭痛。戴人曰亦可湧，願與君同之，毋畏也。於是湧痰三升，色如黑礬汁，內有死血並黃綠水，又瀉積穢數行，尋覺病去。方其來時，面無人色，及治畢，次日面如醉。戴人慮其暑月路遠，又處數方，使歸以自備云。

☆☆ 二陽病三十八 ☆☆

常仲明病寒熱往來，時咳一二聲，面黃無力，懶思飲食，夜多寢汗，日漸變[1]削，諸醫作虛損治之，用二十四味燒肝散、鹿茸、牛膝，補養二年，口中痰出，下部轉虛。戴人斷之曰：上實也。先以湧劑吐痰二三升，次以柴胡飲子降火益水，不月餘復舊。此症名何？乃《內經》中曰：二陽病也。二陽之病發心脾，不得隱曲。心受之，則血不流，故女子不月；脾受之，則味不化，故男子少精。此二證名異而實同。仲明之病，味不化也。

☆☆ 小兒面上赤腫三十九 ☆☆

黃氏小兒，面赤腫，兩目不開。戴人以針刺輕砭之。除兩目尖外，亂刺數十針，出血三次及[2]癒。此法人多不肯從，必欲治病，不可謹護。

☆☆ 頭熱痛四十 ☆☆

丹霞僧病頭痛，常居暗室，不敢見明。其頭熱痛，以布環其頭上，置冰於其中，日易數次，熱不能已。諸醫莫識其證，求見戴人。戴人曰：此三陽蓄熱故也。乃置炭火於暖室中，出汗湧吐，三法並行，七日方癒。僧顧從者曰：此神仙手也。

☆☆ 勞嗽四十一 ☆☆

馳口鎮一男子，年二十餘歲，病勞嗽數年，其聲欲出不出。戴人問曰[3]：曾服藥否？其人曰：家貧未嘗服藥。戴人曰：年壯不妄服藥者易治。先以苦劑湧之，次以舟車、濬川大下之，更服重劑，果瘥。

一田夫，病勞嗽，一湧一泄，已減大半。次服人參補肺湯，臨臥更服檳榔丸以進食。

又，東門高三郎，病嗽一年半，耳鳴三月矣。嗽膿血，面多黑點，身表俱熱，喉中不能發聲。

戴人曰：嗽之源，心火之勝也。秋傷於濕，冬生咳嗽。冬水既旺，水濕相接，隔絕於心火，火不下降，反而炎上，肺金被爍，發而為嗽。金鍛既久，聲反不發。醫者補肺腎，皆非也。戴人令先備西瓜、冰雪等物，其次用湧泄之法，又服去濕之藥，病日已矣。

☆☆ 勞嗽咯血四十二 ☆☆

劉氏一男子，年二十餘歲，病勞嗽咯血，吐唾黏臭不可聞。秋冬少緩，春夏則甚，寒熱往來，日晡發作，狀如瘖瘧，寢汗如水。累服麻黃根、敗蒲扇止汗，汗自若也。又服寧神散、寧肺散止嗽，嗽自若也。

戴人先以獨聖散湧其痰，狀如雞黃，汗隨湧出，昏憒三日不省。時時飲以涼水，精神稍開，飲食加進，又與人參半夏丸、桂苓甘露散服之，不經數日乃瘉。

---

[1] 變：醫統本作「瘦」。

[2] 及：〔批〕「及」疑當作「乃」。

[3] 問曰：原作「曰問」，據醫統本乙正。

☆☆吐血四十三☆☆

岳八郎，常日嗜酒，偶大飲醉吐血，近一年，身黃如橘，昏憒發作，數日不省，漿粥不下，強直如厥，兩手脈皆沉細。戴人視之曰：脈沉細者，病在裏也，中有積聚。用舟車丸百餘粒，濬川散五六錢，大下十餘行，狀如葵菜汁，中燥糞，氣穢異常。忽開兩目，伸挽問左右曰：我緣何至此？左右曰：你吐血後數日不省，得戴人治之乃醒。自是五六日必以瀉，凡四五次，其血方止，但時咳一二聲，潮熱未退，以涼膈散加桔梗、當歸各稱二兩，水一大盂，加老竹葉，入蜜少許，同煎去滓，時時呷之。間與人參白虎湯，不一月復故。

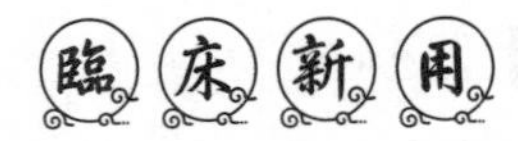

1.「三七九味方」治療熱證吐血

臨床主要特徵是吐血，血鮮紅或暗紫或血中夾雜食物殘渣。

（1）三七 10 克，大黃 6 克，白及 10 克。共研細末，分兩次口服，用（2）方煎湯送服。

（2）黃連 16 克，海鏢峭 26 克，生地黃 26 克，代儲石末 26 克，竹茹 16 克，甘草 10 克。煎兩次，早晚送服三七、大黃、白及末。（邊軍偉等．湖南中醫藥導報，1995，46.）

2. 赭石黃芍湯治療上消化道出血 68 例總結

均用自擬赭石黃芍湯加減治療。

基本方：赭石30克，大黃炭10克，白芍30克，桃仁、丹皮、蒲黃炭、五靈脂、白及粉各10克，炙甘草5克。

臨證加減：發生厥脫，四肢冷者減桃仁、五靈脂、蒲黃，加人參、附片、炮薑；口渴甚舌上起芒刺者加生地；嘔吐甚者加童便；痞脹甚者加瓜蔞、法夏、黃連。所有病例均採用本方湯劑治療，煎後冷服。總有效率為88.2%。（段慶中・湖南中醫雜誌，1997，5：10.）

3. 辨證治療上消化道急性出血107例

本組引起出血的原發病有：十二指腸潰瘍73例，胃潰瘍21例，肝硬變食道靜脈曲張2例，慢性胃炎9例，胃癌2例。

西藥配合治療：病者出現較緊急情況，如休克，大量出血或出血速度過快者，還適當加用西藥，常選用藥物如安絡血、止血敏、抗血纖溶芳酸、維生素K，並靜脈補液擴充血容量。個別病例還選用垂體後葉素，口服去甲腎上腺素等。對血紅蛋白低於7克以下，或有休克徵象者則配合少量輸血。

中醫辨證論治：

（1）胃熱型：主證見脘腹脹悶，或有灼熱感，嘔血鮮紅或紫暗，或夾食物殘渣，煩燥不安，口乾苦，大便黑色，尿短赤，舌質偏紅、苔黃、脈弦數或洪數。治則：清胃瀉火、涼血止血。常用方：瀉心湯或犀角地黃湯加減。常用藥：大黃、黃連、黃芩、枸杞子、水牛角、知母、茜根、丹皮、赤芍等。

（2）**脾虛型**：主證見面色蒼白無華、氣短、神疲懶言，頭暈、心悸、吐血暗淡、黑便稀溏、納差、腹脹、口淡或口泛清涎、或有形寒肢冷、舌質淡嫩，或舌胖有齒印、脈細無力。治則：益氣健脾，溫中止血。常用方：偏脾氣虛者選用四君湯或歸脾湯加減；偏脾陽虛者選用黃土湯加減。常用藥：黨參、黃耆、白朮、炙草、茯苓、灶心土、炮薑、艾葉。

（3）**陰虛型**：主證見面色潮紅、頭暈、心悸、心煩、夜寐不寧，夢多、手足心熱、嘔血量多鮮紅、口乾欲飲、大便黑或乾黑、舌紅少苔，脈細數。治則：滋陰清熱、涼血止血。常用方：玉女煎或茜根散加減。常用藥：生地黃、麥冬、玉竹、石解、沙參、龜板、女貞子、旱蓮草、玄參、知母、黃柏、白芍、丹皮、阿膠。

（4）**氣衰血脫型**：主證見面色青白、嘔血或便血量多不止，神志恍惚、氣短心慌、汗出肢冷、舌淡、脈乳大或微細欲絕。治則：益氣固脫、止血。常用方：獨參湯或參附湯加減。常用藥：吉林參、邊條參、參鬚、黃耆、黨參、熟附子。有效率佔96%。（蔡蘇勤·南京中醫藥大學學報，1995，3：49.）

☆☆ 嘔血四十四 ☆☆

棠溪李民範，初病嗽血，戴人以調胃湯一兩加當歸，使服之，不動。再以舟車丸五六十粒，過三四行，又嘔血一碗。若庸工則必疑。不再宿，又與舟車丸百餘粒，通經散三四錢，大下之，過十餘行，已瘉過半。仍以黃連解毒湯加當歸，煎服之，次以草莖鼻中，出血半升。臨晚，又用益腎散，利數行乃癒。

☆☆ 因藥燥熱四十五 ☆☆

高爍巡檢之子八歲，病熱。醫者皆為傷冷，治之以熱藥攻矣。欲飲水[1]水，禁而不與。內水涸竭，煩躁轉生，前後皆閉，口鼻俱乾，寒熱往來，嗽咳時作，遍身無汗。又欲灸之，適遇戴人。戴人責其母曰：重裀厚被，暖炕紅爐，兒已不勝其熱矣，尚可灸乎！其母謝以不明。

戴人令先服人參柴胡飲子，連進數服，下爛魚腸之類，臭氣異常。渴欲飲水，聽其所欲，冰雪涼水連進數盃，節次又下三四十行，大熱方去。又與牛黃通膈丸，復下十餘行，兒方大痊。前後約五十餘行，略無所困。冰雪水飲至一斛。向灸之，當何如哉？

☆☆ 肺癰四十六 ☆☆

武陽仇天祥之子，病發寒熱，諸醫作骨蒸勞治之，半年病愈甚。以禮來聘戴人，戴人往視之。診其兩手脈，尺寸皆潮於關，關脈獨大。戴人曰：癰象也。問其乳媼：曾有痛處否？乳媼曰：無。戴人令兒去衣，舉其兩手，觀其兩脅下，右脅稍高。戴人以手側按之，兒移身乃避之，按其左脅則不避。戴人曰：此肺部有癰也，非肺癰也，若肺癰已吐膿矣。此不可動，止可以藥託其裏，以待自破。家人皆疑之，不以為然。服藥三日，右脅有三點赤色，戴人

[1] 水：〔批〕「水」疑當作「冰」字。

連辭云：此兒之病，若早治者，談笑可已，今已失之遲。然破之後，方驗其生死矣。若膿破黃赤白者生也，膿青黑者死也。遂辭而去，私告天祥之友李簡之曰：數月之後，即此兒必有一症也。其症乃死矣，肺死於巳。

至期而頭眩不舉，不數日而死也。其父曰：群醫治之斷為骨蒸證，戴人獨言其肺有癰也，心終疑之。及其死，家人輩以火焚其棺，既燃，天祥以杖破其脅下，果出青黑膿一碗。天祥仰天哭曰：諸醫誤殺吾兒矣。

臨床新用

1. 肺癰湯治療肺癰 41 例療效觀察

41 例均有不同程度的畏寒、發熱、咳嗽、胸痛、咯膿痰或膿血痰，病灶部位有乾濕囉音或管狀呼吸音。41 例患者用肺癰湯，方劑組成：魚腥草 30 克，刺黃柏 30 克，蘆竹根 20 克，白茅根 30 克，枇杷葉 20 克，麥冬 15 克，桃仁 10 克，甘草 6 克。隨證加減：高熱加銀花 15 克，連翹 10 克，胸痛加鬱金 10 克，枳殼 10 克；口乾加石膏 30 克，知母 10 克；氣虛加黃耆 30 克，黨參 30 克等。水煎服，每天一劑，早晚分服。有效率 100%。（李金亮等・武警醫學，1996，5：170.）

2. 中西醫結合治療肺膿腫 16 例療效觀察

西藥治療均依據痰培養加藥敏試驗選用抗生素靜點。此外在病人急性期較重者，高燒不退，不能進食，電解質紊亂，可大量補液及用免疫抑制劑治療等。

中藥治療首先按肺膿腫的不同階段，辨別虛實，審期病程，分期辨證論治。成病期 13 例，治則清熱解毒，化瘀散結、生津。

方藥：金銀花 50 克，葦莖 50 克，冬瓜仁 50 克，薏苡仁 20 克，桃仁 15 克，連翹 50 克，魚腥草 50 克，梔子 15 克，石膏 50 克，知母 20 克，瓜蔞 50 克；潰膿期 4 例，治則清熱解毒化痕排膿而生津。

方藥：葦莖 50 克，銀花 50 克，連翹 50 克，魚腥草 50 克，紅藤 50 克，桔梗 20 克，沙參 20 克，黃耆 30 克，黨參 30 克，甘草 12 克。以上各方，每日 1 劑水煎，每次 80 ～ 100 毫升，每日 2 次，均在飯前服下。如果病情較重者可 8 小時 1 次，每次 50 毫升；如邪退，正氣日漸恢復轉為恢復期，熱以消退，痰量減少，呈白黏液性逐漸好轉的情況下治則可宜氣養陰，化痰健脾，在原方的基礎上加減繼續調治以鞏固療效，使病人早日康復。（李玉敏等・黑龍江醫學，1999，10：44.）

3. 排膿解毒法治療肺癰 31 例

臨床表現：大多數起病急劇，出現畏寒、高熱、咳嗽、胸痛、咳吐腥臭膿痰、體溫在 39℃～ 40℃，病變部位叩診呈濁音，呼吸音減弱，可聞及濕囉音。舌質紅、苔黃膩、脈滑數。

藥物組成：桔梗 50 克，薏苡仁 20 克，川貝母 20 克，橘紅 20 克，銀花 20 克，甘草 20 克，白及 10 克，魚腥草 30 克，敗醬草 30 克，黃芩 15 克。以上藥物水煎至 150m1，每日 2 次口服。次用桔梗白散峻驅其膿，每服 0.6 克，膿毒消除後再予補虛養肺。（楚華等・實用中醫內科雜誌，2003，3：224.）

☆☆ 痿四十七 ☆☆

宛丘營軍校三人，皆病痿，積年不瘥。腰已下腫痛不舉，遍身瘡赤，兩目昏暗，唇乾舌燥，求療於戴人。戴人欲投瀉劑，二人不從，為他醫溫補之藥所惑，皆死。其同病有宋子玉者，俄省曰：彼已熱死，我其改之？敬邀戴人。戴人曰：公之疾，服熱藥久矣。先去其藥邪，然後及病邪，可下三百行。子玉曰：敬從教。先以舟車丸、濬川散大下一盆許，明日減三分。兩足舊不仁，是日覺痛癢。累至三百行始安。戴人曰：諸痿獨取陽明。陽明者，胃與大腸也。此言不止謂針也，針與藥同也。

☆☆ 口瘡四十八 ☆☆

一男子，病口瘡數年，上至口，中至咽嗌，下至胃脘，皆痛，不敢食熱物。一湧一泄一汗，十去其九。次服黃連解毒湯，不十餘日皆釋。

☆☆ 虛勞四十九 ☆☆

西華東茂之病虛勞，寢汗，面有青黃色，自膝以下冷痛無汗，腹中燥熱。醫以薑附補之，五晦朔不令飲水，又禁梳頭，作寒治之。請於戴人，戴人曰：子之病，不難癒，難於將護，恐癒後陰道轉茂，子必不慎。東生曰：不敢。戴人先以舟車丸、濬川散下五七行。心火下降，覺渴，與冰水飲之，又令澡浴，數日間面紅而澤。後以河水煮粥，溫養脾胃。河水能利小溲。又以活血當歸丸、人參柴胡散、五苓散、木香白朮散調之，病大瘥，寢汗皆止，兩足日暖，食進。戴人常曰：此本肺痺，當以涼劑。蓋水之一物，在目為淚[1]，在皮為汗，在下為小溲，穀多水[2]少為常，無水可乎？若禁飲水必內竭，內竭則燥熱生焉。人若不渴，與水亦不肯飲之矣。東生既癒，果忘其戒，病復作。戴人已去，乃殂。

☆☆ 心痛五十 ☆☆

酒官楊仲臣，病心氣痛。此人常好飲酒，初飲三二杯必奔走，跛懶兩足，三五十次，其酒稍散，方能復席。飲至前量，一醉必五七次，至明嘔青黃水，數日後變魚腥臭，六七日始安。戴人曰：宜湧。乃吐蟲一條，赤黃色，長六七寸，口目鼻皆全，兩目膜瞞，狀如蛇類，以鹽淹乾示人。

☆☆ 傷寒極熱五十一 ☆☆

戴人之僕，常與鄰人同病傷寒，俱至六七日，下之不通，鄰人已死。僕發熱極，投於井中。撈出，以汲水貯之檻，使坐其中。適戴人遊他方，家人偶記戴人治法，曰：傷寒三下不通，不可再攻，便當湧之。試服瓜蒂散，良久，吐膠涎三碗許，與宿食相雜在地，狀如一帚，頓快。乃知世醫殺人多矣。戴人之女僮，亦嘗吐。一吏傷寒[3]。

[1] 淚：原作「涼」據醫統本改。

[2] 水：原脫，據四庫本補。

[3] 一吏傷寒：四字於此義不協，疑衍。

吐訖，使服太白散、甘露散以調之。

☆☆ 失笑五十二 ☆☆

戴人之次子，自出妻之後，日瘦，語如甕中。此病在中也。常拈第三指失笑。此心火也。約半載，日飲冰雪，更服涼劑。

戴人曰：惡雪則癒矣。其母懼其大寒。戴人罵曰：汝親也，吾用藥如鼓之應桴，尚惡涼藥，宜乎世俗之謗我也。至七月，厭冰不飲，病日解矣。

☆☆ 赤目五十三 ☆☆

安喜趙君五，目暴赤腫，點洗不退。偶思戴人語曰：凡病在上者皆宜吐。乃以茶調散湧之。一湧赤腫消散。君玉歎曰：法之妙，其迅如此。乃知法不遠，人自遠法也。

☆☆ 目瞏五十四 ☆☆

青州王之子，年十餘歲，目赤多淚，眾工無效。戴人見之曰：此兒病目瞏，當得之母腹中被驚。其父曰：妊娠時在臨清被圍。戴人令服瓜蒂散加鬱金，上湧而下泄，各去涎沫數升。人皆笑之，其母亦曰：兒腹中無病，何吐瀉如此？至明日，其目耀然爽明。

李仲安見而驚曰：奇哉此法救人[1]。其日又與頭上出血，及眉上、鼻中皆出血。吐時，次用通經散二錢，舟車丸七十粒，自吐卻少半，又以通經散一錢投之。明日又以舟車丸三十粒投之，下十八行，病更不作矣。

☆☆ 疱後嘔吐五十五 ☆☆

河門劉光濟之子，才二歲，病疱後嘔吐，發昏。用丁香、荳蔻之類不效。適麻先生寄其家，乃謂光濟曰：余有小方無毒，人皆知之，公肯從乎？光濟曰：先生之言，必中於理，何敢不從。麻先生曰：劉河間常言，涼膈散可治瘡疱，張戴人用之如神，況《內經》言少陽所至為嘔湧。少陽者，相火也，非寒也。光濟欣而從之。此日利二行。適王德秀自外入，聞其利之也，乃曰：瘡疱首尾不可下。麻自悔其多言，業也已然，姑待之。比[2]至食時，下黃涎一合，日午問之，兒已索遊於街矣。

☆☆ 熱厥頭痛五十六 ☆☆

彭吳張叟，年六十餘歲，病熱厥頭痛，以其用湧藥，時已一月間矣。加之以火，其人先利臟腑，年高身困，出門見日而僕不知人。家人驚惶，欲揉撲之，問[3]戴人。戴人曰：大不可擾，續與西瓜、涼水、蜜雪，少頃而蘇。蓋病人年老湧泄，目脈易亂，身體內有炎火，外有太陽，是以跌耳[4]。若是擾之，便不救矣。惟安定神思，以涼水投之，待之以靜，靜便屬水，自然無事。若他醫必惑，足以知戴人之諳練。

---

[1] 救人：四庫本作「戴人」，從下讀。

[2] 比：原作「此」，據四庫本改。

[3] 問：原脫，據四庫本補。

[4] 跌耳：原作「跌自」，據四庫本改。

☆☆ 產前喘五十七 ☆☆

武安胡產祥之妻，臨難月病喘。以涼膈散二兩，四物湯二兩，朴硝一兩，分作二服，煎令冷服之。一服病減大半，次又服之，病痊效矣。產之後第六日，血迷，又用涼膈散二兩，四物湯三兩，朴硝一兩，都作一服，大下紫黑水，其人至今肥健。戴人常曰：孕婦有病，當十月九月內，朴硝無礙，八月者當忌之，七月卻無妨，謂陽月也，十月者已成形矣。

☆☆ 血崩五十八 ☆☆

孟官人母，年五十餘歲，血崩一載，僉用澤蘭丸、黑神散、保安丸、白薇散補之，不效。戴人見之曰：天癸已盡，本不當下血。蓋血得熱而流散，非寒也。夫女子血崩，多因大悲哭。悲甚則肺葉布，心系為之恐，血不禁而下崩。《內經》曰：陰虛陽搏之為崩。陰脈不足，陽脈有餘，數則內崩，血乃下流。舉世以虛損治之，莫有知其非者，可服大劑。大劑者，蘇黃解毒湯是也。次以揀香附子二兩炒，白芍二兩焙，當歸一兩焙，三味同為細末，水調下，又服檳榔丸，不拘日而安。

☆☆ 婦人二陽病五十九 ☆☆

一婦月事不行，寒熱往來，口乾、頰赤、喜飲，旦暮聞咳一二聲。諸醫皆云經血不行，宜虻蟲、水蛭、乾漆、硇砂、元青[1]、紅娘子、沒藥、血竭之類。惟戴人不然，曰：古方中雖有此法，奈病人服之，必臍腹發痛，飲食不進。乃命止藥，飲食稍進。《內經》曰：二陽之病發心脾，心受之則血不流，故女子不月。既心受積熱，宜抑火升水，流濕潤燥，開胃進食。乃湧出痰一二升，下泄水五六行，濕水上下皆去，血氣自行沸流，月事不為水濕所隔[2]，自依期而至矣。亦不用虻蟲、水蛭之類有毒之物，如用之，則月經縱來，小溲反閉，他證生矣。凡精血不足，當補之以食，大忌有毒之藥，偏勝而成天閼。

☆☆ 月閉寒熱六十 ☆☆

一婦年三十四歲，經水不行，寒熱往來，面色痿黃，唇焦頰赤，時咳三兩聲，向者所服之藥，黑神散、烏金丸、四物湯、燒肝散、鱉甲散、建中湯、寧肺散，針艾百千，病轉劇。家人意倦，不欲求治。戴人憫之，先湧痰五六升。午前湧畢，午後食進，餘證悉除。後三日復輕湧之，又去痰一二升，食益進[3]。不數日，又下通經散，瀉訖一二升。後數日，去死皮數重，小者如麩片，大者如葦膜。不一月，經水行，神氣大康矣。

☆☆ 惡寒實熱六十一 ☆☆

一婦身冷脈微，食沸熱粥飲，六月重衣，以狐帽蒙其首，猶覺寒，泄注不止。常服薑、附、硫黃燥熱之劑，僅

---

[1] 元青：〔批〕疑當作「芫菁」。

[2] 隔：原作「膈」，據醫統本改。

[3] 益進：原作「進益」，據醫統本乙正。

得平和。稍用寒涼，其病轉增，三年不癒。戴人診其兩手脈，皆如烜繩有力，一息六七至。《脈訣》曰：六數七極熱生多。以涼布搭心，次以新汲水淋其病處，婦乃叫殺人。不由病者，令人持之，復以冷水淋其三四十桶，大戰汗出，昏困一二日，而向之所惡皆除。此法華元化已曾用，拂無知者。

☆☆ 遇寒手熱六十二 ☆☆

常仲明之妻，每遇冬寒，兩手熱痛。戴人曰：四肢者，諸陽之本也，當夏時散越而不痛，及乎秋冬，收斂則痛。以三花神祐丸大下之，熱遂去。

☆☆ 嘔逆不食六十三 ☆☆

柏亭王論夫，本因喪子憂抑，不思飲食，醫者不察，以為胃冷，血[1]燥之劑盡用之，病變嘔逆而瘦，求治於戴人。一視，湧泄而癒。癒後忘其禁忌，病復作，大小便俱秘，臍腹撮痛，嘔吐不食一日，大小便不通十有三日，復問戴人。戴人曰：令先食葵羹、菠菱菜、豬羊血，以潤燥開結，次與導飲丸二百餘粒，大下結糞。又令恣意飲冰水數升，繼搜風丸、桂苓白朮散以調之。食後服導飲丸三十餘粒。不數日，前後皆通，藥止、嘔定、食進。此人臨別，又留潤腸丸，以防復結。又留滌腸散，大閉則用之。凡服大黃、牽牛，四十餘日方瘳。論夫自歎曰：向使又服向日熱藥，已非今日人矣。一僧問戴人，云：腸者暢也，不暢何以？此一句盡多。

☆☆ 痤癤六十四 ☆☆

一省掾，背項常有痤癤，癒而復生。戴人曰：太陽血有餘也。先令湧泄之，次於委中以針出紫血，病更不復作也。

☆☆ 牙痛六十五 ☆☆

澤洲李繼之，忽病牙痛，皺眉不語。欒景先見之曰：何不藥[2]也？曰：牙痛。欒曰：曾記張戴人云：陽明經熱有餘也，宜大下之。乃付舟車丸七十粒。服畢，遇數知交留飲，強飲熱酒數盃，藥為熱酒所發，盡吐之。吐畢而痛止。李大笑曰：戴人神仙也。不三五日又痛，再服前藥百餘粒，大下數行乃癒。

☆☆ 淋六十六 ☆☆

戴人過息城，一男子病淋。戴人令頓食鹹魚，少頃大渴。戴人令恣意飲水，然後以藥治淋，立通。淋者無水，故澀也。

☆☆ 口臭六十七 ☆☆

趙平尚家一男子，年二十餘歲，病口中氣出，臭如發廁，雖親戚莫肯與對語。戴人曰：肺金本主腥，金為火所煉，火主焦臭，故如是也。久則成腐，腐者腎也。此極熱

---

[1] 血：據文義疑當作「溫」。

[2] 藥：據上下文義，疑當作「樂」

則反兼水化也。病在上，宜湧之。先以茶調散湧而去其七分，夜用舟車丸、濬川散下五七行，比旦而臭斷。嗚呼！人有病口臭而終其老者，世訛以為肺系偏，而與胃相通，故臭。妄論也。

臨床新用

1. 白虎平胃散合清爽沖劑治療胃腸道功能性口臭300例

臨床表現：口臭呈酸腐氣或臭雞蛋氣，甚則如尿燥氣味，自覺口腔黏膩尤以舌根為重，胃部煩熱或嘈雜，大便乾燥或秘結，也有鶩溏不暢者。舌質多顯淡胖，苔多為薄膩或白膩，也有白而厚膩者，脈多濡或細軟。

自擬白虎平胃散基本方：生石膏、蘆根各30克，蒼朮、知母、焦山楂各15克，製半夏、炒枳殼、生甘草、淡竹葉各10克，陳皮15克。

加減：大便乾燥加瓜蔞仁、火麻仁各30克；大便秘結加生大黃（後下）5克；大便鶩塘加白朮炭15克；舌苔白膩加川朴5克；舌苔厚膩加川朴5克，帶皮茯苓、生薏苡仁各15克。每劑煎2次，分2汁，每汁摻入清爽沖劑各1包，拌勻，早、晚分服，10劑為1療程。清爽沖劑由黃連、生甘草各5克，山楂、鈎藤各15克等組成。由藥廠拌糖、矯味，製成顆粒狀沖劑，包裝成2包。總有效率在96%以上。（胡一鳴・浙江中醫雜誌，1995，3：118.）

2. 消食導滯為主治療小兒口臭150例

藥物組成：由神麴、山楂、麥芽、胡黃連、藿香、半夏、陳皮等藥物構成基礎方。積滯嚴重或大便秘結者加枳實、大黃；有痰濕者加蒼朮、萊菔子；胃陰不足者加麥門冬、石斛；嚴重者再去藿香加天花粉、冰糖；胃熱重者去胡黃連加黃連、石膏、升麻；脾胃虛寒者加炮薑、黨參、白朮，寒甚再加附子；口涎多者加山藥、扁豆；蟲積加使君子、南瓜子。（張新平等．中華實用中西醫雜誌，2004，4：733.）

【濕　形】

☆☆ 疝六十八 ☆☆

汝南司侯李審言，因勞役王事，飲水坐濕地，乃濕氣下行，流入脬囊，大腫，痛不可忍。以金鈴、川楝子等藥不效，求治於戴人，曰：可服泄水丸。審言惑之。又數日，痛不可堪，竟從戴人。先以舟車丸、濬川散，下青綠沫十餘行，痛止。次服茴香丸、五苓以調之，三日而腫退，至老更不作。夫疝者，乃肝經也。下青[1]沫者，肝之色也。

☆☆ 水疝六十九 ☆☆

律科王敏之，病水疝，其法在於寒形中。

☆☆ 留飲七十 ☆☆

郭敬之病留飲四日，浮腫不能食，腳腫，連腎囊痛。

[1] 青：原作「胃」，〔批〕「胃字當作青字」，今據四庫本改。

先以苦劑湧之，後以舟車丸、濬川散瀉之，病去如拾遺。

又，棠溪張鳳村一田叟，姓楊，其病嘔酸水十餘年，本留飲，諸醫皆以燥劑燥之，中脘、臍，以火艾燔針刺之，瘡未嘗合。戴人以苦劑越之，其涎如膠，乃出二三升，談笑而癒。

☆☆ 黃疸七十一 ☆☆

蔡寨成家一童子，年十五歲，病疸一年，面黃如金，遍身浮腫，乏力，惟食鹽與焦物。戴人以茶調散吐之，湧涎一盂。臨晚又以舟車丸七八十粒，通經散三錢，下四五行。待六七日，又以舟車丸、濬川散下四五行。鹽與焦物見而惡之，面色變紅。後再以茶調散湧之，出痰二升，方能癒矣。

又，一男子作贅，偶病疸，善食而瘦，四肢不舉，面黃無力。其婦翁欲棄之，其女子不肯，曰：我已生二子矣，更適他乎？婦翁本農者，召婿意作榮，見其病甚，每日辱詬。人教之餌膽礬丸、三稜丸，了不關涉；針灸、祈禳，百無一濟。戴人見之，不診而療，使服湧劑，去積痰宿水一斗；又以泄水丸、通經散，下四五十行不止。戴人命以冰水一盂，飲之立止。次服平胃散等，間服檳榔丸五七日，黃退力生。蓋脾疸之證，濕熱與宿穀相搏故也。俗謂之金勞黃。

又，朱葛周、黃、劉三家，各有僕病黃疸。戴人曰：僕役之職，飲食寒熱，風暑濕寒，尋常觸冒也，恐難調攝，虛費治功。其二家留僕於戴人所，從其飲餌。其一僕，不離主人執役。三人同服苦散以湧之，又服三花神祐丸下之，五日之間，果二僕癒，而一僕不癒，如其言。

☆☆ 黃病七十二 ☆☆

菜寨一女病黃，遍身浮腫，面如金色，困乏無力，不思飲餌，惟喜食生物泥煤之屬。先以苦劑蒸餅為丸，湧痰一碗，又舟車丸、通經散下五七行，如墨汁。更以導飲丸磨食散氣。不數日，肌肉如初。

☆☆ 病發黃七十三 ☆☆

安喜趙君玉為掾省日，病發遍身黃，往問醫者。醫云：君乃陽明證，公等與麻知幾皆受訓於張戴人，是商議吃大黃者，難與論病。君玉不悅，歸，自揣無別病，乃取三花神祐丸八十粒，服之不動，君玉乃悟[1]曰：予之濕熱盛矣，此藥尚不動。以舟車丸、濬川散作劑，大下一斗，糞多結者，一夕黃退。君玉由此益信戴人之言。

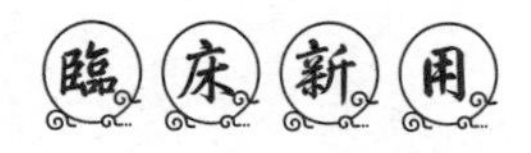

1. 利肝湯治療急性黃疸型肝炎 165 例

全部病例均以利肝湯為基本方治療。

藥物組成：滿天星 30 克，生大黃 15 克，柴胡 12 克，田基黃 30 克，板藍根 30 克，梔子根 30 克，蒲公英 30 克，鬱金 30 克，赤芍 10 克，茵陳 30 克，車前草 15 克，法半夏 10 克。熱重者加生地、黃芩；濕重加藿香、厚朴；

[1] 悟：原作「誤」，據四庫本改。

黃疸消退後加生黃耆、當歸、茯苓。每日1劑，小兒2日1劑，水煎服。同時配合西藥維生素C、維生素B_6、三磷酸腺苷、輔酶A、複方丹參針靜滴，用3～7天。165例經治療後痊癒160例，佔97%。（王聲明·湖南中醫學院學報，1994，30.）

2. 健脾疏肝消黃湯治療黃疸型肝炎30例

證見身目俱黃，黃色鮮明或晦暗，納少腹脹，口乾苦或口淡不渴，右上腹疼痛，或伴有發熱，尿黃，大便乾結或溏薄，舌苔膩，脈弦清數或濡緩。

基本方：香附、鬱金、蒼朮、白朮、茯苓、內金、虎杖各15克，麥芽、貫眾各15克，車前草30克，柴胡6克。

用法：水煎2～3次，每日1劑，2次兑服，10劑為一療程。

禁忌：戒菸酒及刺激性食物和辛辣等，忌生冷及肥甘，調情志。

隨症加減：高熱煩渴者柴胡量加大一倍，加黃芩、知母各10克；皮膚瘀斑者加水牛角30克，丹皮10克；大便秘結者加生大黃9克；脅痛較甚者加川楝子、丹參各10克，青皮10克；噁心嘔吐者加竹茹、陳皮各10克；納少便溏者加炒蒼朮15克，神麴15克；舌苔厚濁者加佩蘭10克，砂仁6克；小便黃赤者加木通6克，甘草梢3克；B肝表面抗原陽性者加太子參、黃精、懷山藥各15克，白花蛇舌草30克。總有效率為97%。（王旭東·四川中醫，1995，7：22.）

3. 茵陳朮附湯加減治療重度黃疸 32 例

茵陳朮附湯加減：茵陳 30 克，白朮 10 克，炮附子 6 克，茯苓 15 克，乾薑 8 克，大黃 10 克，虎杖 20 克，赤芍 30 克，半夏 10 克，陳皮 10 克，澤瀉 10 克，山楂 10 克。腹脹者加厚朴 10 克，枳實 10 克；搔癢者加牡蠣 10 克，生地黃 10 克，防風 10 克；嘔吐者加藿香 10 克；納差者加神麴 10 克；有腹水者加大腹皮 30 克，車前子 10 克。水煎服，日 1 劑。總有效率為 85.3%。（貴襄平・中國中醫藥信息雜誌，2004，3：243.）

☆☆ 水腫七十四 ☆☆

南鄉張子明之母極肥，偶得水腫，四肢不舉。戴人令上湧汗而下泄之，去水三四斗。初下藥時，以草貯布囊，高支兩足而臥。其藥之行，自腰以上，水覺下行；自足以上，水覺上行。水行之狀，如蛇走隧，如線牽，四肢森然涼寒，會於臍下而出。不旬日間，病大減，餘邪未盡。戴人更欲用藥，竟不能從其言。

☆☆ 湧水七十五 ☆☆

李七老病湧水證，面黃而喘，兩足皆腫，按之陷，而腹起[1]行則濯濯有聲，常欲飲水，不能睡臥。戴人令上湧去痰而汗之，次以舟車丸、濬川散下之，以益腎散復下之，以分陰陽、利水道之劑復下之，水盡皆瘥。

---

[1] 腹起：〔批〕「腹」疑當作「復」。

☆☆ 停飲腫滿七十六 ☆☆

涿郡周敬之，自京師歸鹿邑，道中渴，飲水過多，漸成腫滿。或用三花神祐丸，憚其太峻；或用五苓散分利水道，又太緩，淹延數多，終無一效。蓋粗工之技，止於此耳。後手足與腎皆腫，大小便皆秘澀。常仲明求治於戴人。戴人令仲明付藥，比及至，已歿矣。戴人曰：病水之人，其勢如長川泛溢，欲以杯勺取之，難矣。必以神禹決水之法，斯癒矣。

☆☆ 濕痺七十七 ☆☆

常仲明病濕痺，五七年矣。戴人令上湧之後，可瀉五七次。其藥則舟車、濬川、通經、神祐、益腎，自春及秋，必十餘次方能癒。公之病，不必針灸，與令嗣皆宜湧，但臘月非其時也。欲候春時，恐予東適。今姑屏病之大勢，至春和時，人氣在上，可再湧之，以去其根。卒如所論矣。

又，一衲子，因陰雨臥濕地，一半手足皆不隨，若遇陰雨，其病轉加。諸醫皆作中風偏枯治之，用當歸、芍藥、乳香、沒藥、自然銅之類，久反大便澀，風燥生，經歲不已。戴人以舟車丸下三十餘行，去青黃沫水五升；次以淡劑滲泄之，數日手足皆舉。戴人曰：夫風寒濕之氣，合而成痺。水痺得寒而浮畜於皮腠之間，久而不去，內舍六腑。曰：用去水之藥可也。水濕者，人身中之寒物也。寒去則血行，血行則氣和，氣和則癒矣。

又，息帥病腰股沉痛，行步坐馬皆不便。或作腳氣寒濕治之，或作虛損治之，烏、附、乳、沒活血壯筋骨之藥，無不用之。至六十餘日，目赤上熱，大小便澀，腰股之病如故。戴人診其兩手脈，皆沉遲。沉者，為在裏也。在裏者，泄之。以舟車丸、濬川散各一服，去積水二十餘行。至早晨，服齏白粥一二頓，與之馬，已能矍鑠矣。

又，棠溪李十八郎，病腰腳大，不伸，傴僂蹩躄而行，已數年矣。服藥無效，止藥卻瘉。因秋暮涉水，病復作。醫氏使服四斤丸。其父李仲安，乃乞藥於戴人。戴人曰：近日服何藥？仲安曰：四斤丸。公目昏赤未？其父驚曰：目正暴發。戴人曰：宜速來，不來則喪明。既來則策杖而行，目腫無所見。戴人先令湧之，藥忽下走，去二十行，兩目頓明，策已棄矣。比再湧泄，能讀官歷日。調至一月，令服當歸丸，健步而歸家矣。

又，息城邊校白公，以隆暑時飲酒，覺極熱，於涼水池中漬足，便其冷也。為濕所中，股膝沉痛。又因醉臥濕地，其痛轉加，意欲以酒解痛，遂以連朝而飲，反成腫痛，發間止，且六十年，往往斷其寒濕腳氣，以辛熱治之，不效。或使服神芎丸數服，痛微減。他日復飲，疾作如前，睾囊癢濕且腫硬，臍下似有物，難於行，以此免軍役，令人代之。來訪戴人，戴人曰：余亦斷為寒濕，但寒則陽火不行，故為痛；濕則經隧有滯，故腫。先以苦劑湧之，次以舟車丸百餘粒、濬川散四五錢，微一兩行。戴人曰：如激劑尚不能攻，何況於熱藥補之乎？異日，又用神祐丸百二十丸、通經散三四錢，是用僅得四行。又來日，以神祐丸八十丸投之，續見一二行。又次日，服益腎散四錢、舟車丸百餘粒，約下七八行。白公已覺膝睾寒者暖、硬者軟、重者輕也，腫者亦[1]退，飲食加進。又以湧之，其病全瘳，臨別，又贈之以疏風丸，並以其方與之。此公以其不肯妄服辛熱藥，故可治也。

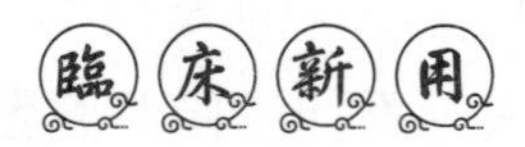

1. 寒濕活絡丸為主治療寒濕型腰腿痛 120 例

臨床主要症狀：肢體關節酸脹疼痛、屈伸不利，轉側不便，活動受限，重著麻木，得熱則舒，遇寒則通，晝輕夜重，陰雨天痛重，惡風怕冷，舌苔白膩，脈沉弦。

治療方法：一般先服二藤獨活湯。待病情穩定後，改用寒濕活絡丸，以鞏固治療。二藤獨活湯組成：薜楓藤 30 克，鈎藤根 15 克，骨碎補 12 克，肉桂末 1.5 克，太子參 12 克，枸杞 30 克，獨活 9 克，秦艽 9 克，川斷 9 克，牛膝 9 克，當歸 9 克，川芎 9 克，甘草 4.5 克。若濕重加蒼朮、厚朴；四肢冷用肉桂 9 克；體虛者加黃耆。用法：每天 1 劑，水煎 2 次，上、下午分服。

寒濕活絡丸組成：薜楓藤 1000 克，鈎藤根 500 克，製乳香、製乳沒各 60 克，車前子 90 克，太子參、骨碎補、紫丹參、黃耆各 120 克，製馬錢子、麻黃、川斷、蒼朮、當歸、枸杞、獨活、牛膝、防風、秦艽各 90 克，甘草 30 克，生地 150 克，肉桂 45 克。

製法：將薜楓藤、鈎藤根、骨碎補、枸杞先煎濃縮成

[1] 亦：原作「赤」，〔批〕「赤字當作亦字」，今據收。

膏，其它中藥粉碎過100目篩，膏粉攪拌後打成顆粒，烤乾再粉碎，煉蜜為丸。每丸10克，成人1次1丸，1日2次。體虛者每次半丸，1日3次。（姜旺德・福建中醫藥，1994，6：22.）

2. 杜寄湯治療寒濕腰痺68例

臨床表現：為腰部長期反覆疼痛，遇寒痛增，彎腰或勞累加重，腰肌緊張，腰部轉側不利，腰肌壓痛明顯，或伴有腰膝酸軟，或下肢放射痛，或頭暈耳鳴耳聾，舌質淡暗，苔白膩或白滑，脈沉細或沉緩無力。

自擬杜寄湯：杜仲20克，桑寄生20克，牛膝20克，威靈仙15克，秦艽15克，伸筋草15克，製川烏7克（先煎）、蜈蚣2條、全蠍10克，尋骨風15克，酒製白芍20克，延胡索10克，當歸20克，甘草5克。加減：伴有脾虛者加白朮、茯苓；腎陽虛者加補骨脂、狗脊；兼氣血虧虛者加黃耆、熟地、黃精；有外傷史者加紅花、田三七；寒偏勝者加桂枝、細辛；濕偏重者加蒼朮；並風邪者（關節游走疼痛）加防風、川芎。每日1劑，分2次服。總有效率99.5%。（王斌・湖南中醫雜誌，2005，1：36.）

☆☆屈膝有聲七十八☆☆

嶺北李文卿，病兩膝臏屈伸有聲剝剝然。或以為骨鳴。戴人曰：非也。骨不戛，焉能鳴？此筋濕也，濕則筋急。有獨緩者，緩者不鳴，急者鳴也。若用於之藥，一湧一泄，上下去其水，水去則自無聲矣。李文卿乃從其言，既而果然矣。

☆☆ 白帶七十九 ☆☆

息城李左衙之妻，病白帶如水，窈滿[1]中綿綿不絕，穢臭之氣不可近，面黃食減，已三年矣。諸醫皆云積冷，起石、硫黃、薑、附之藥，重重燥補，污水轉多，常以袽日易數次。或一藥，以木炭十斤，置藥在坩堝中，鹽泥封固，三日三夜，炭火不絕，燒令通赤，名曰火龍丹。服至數升，污水彌甚。焫艾燒針，三年之間，不可勝數。戴人斷之曰：此帶濁水，本熱乘太陽經，其寒水不可勝，如此也。夫水自高而趨下，宜先絕其上源。乃湧痰水二三升，次日下沃水十餘行。三遍，汗出周身，至明旦，病人云：污已不下矣。次用寒涼之劑，服及半載，產一子。《內經》曰：少腹冤熱，溲出白液。帶之為病，溶溶然若坐水中，故治帶下同治濕法，瀉痢，皆宜逐水利小溲。勿以赤為熱，白為寒。今代劉河間書中言之詳矣。

☆☆ 濕嗽八十 ☆☆

趙君玉妻病嗽，時已十月矣。戴人處方六味：陳皮、當歸、甘草、白朮、枳殼、桔梗。君玉疑其不類嗽藥。戴人笑曰：君怪無烏梅、罌粟囊乎？夫冬嗽，乃秋之濕也，濕土逆而為嗽。此方皆散氣除濕，解急和經。三服帖然效矣。

☆☆ 瀉兒八十一 ☆☆

一婦年三十四歲，夜夢與鬼神交，驚怕異常，及見神堂陰府，舟楫橋樑，如此一十五年，竟無娠孕，巫祈覡禱，無所不至。鑽肌灸肉，孔穴萬千。黃瘦發熱引飲，中滿足腫，委命於天。一日，苦請戴人。

戴人曰：陽火盛於上，陰火盛於下。鬼神者，陰之靈；神堂者，陰之所；舟楫、橋樑，水之用。兩手寸脈皆沉而伏，知胸中有痰實也。凡三湧三泄三汗，不旬日而無夢，一月而有孕。戴人曰：余治[2]婦人使有娠，此法不誣。

☆☆濕癬八十二☆☆

一女子年十五，兩股間濕癬，長三四寸，下至膝，發癢，時爬搔，湯火俱不解；癢定，黃赤水流，痛不可忍。灸焫薰揲[3]，硫黃、竹茹、白僵蠶、羊蹄根之藥，皆不效。其人恣性妍巧，以此病不能出嫁，其父母求療於戴人。戴人曰：能從余言則瘥。父母諾之。戴人以鈹針磨令尖快，當以癢時，於癬上各刺百餘針。其血出盡，煎鹽湯洗之。如此四次，大病方除。此方不書，以告後人，恐為癬藥所誤。濕淫於血，不可不砭者矣。

又，蔡寨成家童子一歲，病滿腹胸濕癬，每爬搔則黃水出，已年矣。戴人先以苦末作丸上湧。湧訖，次以舟車丸、濬川散下三五行，次服涼膈加朴硝，煎成，時時呷之，不數日而癒。

[1] 滿：醫統本作「漏」。

[2] 治：原作「活」，據上下文義改。

[3] 揲：疑為「渫」字之訛。

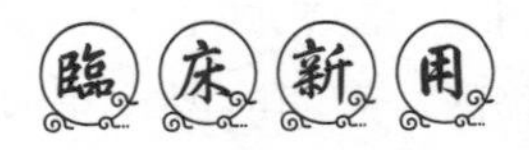

1. 千金飲方治療濕疹65例

自擬千金飲組成：野菊花30克，六耳鈴30克，白花蛇舌草15克，羊耳菊30克，甘草6克。每日1劑，水煎分2次服。1～6歲用藥劑量為成人劑量的三分之一；7～15歲為二分之一。濕熱偏盛加解毒草30克，連翹10克；風濕偏盛加土茯苓30克，荊芥10克；風熱夾濕加桑白皮10克，薄荷5克；血燥生風加生地黃10克，牡丹皮10克；滲液及瘙癢嚴重者，可用藥渣加水1500毫升，復煎20分鐘，再加白礬30克，朴硝15克。待溫度適中後，外洗患處。（敬秀蘭．廣西中醫藥，1994，2：17.）

2. 濕疹湯治療嬰兒濕疹38例

藥物組成：茵陳9克，茯苓皮6克，山藥12克，薏苡仁15克，蒼朮6克，黃柏6克，烏梅9克，花椒6克，黃連4.5克，滑石6克，蒲公英6克，金銀花6克，蟬蛻6克，連翹9克，竹葉2克，燈心草1克。

隨症加減：發病急、皮膚潮紅灼熱伴大便乾者可加龍膽草9克，黃芩6克，梔子3克；發病較緩，瘙癢重伴腹脹便溏者加黨參12克，白朮6克，炒扁豆9克；消化不良者加六神麴9克，穀芽9克，麥芽9克，雞內金6克；皮疹稍輕而以紅斑、脫屑、結痂為主者，可去滑石、蒲公英、金銀花、燈心草，加生地黃9克，赤芍6克，當歸6克，川芎3克；因瘙癢不能入眠者，加珍珠母9克，勾藤6克，炒棗仁9克。以上藥物用適量的清水浸泡30分鐘，約煎 15 ～ 20 分鐘，兩次煎液混合，分次服用。日服 2 次。此外，對糜爛嚴重、滲液多者可加外用藥。

藥物組成：蒼朮 15 克，黃柏 15 克，山藥 15 克，大棗 5 枚，（先蒸熟，去皮核，焙乾），冰片 2 克，共為細末備用。用前先用溫開水清洗局部，再將藥末上敷，濕者乾敷，乾者用香油調敷，每日 1 次。總有效率 97%。（王俊芳・中國中醫藥信息雜誌，2004，11：990.）

3. 硼硫散治急慢性濕疹 1173 例

患者臨症均有丘疹分佈對稱，疹色潮紅，粟點水疱，瘙癢難忍，成片密集分佈，抓破有血水滲出、糜爛、結痂等表現。慢性濕疹者可有皮膚浸潤肥厚，鱗屑。

藥物組成：硼砂 20 克，硫磺 100 克，枯礬 6 克，樟腦 10 克，冰片 15 克，硃砂 10 克，黃連 30 克，滑石粉 30 克，雄黃 5 克。共研極細末備用。亦可將上藥末再加膚輕鬆軟膏或凡士林調和製成膏劑用。

用法：用消毒針頭挑破濕疹水疱，撒上藥末，早晚各一次。膏劑適用於治療無滲液的濕疹及塗於濕疹周圍皮膚。開始用藥時，挑破、糜爛、抓破處有癢痛感，繼續用藥後逐漸減少或消失。對糜爛面積較大者，先少用藥至敷藥後痛輕時再逐漸增大藥量。總有效率 89.2%。（陳進榮・中國民間療法，1996，2：37.）

☆☆ 濕䘌瘡八十三 ☆☆

潁臯韓吉卿，自髀至足，生濕䘌瘡，大者如錢，小者如豆，癢則搔破，水則浸淫，狀類蟲行袴袜。癒而復生，瘢痕成凹，一餘年不瘥。戴人哂之日：此濕䘌瘡也，由水濕而得，故多在足下。從舯、浚川大下餘行，一去如掃。渠素不信戴人之醫，至此大服。

☆☆ 泄瀉八十四 ☆☆

古郾一講僧，病泄瀉數年，丁香、荳蔻、乾薑、附子、官桂、烏梅等燥藥，燔針、燒臍、焫腕，無有闕者。一日發昏不省，檀那贈紙者盈門。戴人診其兩手脈，沉而有力。《脈訣》云：下痢脈微小者生[1]，脈洪浮大者無瘥。以瓜蒂散湧之，出寒痰數升。又以無憂散泄其虛中之積及燥糞，僅盈斗。次以白朮調中湯、五苓散、益元散調理數日，僧已起矣。非術精識明，誰敢負荷如此？

☆☆ 洞泄八十五 ☆☆

一講僧顯德明，初聞家遭兵革，心氣不足，又為寇賊所驚，得臟腑不調。後入京，不伏水土，又得心氣，以至危篤。前後三年，八仙丸、鹿茸丸、燒肝散皆服之，不效，乃求藥於戴人。戴人曰：此洞泄也。以謀慮久不決而成。肝主謀慮，甚則乘脾，久思則脾濕下流。乃上湧痰半盆，末後有血數點，肝藏血故也。又以舟車丸、濬川散下數行，仍使澡浴出汗。自爾日勝一日。常以胃風湯、白朮散調養之，一月而強，食復故矣。

又，李德卿妻，因產後病泄一年餘，四肢瘦乏，諸醫皆斷為死證。當時戴人在諸葛寺，以舟載而乞治焉。戴人曰：兩手脈皆微小，乃痢病之生脈。況洞泄屬肝經，肝木剋土而成。此疾亦是腸澼。澼者，腸中有積水也。先以舟車丸四五十粒，又以無憂散三四錢，下四五行。寺中人皆駭之，病羸如此，尚可過耶。眾人雖疑，然亦未敢誚，且更看之。復導引丸又過之。渴則調以五苓散。向晚使人伺之，已起而緝床，前後約三四十行[2]。以胃風湯調之，半月而能行，一月而安健。由此闔寺服，德卿之昆仲咸大異之。

又，劉德源病洞泄逾年，食不化，肌瘦力乏，行步欹傾，面色黧黑。舉世治痢之藥皆用之，無效。戴人乃出示《內經》洞泄之說。雖已不疑，然畏其攻劑。夜焚香禱神曰：某以病久不瘥，欲求治於戴人，戴人以謂宜下之。欲不從，戴人名醫也；欲從之，形羸如此，恐不任藥。母已老矣，無人侍養，來日不得已須服藥，神其相之。戴人先以舟車丸、無憂散下十餘行，殊不困，已頗喜食。後以檳榔丸，磨化其滯。待數日，病已大減。戴人以為去之未盡，當以再服前藥，德源亦欣然請下之，又下五行。次後數日，更以苦劑越之。往問其家，彼云：已下村中收索去也。忽一日入城，面色極佳，語言壯健，但怪其跛足而立。問何故如此，德源曰：足上患一瘡。戴人曰：此裏邪去而於外，病瘥之後，凡病皆如此也。

☆☆ 大便少而頻八十六 ☆☆

太康劉倉使，病大便少而頻，日七八十次，常於兩股

[1] 者生：原作「生者」，據上下文義已正。

[2] 行：原作「年」，據四庫本改。

間懸半枚瓠蘆，如此十餘年。戴人見之而笑曰：病既頻而少，欲通而不得通也，何不大下之？此通因通用也。此一服藥之力。乃與藥，大下三十餘行，頓止。

☆☆ 暑泄八十七 ☆☆

殷輔之父，年六十餘，暑月病泄瀉，日五六十行，自建碓鎮來請戴人於陳州。其父喜飲，二家人輩爭止之。戴人曰：夫暑月年老，津液衰少，豈可禁水，但勸之少飲。比及用藥，先令速歸，以綠豆、雞卵十餘枚，同煮，卵熟取出，令豆軟，下陳粳米作稀粥，攪令寒，食雞卵以下之，一二頓，病減大半。蓋粳米、雞卵皆能斷痢。然後制抑火流濕之藥，調順而方癒。

☆☆ 腹滿面腫八十八 ☆☆

蕭令腹滿，面足皆腫，痰黃而喘急，食減。三年之間，醫者皆盡而不驗。戴人以瓜蒂散湧之，出寒痰三五升，以舟車丸、濬川散下之，青黃涎沫缶平，復[1]以桂苓白朮散、五苓散調之，半月復舊矣。

---

[1] 復：原作「年」，據醫統本改。

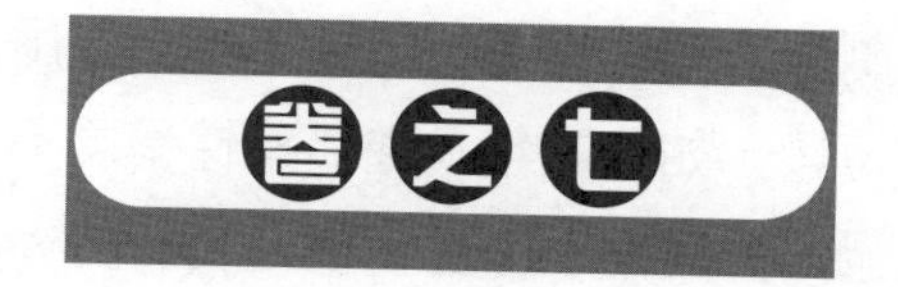

【燥　形】

☆☆ 臂麻不便八十九 ☆☆

郾城梁賈人，年六十餘，忽曉起梳髮，覺左手指麻，斯須半臂麻，又一臂麻；斯須頭一半麻，比及梳畢，從脅至足皆麻，大便二三日不通。往問他醫，皆云風也。或藥或針，皆不解。求治於戴人，戴人曰：左手三部脈皆伏，比右手小三倍，此枯澀痺也。不可純歸之風，亦有火燥相兼。乃命一湧一泄一汗，其麻立已。後以辛涼之劑調之，潤燥之劑濡之，惟小指次指尚麻。戴人曰：病根已去，此餘烈也，方可針溪谷。溪谷者，骨空也。一日晴和，往針之，用《靈樞》中雞足法，向上臥針，三進三引，訖，復卓針起，向下臥針，送入指間皆然，手熱如火，其麻全去。昔劉河間作《原病式》，常以麻與澀同歸燥門中，真知病機者也。

☆☆ 大便燥結九十 ☆☆

戴人過曹南省親，有姨表兄病大便燥澀，無他證。常不敢飽食，飽則大便極難，結實如針石，或三五日一如圊，目前星飛，鼻中血出，肛門連廣腸痛，痛極則發昏，服藥則病轉劇烈。巴豆、芫花、甘遂之類皆用之，過多則困，瀉止則復燥，如此數年，遂畏藥性暴急不服，但臥病待盡。戴人過，診其兩手脈息，俱滑實有力。以大承氣湯下之，繼服神功丸、麻仁丸等藥，使食菠菱葵菜，及豬羊血作羹，百餘日充肥，親知見駭之。

嗚呼！粗工不知燥分四種：燥於外則皮膚皺揭，燥於中則精血枯涸，燥於上則咽鼻焦乾，燥於下則便溺結閉。夫燥之為病，是陽明化也，水液寒少[1]故如此然。可下之，當擇其藥也[2]。巴豆可以下寒；甘遂、芫花可下濕；大黃、朴硝可以下燥。《內經》曰：辛以潤之，鹹以軟之。《周禮》曰：以滑養竅。

☆☆ 孕婦便結九十一 ☆☆

戴人過東杞，一婦人病大便燥結，小便淋澀，半生不娠，惟常服疏導之藥，則大便通利，暫廢藥則結滯。忽得孕，至四五月間，醫者禁疏導之藥，大便依常為難，臨圊則力努，為之胎墜。凡如此胎墜者三。又孕，已經三四月，弦望前後，溲溺結澀，甘分胎隕，乃訪戴人。

戴人診其兩手脈，俱滑大，脈雖滑大，以其且妊，不敢陡攻，遂以食療之，用花鹼煮菠菱葵菜，以車前子苗作茹[3]，雜豬羊血作羹，食之半載，居然生子，其婦燥病方瘉。戴人曰：余屢見孕婦利膿血下迫，極努損胎，但同前法治之瘉者，莫知其數也。為醫拘常禁，不能變通，非醫也，非學也。識醫者鮮，是難說也。

☆☆ 偏頭痛九十二 ☆☆

一婦人年四十餘，病額角上、耳上痛，嗚呼[4]，為偏頭痛。如此五七年，每痛大便燥結如彈丸，兩目赤色，眩運昏澀，不能遠視，世之所謂頭風。藥餅子、風藥白龍丸、芎犀丸之類，連進數服，其痛雖稍癒，則大便稍秘，兩目轉昏澀，其頭上針灸數千百矣。連年著灸，其兩目且將失明，由病而無子。一日問戴人，戴人診其兩手脈，急數而有力，風熱之甚也。

余識此四五十年矣，遍察病目者，不問男子婦人，患偏正頭痛，必大便澀滯結硬。此無他，頭痛或額角，是三焦相火之經及陽明燥金勝也。燥金勝，乘肝則肝氣鬱，肝氣鬱則氣血壅，氣血壅則上下不通，故燥結於裏，尋至失明。治以大承氣湯，令河水煎三兩，加芒硝一兩，煎成[5]，頓令溫，分[6]作三五服，連服盡。蕩滌腸中垢滯結燥，積熱下泄[7]如湯，二十餘行。次服七宣丸、神功丸以潤之，菠菱葵菜豬羊血為羹以滑之。後五七日、十日，但遇天道晴明，用大承氣湯，夜盡一劑，是痛隨利減也。三劑之外，目豁首輕，燥澤結釋，得三子而終。

---

[1] 水液寒少：中統本作「水液衰少」。

[2] 擇其藥也：原作「擇之藥之」，據中統本改。

[3] 茹：原作「如」，〔批〕「如疑當作茹」。今據醫統本改。

[4] 嗚呼：醫統本作「俗呼」，連下讀。

[5] 成：原作「殘」，據中統本改。

[6] 分：原作「合」，據中統本改。

[7] 泄：原作「池」，據四庫本改。

☆☆ 腰胯[1] 痛九十三 ☆☆

一男子六十餘，病腰尻、脊胯皆痛，數載不瘉，晝靜夜躁，大痛往來，屢求自盡天年。且[2]夕則痛作，必令人以手捶擊，至五更雞鳴則漸減，向曙則痛止。左右及病者，皆作神鬼陰譴、白虎齧。朝禱暮祝，覡巫、僧道、禁師至，則其痛以減。又夢鬼神，戰鬥相擊。山川神廟，無不祭者。淹延歲月，肉瘦皮枯，飲食減少，暴怒日增，惟候一死。有書生曰：既云鬼神、虎齧、陰譴之禍，如此禱祈，何無一應？聞陳郡有張戴人精於醫，可以問其鬼神白虎與病乎。彼若術窮，可以委命。其家從之。戴人診其兩手脈，皆沉滯堅勁，謂之曰：病雖瘦，難於食，然腰尻、脊胯皆痛者，必大便堅燥。其左右曰：有五七日，或八九日，見燥糞一兩塊，如彈丸，結硬不可言，曾令人剜取之，僵下一兩塊，渾身燥癢，皮膚皺揭，枯澀如麩片。

戴人既得病之虛實，隨用大承氣湯，以薑棗煎之，加牽牛頭末二錢，不敢言是瀉劑。蓋病者聞暖則悅，聞寒則懼，說補則從，說瀉則逆。此弊非一日也。而況一齊人而敷之，眾楚人咻之乎！及成煎，使稍熱咽之，從少至多，累至三日，天且晚，臟腑下泄四五行，約半盆。以燈視之，皆燥糞燥痺[3]塊，及瘀血雜臟穢不可近。須臾痛減九分，昏睡，鼻息調如常人。睡至明日將夕，始覺飢而索粥，溫涼與之，又困睡一二日，其痛盡去。次令飲食調養，日服導飲丸、甘露散滑利便溺之藥，四十餘日乃復。嗚呼！再傳三十六虎書，三十六黃經，及小兒三十六吊，誰為之耶？始作俑者，其無後乎！

古人以醫為師，故醫之道行；今之人以醫辟奴，故醫之道廢。有志之士，恥而不學，病者亦不擇精粗，一概待之。常見官醫迎送長吏，馬前唱諾，真可羞也。由是通今博古者少，而師傳遂絕。《靈樞經》謂刺與污雖久，猶可拔而雪；結與閉雖久，猶可解而決去。腰脊胯痛者，足太陽膀胱經也，胯痛，足少陽膽經之所過也。《難經》曰：諸痛為實。《內經》曰：諸痛癢瘡瘍，皆屬心火。注曰：心寂則痛微，心燥[4]則痛甚。人見巫覡、僧道、禁師至，則病稍去者，心寂也。然去其後來者，終不去其本也。古之[5]稱痛隨利減，不利則痛何由去？病者既痊，乃壽八十歲。故凡燥證，皆三陽病也。

【寒 形】

☆☆因寒腰強不能屈伸九十四☆☆

北人衛德新，因之析津，冬月飲寒則冷，病腰常直不能屈伸，兩足沉重，難於行步，途中以床舁遞，程程問醫，皆云腎虛。以蓯蓉、巴戟、附子、鹿茸皆用之，大便反秘，潮熱上周，將經歲矣，乃乞拯於戴人。戴人曰：此

[1] 胯：原目錄作「脊」。

[2] 且：醫統本作「旦」。

[3] 痺：中統本作「硬」。

[4] 燥：〔批〕「燥」當作「躁」。

[5] 之：中統本作「人」。

疾十日之效耳。衛曰：一月亦非遲。戴人曰：足太陽經血多，病則腰似折，膕如結，腨如裂。太陽所至，為屈伸不利。況腰者，腎之府也，身中之大關節。今既強直而不利，宜鹹以軟之，頓服則和柔矣。

《難經》曰：強力入房腎傷而髓枯，枯則高骨乃壞而不用，與此用[1]同。今君之證，太陽為寒所遏，血墜下滯腰間也，必有積血，非腎也。節次以藥，可下數百行，約去血一二斗。次以九曲玲瓏灶蒸之。汗出三五次而癒。初蒸時至五日，問曰：腹中鳴否？德新曰：未也。至六日覺鳴，七日而起，以能揖人。戴人曰：病有熱者勿蒸，蒸則損人目也。

☆☆ 寒疝亦名水疝九十五 ☆☆

律科王敏之病寒疝，臍下結聚如黃瓜，每發繞腰急痛不能忍。戴人以舟車丸、豬腎散下四五行，覺藥繞病三五次而下，其瀉皆水也。豬腎、甘遂皆苦寒。經言：以寒治寒，萬舉萬全。但下後忌飲冷水及寒物，宜食乾物，以寒疝本是水故也。即日病減八分，食進一倍。又數日，以舟車丸百餘粒，通經散四五錢，服之利下。候三四日，又服舟車丸七八十粒，豬腎散三錢，乃健步如常矣。

一僧病疝發作，冷氣上貫齒，下貫腎，緊若繩挽兩睾，時腫而冷。戴人診兩手脈，細而弱。斷之曰：秋脈也。此因金氣在上，下伐肝木，木畏金抑而不伸，故病如是。肝氣磐礴，不能下榮於睾丸，故其寒實非寒也。木受金制，傳之胃土，胃為陽明，故上貫齒，病非齒之病。肝木者，心火之母也，母既不伸，子亦屈伏，故下冷而水化乘之。《經》曰：木鬱則達之，土鬱則泄之。令湧泄四次，果覺氣和，睾丸癢而暖。戴人曰：氣已入睾中矣。以茴香、木茂之藥，使常服之，首尾一月而癒。

☆☆ 感風寒九十六 ☆☆

戴人之棠[2]溪也，雪中冒寒，入浴重感風寒，遂病不起。但使煎通聖散單服之，一二日不食，惟渴飲水，亦不多飲，時時使人捶其股，按其腹，凡三四日不食，日飲水一二十度，至六日有譫語妄見。以調胃承氣湯下之，汗出而癒。戴人常謂人曰：傷寒勿妄用藥，惟飲水最為妙藥，但不可使之傷，常令揉散，乃大佳耳。至六七日，見有下證，方可下之，豈有變異哉！奈何醫者禁人飲水，至有渴死者。病人若不渴，強與水飲，亦不肯飲耳。戴人初病時，鼻塞聲重頭痛，小便如灰淋汁，及服調胃承氣一兩半，覺欲嘔狀，探而出之，須臾下五六行，大汗一日乃瘳。當日飲冰水時，水下則痰出，約一二碗，痰即是病也，痰去則病去也。戴人時年六十一。

☆☆ 凍瘡九十七 ☆☆

戴人女僮，足有寒瘍，俗云凍瘡。戴人令服舟車丸、濬川散大下之，其瘡遂癒。人或疑之，戴人曰：心火降則寒消，何疑之有？

---

[1] 用：中統本作「不」。

[2] 棠：原作「常」，據中統本改。

☆☆ 寒痰九十八 ☆☆

一婦人心下臍上結硬如斗，按之如石，人皆作病胎。針灸毒藥，禱祈無數，如捕風然。一日，戴人見之曰：此寒痰。診其兩手寸脈皆沉，非寒痰而何。以瓜蒂散吐之，連吐六七升，其塊立消過半。俟數日後再吐之，其涎沫類雞黃，腥臭特殊，約二三升。凡如此者三。後以人參調中湯、五苓散調之，腹已平矣。

☆☆ 瀉利惡寒九十九 ☆☆

東門一男子，病瀉痢不止，腹鳴如雷，不敢冷坐，坐則下注如傾，諸醫例斷為寒證。乾薑、官桂、丁香、荳蔻之屬，枯礬、龍骨皆服之矣。何針不燔，何艾不炷，遷延將二十載矣。一日，問於戴人，戴人曰：兩手寸脈皆滑，余不以為寒，然其所以寒者，水也。以茶調散湧寒水五七升，無憂散瀉積水數十行。乃通因通用之法也。次以五苓散淡劑滲瀉，利水[1]道。又以甘露散止渴，不數日而冷食寒飲皆如故。此法王啟玄稔言之矣，奈無人用之哉。

【內　傷　形】

☆☆ 因憂結塊一百 ☆☆

息城司侯，聞父死於賊，乃大悲哭之，罷，便覺心痛，日增不已，月餘成塊，狀若覆杯，大痛不住，藥皆無功。議用燔針炷艾，病人惡之，乃求於戴人。戴人至，適巫者在其旁，乃學巫者，雜以狂言以謔病者，至是大笑不忍，回面向壁。一二日，心下結塊皆散。

戴人曰：《內經》言憂則氣結，喜則百脈舒和。又云喜勝悲，《內經》自有此法治之，不知何用針灸哉？適足增其痛耳。

☆☆ 病怒不食一百一 ☆☆

項關令之妻，病怒[2]不欲食，常好叫呼怒罵，欲殺左右，惡言不輟。眾醫皆處藥，幾半載尚爾。其夫命戴人視之，戴人曰：此難以藥治。乃使二娼各塗丹粉，作伶人狀，其婦大笑。次日，又令作角觝，又大笑。其旁常以兩個能食之婦，誇其食美，其婦亦索其食，而為一嚐之。不數日，怒減食增，不藥而瘥，後得一子。夫醫貴有才，若無才，何足應變無窮。

☆☆ 不寐一百二 ☆☆

一富家婦人，傷思慮過甚，二年不寐，無藥可療，其夫求戴人治之。戴人曰：兩手脈俱緩，此脾受之也，脾主思故也。乃與其夫議[3]，以怒而激之，多取其財，飲酒數日，不處一法而去。其人大怒汗出，是夜困眠，如此者八九日不寤，自是而食進，脈得其平。

---

[1] 水：原作「之」，據中統本改。

[2] 怒：原作「食」，據本篇篇題改。

[3] 議：原脫，據中統本補。

臨床新用

1. 辨證分型治療不寐 42 例

（1）心腎不交型：

以虛煩不眠、耳鳴、頭暈、五心煩熱、腰酸、肢軟、舌紅、脈細數為主症。

（2）心脾不足型：

以失眠多夢、心悸健忘、飲食減少、面色萎黃、舌質淡、脈細弱為主症。

（3）心膽氣虛型：

以虛煩不寐，寐則多夢、易驚醒、心神不安、恐懼而不能獨臥，可兼見心悸、氣短、自汗，或嘔苦汁、舌質淡胖，脈細弱而緩為主症。

（4）肝膽火旺型：

以口苦咽乾，煩躁不得寐，或多夢易驚、尿赤，兩脅肋脹痛、舌質紅，苔黃燥，脈弦數為主症。

（5）痰熱擾心型：

以不寐、煩熱易驚、頭暈目眩、胸脘痞悶、惡食暖氣、口苦、苔黃膩，脈滑數為主症。

（6）胃氣不和型：

以不寐、脘悶暖氣、腹部脹滿不適，苔厚膩，脈滑為主症。

治療方法：以神門、三陰交為主穴，用平補平瀉手法留針 20 分鐘。

心腎不交型：加用腎俞、心俞，施以補法。

心脾不足型：加用心俞、足三里，施以補法。

心膽氣虛型：加用心俞、丘墟，施以補法。

肝膽火旺型：加用肝俞、太衝，施以瀉法。

痰熱擾心型：加用豐隆、太衝，施以瀉法。

胃氣不和型：加用足三里、胃俞、氣海、中脘，施以瀉法。（張容等・針灸臨床雜誌，1995，12：22.）

2. 安神湯治療高血壓並失眠症 40 例

安神湯組成為：生地 10 克，棗仁 10 克，鉤藤 20 克，夜交藤 15 克，白芍 10 克，龍骨 10 克，茯苓 20 克，杜仲 10 克，丹參 10 克，黃連 10 克，肉桂 2 克。

加減：陰虛證見心煩不寐，口乾少津者加麥冬 10 克，石斛 20 克；陽虛證見神疲乏力，面色不華，舌淡苔薄，脈細弱者加仙靈脾 10 克，仙茅 10 克；煩躁易怒者加焦梔子 10 克，膽草 5 克；心悸怔忡，頭暈目眩加磁石 20 克，珍珠母 20 克；肝鬱協痛加香附 10 克，鬱金 10 克。服法：水煎服，每日 1 劑，分 3 次飲服。總有效率 87.5%。（廖加維現代臨床醫學・ 2005，4：234.）

3. 化痰消瘀方治療重症失眠 60 例療效觀察

臨床表現：失眠（睡眠少於 4 小時），伴頭痛，面色黧黑，心煩肢倦，舌質暗紅、苔膩黃，脈細弦。

化痰消瘀方：法半夏 15 克，丹參 30 克，陳膽星 9 克，大川芎 15 克，石菖蒲 15 克，夏枯草 15 克，桃仁 15 克，紅花 15 克，炒棗仁 15 克，青龍齒 30 克，牡蠣 30 克，靈磁石 30 克，琥珀粉 2 克。水煎服，一日服兩次，早晚服用。總有效率 91.67%。（肖郡芳・光明中醫，2005，

8：58.）

☆☆ 驚一百三 ☆☆

衛德新之妻，旅中宿於樓上，夜值盜劫人燒舍，驚墜床下，自後每聞有響，則驚倒不知人。家人輩躡足而行，莫敢冒觸有聲，歲餘不痊。諸醫作心病治之，人參、珍珠，及定志丸皆無效。戴人見而斷之曰：驚者為陽，從外入也；恐者為陰，從內出。驚者為自不知故也，恐者自知也。足少陽膽經屬肝木，膽者敢也，驚怕則膽傷矣。乃命二侍女執其兩手，按高椅之上，當面前下置一小几，戴人曰：娘子當視此。一木猛擊之，其婦大驚。戴人曰：我以木擊几，何以驚乎？伺少定擊之，驚也[1]緩。又斯須連擊三五次；又以杖擊門；又暗遣人畫背後之窗，徐徐驚定而笑曰：是何治法？戴人曰：《內經》云驚者平之，平者常也，平常見之必無驚。是夜使人擊其門窗，自夕達曙。夫驚者，神上越也，從下擊几，使之下視，所以收神也。一二日，雖聞雷而不驚。德新素不喜戴人，至是終身厭服，如有人言戴人不知醫者，執戈以逐之。

☆☆ 兒寐不寤一百四 ☆☆

陳州長吏一小兒，病寐而不寤三[2]日，諸醫作睡驚治之，或欲以艾火灸之，或以大驚丸及水銀餅子治之。其父曰：此子平日無疾，何驟有驚乎？以子之病，乃問於戴人。戴人診其兩手脈，皆平和。

戴人曰：若驚風之脈，當洪大而強，今則平和，非驚風也。戴人竊問其乳母：爾三日前曾飲醉酒否？遽然笑曰：夫人以煮酒見餉，酒味甚美，三飲一罌而睡。陳酒味甘而戀膈，酒氣滿，乳兒亦醉也。乃剉甘草、乾葛花、縮砂仁、貫眾，煎汁使飲之，立醒。

☆☆ 孕婦下血一百五 ☆☆

劉先生妻，有娠半年，因傷損下血，乞藥於戴人。戴人診之，以三和湯一名玉燭散、承氣湯、四物湯對停，加朴硝煎之。下數行，痛如手拈，下血亦止。此法可與智識高明者言，高[3]粱之家慎勿舉似，非徒駭之，抑又謗之。嗚呼！正道難行，正法難行，古今皆然。

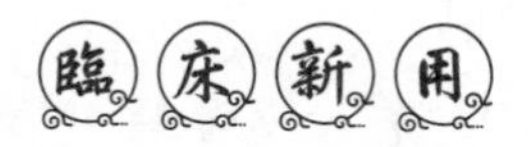

1. 膠艾八味湯治療損傷型胎漏

臨床以腰酸、少腹作痛、陰道下血、脈滑而弱為主要見證。膠艾八味湯，由炒阿膠15克，陳艾炭10克，熟地12克，桑寄生15克，炒杜仲12克，川斷12克，炙黃耆24克，炒白朮12克組成。其中熟地、桑寄生、炒杜仲、川斷滋腎陰固衝任；阿膠、艾炭暖宮止血；炙黃耆、炒白朮益氣健脾扶正。

辨證加減：噁心胃納不振者加薑半夏、白荳蔻、縮砂仁；脈浮衄血內熱甚者加黃芩；出血量多者加當歸炭、白

[1] 也：中統本作「少」。

[2] 三：原作「一」，據中統本改。

[3] 高：〔批〕「高」疑當作「膏」。

芍炭、炙龜版；腰痛甚者加枸杞子、山茱萸、製狗脊、菟絲子。水煎服，每日 1 劑，分 3 次飲服。（鄒震乾・浙江中醫學院學報，1994，1：23.）

2. 自擬益母保胎湯治療先兆流產 60 例

益母保胎湯組方：黨參 15 克，黃耆 15 ～ 50 克，白朮 10 克，寄生 12 克，川斷 12 克，炒杜仲 12 克，芡實 10 克，菟絲子 10 克，炒黃芩 10 克。隨症加減：腹痛明顯加白芍 10 克，當歸 6 克：出血多加丹皮 10 克，仙鶴草 12 克，苧麻根 20 克，生地 10 克；腰痛，小腹下墜明顯加補骨脂，金櫻子各 10 克；嘔吐加薑半夏，竹茹 6 克。（林珍蓮・上海中醫雜誌，1995，3：33.）

3. 泰山磐石散加減治療胎漏 36 例

基本方：炙黃耆 15 克，黨參 15 克，炒當歸 10 克，炒續斷 12 克，炒熟地黃 12 克，炒白芍 12 克，炒黃芩 10 克，焦白朮 10 克，砂仁 5 克，炙甘草 5 克，菟絲子 12 克，炒阿膠 15 克，陳皮 6 克，糯米一撮。一般無腹痛者去白芍；氣虛明顯者黃耆、黨參增至 30 克；腰酸者加杜仲 30 克；血熱者加苧麻根 30 克；虛寒者加艾葉炭 10 克；噁心嘔吐者加紫蘇梗、薑竹茹。每日 1 劑，上下午各服 1 次。（何瑞華・浙江中醫學院學報，1996，1：25.）

☆☆ 收產傷胎一百六 ☆☆

一孕婦，年二十餘，臨產召穩媼三人，其二媼極抽婦之臂，其一[1] 媼頭抵婦之腹，更以兩手拔其腰，極力為之。胎死於腹，良久乃下，兒赤[2] 如血，乃穩媼殺之也。豈知瓜熟自落。何必如此乎！其婦因茲經脈斷閉，腹如刀剜，大渴不止，小溲閉絕。主病者禁水不與飲，口舌枯燥，牙齒黧黑，臭不可聞，食飲不下，昏憒欲死。

戴人先以冰雪水恣意飲之，約二升許，痛緩渴止。次以舟車丸、通經散，前後五六服，下數十行，食大進。仍以桂苓甘露散、六一散、柴胡飲子等調之，半月獲安。

又，一婦人臨產，召村嫗數人侍焉。先產一臂出，嫗不測輕重拽之，臂為之斷，子死於腹。其母面青身冷，時微喘嗚呼。病家甘於死。忽有人曰：張戴人有奇見，試問之。戴人曰：命在須臾，針藥無及，急取秤鉤，續以壯繩，以膏塗其鉤，令其母分兩足向外偃坐，左右各一人腳上立足。次以鉤其死胎，命一壯力婦，倒身拽出死胎，下敗血五七升，其母昏困不省。待少頃，以冰水灌之，漸嚥二口，大醒食進。次日四物湯調血，數日方癒。戴人常曰：產後無他事，因侍嫗非其人，轉為害耳。

☆☆ 懷恐脅痛一百七 ☆☆

洛陽孫伯英，因誣獄，妻子被繫，逃於故人，是夜覺胃脅痛，托故人求藥。故人曰：有名醫張戴人適在焉，當與公同往。時戴人宿酒未醒，強呼之。故人曰：吾有一親人病，欲求診。戴人隔窗望見伯英曰：此公伏大驚恐。故人曰：何以知之？戴人曰：面青脫色，膽受怖也。後會赦乃出，方告戴人。

---

[1] 其一：原作「一其」，據文義乙正。

[2] 赤：原作「亦」，據中統本改。

☆☆ 背疽一百八 ☆☆

一富家女子，十餘歲，好食紫櫻，每食即二三斤，歲歲如此，至十餘年。一日潮熱如勞。戴人診其兩手脈，皆洪大而有力。謂之曰：他日必作惡瘡腫毒，熱上攻目，陽盛陰脫之證。其家大怒，不肯服解毒之藥。不一二年，患一背疽如盤，痛不可忍，其女忽思戴人曾有是言，再三悔過，請戴人。

戴人以銇針繞疽暈刺數百針，去血一斗。如此三次，漸漸痛減腫消，微出膿而斂。將作痂時，使服十補內托散乃痊。終身忌口，然目亦昏，終身無子。

☆☆ 肺癰一百九 ☆☆

舞水一富家有二子，長者年十三歲，幼者十一歲，皆好頓食紫櫻一二斤，每歲須食半月。後一二年，幼者發肺癰，長者發肺痿，相繼而死。

戴人常歎曰：人之死者，命耶？天耶？古人有詩：爽口味多終作疾。真格言也。天生白[1]果所以養人，非欲害人，然富貴之家，失教縱慾，遂至於是。

☆☆ 咽中刺塞一百十 ☆☆

強家一小兒，約五六歲，同隊小兒，以蜀黍楷[2]相擊。逆芒倒刺於咽中，數日不下粥藥，腫大發，其家告戴人。戴人命取水，依《道經》中咒水法，以左手屈中指及無名指，作三山印，坐水盞於其上，右手掐卯[3]文，是金槍印。腳踏丁字立，望太陽或燈火，取氣一口，吹在淨水盞中，咒曰：吾取老君東流順，老君奉敕攝去毒水，吾託大帝尊，所到稱吾者，各各現帝身，急急如律令。攝念七遍，吹在盞中，虛攬卓三次為定，其兒嚥水下咽，曰：我可也。三五日腫散。乃知法亦有不可侮者。

☆☆ 誤吞物咽中一百十一 ☆☆

一小兒誤吞一錢，在咽中不下，諸醫皆不能取，亦不能下，乃命戴人。

戴人熟思之，忽得一策：以淨白表紙，令捲實如箸，以刀縱橫亂割其端，作鬅鬙之狀。又別取一箸，縛針鉤於其端，令不可脫，先下咽中，輕提輕抑，一探之，覺鉤入於錢竅，然後以紙捲納之咽中，與鉤尖相抵，覺鉤尖入紙捲之端，不礙肌肉，提之而出。

☆☆ 腸澼下血一百十二 ☆☆

棠溪欒彥剛，病下血，醫者以藥下之，默默而死。其子企，見戴人而問之曰：吾父之死，竟無人知是何證。戴人曰：病銼其心也。心主行血，故被銼則血不禁，若血溫身熱者死。火數七，死必七日。治不當下，若下之，不滿數。企曰：四日死。何謂痛[4]銼心？戴人曰：智不足而

[1] 白：四庫本作「百」。

[2] 楷：〔批〕「楷」疑當作「秸」。

[3] 卯：原作「印」，據本書卷五第五十六改。

[4] 痛：〔批〕「痛」字當作「病」字。

強謀，力不足而強與，心安得不鋋也？欒初與邢爭屋不勝，遂得此病。企由是大服，拜而學醫。

☆☆ 水腫睾丸一百十三 ☆☆

霍秀才之子，年十二歲，睾丸一旁腫膇，戴人見之曰：此因驚恐得之。驚之為病，上行則為嘔血，下則腎傷而為水腫。以琥珀通經散，一瀉而消散。

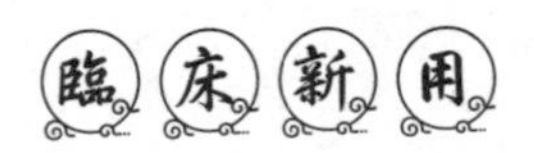

參耆湯治療鞘膜積液

臨床多表現為一側陰囊腫大呈橢圓似索狀，小者無不適感，較大者自覺下墜，過大則狀如水晶，行動不便。陰囊只腫不痛，不紅不熱，腫塊有囊性感或微硬，睾丸不易觸及。

參耆湯：黨參 30 克、黃耆 30 克，白朮 10 克、香附 6 克，青皮 3 克，吳茱萸 9 克，小茴香 6 克，橘核 6 克，荔枝核 9 克，澤蘭 6 克，車前子 6 克，澤漆 9 克，甘草 6 克，水煎服。方中黨參、黃耆、白朮健脾益氣，脾氣健運，則津液輸布正常，而不致水濕下流陰器；香附、青皮疏肝理氣；小茴香、吳茱萸入肝經，溫通散寒；橘核、荔枝核入厥陰氣分以行氣中之滯；根據前人「血不行則病水」的說法，即欲治其水嚐活其血，故予澤蘭活血化瘀，利水消腫；車前子、澤漆利水消腫，以助積液消失；甘草和中。全方共奏補脾、舒肝、散寒、利水之功。（廖志香・中國中醫藥信息雜誌，2001，9：66.）

☆☆ 伏驚一百十四 ☆☆

上渠卜家一男子，年二十八歲，病身弱，四肢無力，面色蒼黃，左脅下、身側上下如臂狀，每發則痛無時，食不減，大便如常，小便微黃，已二三載矣。諸醫計窮，求戴人治之。視其部分，乃足厥陰肝經兼足少陽膽經也。

張曰：甲膽乙肝，故青；其黃者，脾也。診膽脈小，此因驚也。驚則膽受邪，腹中當有驚涎綠水。病人曰：昔曾屯軍被火，自是而疾。

戴人夜以舟車丸百五十丸、濬川散四五錢，加生薑自然汁，平旦果下綠水四五行。或問：大加生薑何也？答曰：辛能伐木也。下後覺微痛，令再下之。比前藥減三之一，又下綠水三四行，痛止思食，反有力。

戴人謂卜曰：汝妻亦當病。卜曰：太醫未見吾妻，何以知之？曰：爾感此驚幾年矣？卜省曰：當被火時，我正在草堂中熟寐，人驚喚，我睡中驚不能言，火已塞門，我父拽出我火中，今五年矣。張曰：汝膽伏火驚，甲乙[1]乘脾土，是少陽相火乘脾。脾中有熱，故能食而殺穀。熱雖能化穀，其精氣不完，汝必無子。蓋敗經反損婦人，汝妻必手足熱，四肢無力，經血不時。卜曰：吾妻實如此，亦已五年矣。

他日，門人因觀《內經》，言先瀉所不勝、次瀉所勝之論，其法何如，以問張。張曰：且如膽木乘胃土，此土不勝木也。不勝之氣，尋救於子，已土能生庚金，庚為大

[1] 乙：中統本作「木」。

腸，味辛者為金，故大加生薑使伐木。然先不開脾，土無由行也。遂用舟車丸，先通其閉塞之路，是先瀉其所不勝；後用薑汁調濬川散大下之，次瀉其所勝也。大抵陽干剋陽干，腑剋腑，臟剋臟。

【外 傷 形】

☆☆ 孕作病治一百十五 ☆☆

一婦人，年四十餘得孕。自以為年衰多病，故疾復作，以告醫氏。醫者不察，加燔針於臍兩旁，又以毒藥攻[1]磨，轉轉腹痛，食減形羸，已在床枕，來問戴人。

戴人診其脈曰：六脈皆平，惟右尺脈洪大有力，此孕脈也，兼擇食，為孕無疑，左右皆笑之。不數月，生一女子，兩目下各有燔針痕，幾喪其明。凡治婦病，當先問娠，不可倉卒矣。

☆☆ 杖瘡一百十六 ☆☆

戴人出遊，道經故息城，見一男子被杖，瘡痛焮發，毒氣入裏，驚涎堵塞，牙禁不開，粥藥不下。前後月餘，百治無功，甘分於死。

戴人先以三聖散，吐青蒼驚涎約半大缶；次以利膈丸百餘粒，下臭惡燥糞又一大缶；復煎通聖散數錢。熱服之；更以酸辣蔥醋湯發其汗。斯須汗吐交出，其人活矣。此法可以救冤。

☆☆ 落馬發狂一百十七 ☆☆

一男子落馬發狂，起則目瞪，狂言不識親疏，棄衣而走，罵言湧出，氣力加倍，三五人不能執縛。燒符作醮、問鬼跳巫，殊不知顧，丹砂、牛黃、犀、珠、腦、麝，資財散去，室中瀟然。不遠二百里，而求戴人一往。戴人以車輪埋之地中，約高二丈許，上安之中等車輪，其輞上鑿一穴，如作盆之狀。縛狂病人於其上，使之伏臥，以軟裀襯之，又令一人於下，坐機一枚，以棒攪之，轉千百遭，病人吐出青黃涎沫一二斗許。繞車輪數匝，其病人曰：我不能任，可解我下，從其言而解之，索涼水，與之冰水飲數升，狂方罷矣。

☆☆ 犬傷[2]脛腫一百十八 ☆☆

麻先生兄，村行為犬所嚙，舁至家，脛腫如罐，堅若鐵石，毒氣入裏，嘔不下食，頭痛而重，往問戴人。女僮曰：痛隨利減，以檳榔丸下之。見兩行不瘥，適戴人自舞陽回，謂麻曰：腫脛如此，足之三[3]陰三陽可行乎？麻曰：俱不可行。如是，何不大下之？乃命夜臨臥服舟車丸百五十粒，通經散三四錢。比至夜半，去十四行，腫立消，作胡桃紋，反細於不傷之脛。

戴人曰：慎勿貼膏紙，當令毒氣出，流膿血水常行。

---

[1] 攻：原作「致」，據醫統本改。

[2] 犬傷：原作「太陽」，據中統本改。

[3] 三：原作「二」，據中統本改。

又一日，戴人恐毒氣未盡，又服舟車丸百餘粒、濬川散三四錢，見六行。病人曰：十四行易當，六行反難，何也？戴人曰：病盛則勝藥，病衰則不勝其藥也。六日其膿水盡，戴人曰：膿水行時不畏風，盡後畏風也。乃以愈風餅子，日三服之。又二日，方與生肌散，一敷之而成痂。嗚呼！用藥有多寡，使差別相懸。向使不見戴人，則利減之言非也。以此知，知醫已難，用醫尤難。

☆☆ 足閃肭痛一百十九 ☆☆

谷陽鎮酒監張仲溫，謁一廟，觀匠者砌露台，高四尺許，因登之。下台，或肭一足，外踝腫起，熱痛如火。一醫欲以針刺腫出血，戴人急止之曰：肭已痛矣，更加針，二痛俱作，何以忍也？乃與神祐丸八九十丸，下二十餘行，禁食熱物。夜半腫處發癢，痛止[1]，行步如常。戴人曰：吾之此法，十治十癒，不誑後

☆☆ 膝肭跛行一百二十 ☆☆

葛塚馮家一小兒，七八歲，膝被肭跛行，行則痛，數日矣。聞戴人工[2]醫，令人問之。戴人曰：小病耳，教來。是夜以舟車丸、通經散，溫酒調而下之。夜半湧泄齊行，上吐一碗，下泄半缶。既上床，其小兒為[3]母曰：膝臏癢，不可往[4]來。日使服烏金丸，壯其筋骨，一月疾癒而走矣。

☆☆ 杖瘡入水一百二十一 ☆☆

小渠袁三，因強盜[5]入家，傷其兩胻外臁，作瘡，數年不已，膿血常涓涓然，但飲冷則瘡間冷水浸淫而出，延為濕瘡，來求治於戴人。曰：爾中焦當有綠水二三升，涎數掬。袁曰：何也？戴人曰：當被盜時，感驚氣入腹，驚則膽傷，足少陽經也，兼兩外臁皆少陽之部，此膽之甲木受邪，甲木色青，當有綠水。少陽在中焦如漚，既伏驚涎在中焦，飲冷水，咽為驚涎所阻，水隨經而旁入瘡中，故飲水則瘡中水出。乃上湧寒痰，汗如流水；次下綠水，果二三升。一夕而痂乾，真可怪也。

---

[1] 痛止：中統本作「來日」。

[2] 工：原作「不」，據中統本改。

[3] 為：四庫本作「謂」。

[4] 往：疑為「住」字之訛，後「來」字連下讀。

[5] 盜：原作「忽」，據四庫本改。

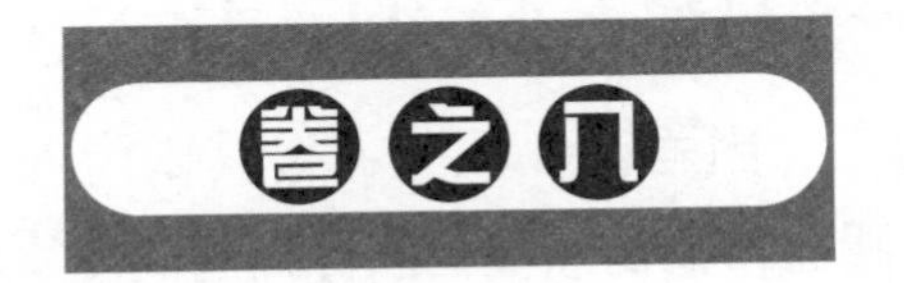

【內 積 形】

☆☆ 傷冷酒一百二十二 ☆☆

戴人出遊，道經陽夏，問一舊友，其人病已危矣。戴人往視之，其人曰：我別無病，三年前，當隆暑時出村野，有以煮酒餽予者，適村落無湯器，冷飲數升，便覺左脅下悶，漸痛結硬，至今不散。針灸磨藥，殊不得效。

戴人診其兩手脈，俱沉實而有力。先以獨聖散吐之，一湧二三升，色如煮酒，香氣不變；後服和脾散、去濕藥，五七日，百脈沖和，始知針灸無功，增苦楚矣。

☆☆ 心下沉積一百二十三 ☆☆

顯慶寺僧應公，有沉積數年，雖不臥床枕，每於四更後，心頭悶硬，不能安臥，須起行寺中，習以為常，人莫知為何病。

以藥請於戴人，戴人令湧出膠涎一二升，如黑礬水，繼出黃綠水，又下膿血數升。自爾胸中如失巨山，飲餌無算，安眠至曉。

☆☆ 茶癖一百二十四 ☆☆

一緇侶，好茶成癖，積在左脅。戴人曰：此與肥氣頗同，便非肥氣。雖病十年，不勞一日。況兩手脈沉細，有積故然。吾治無針灸之苦，但小惱一餉，可享壽盡期。先以茶調散，吐出宿茶水數升；再以木如意揃之，又湧數升，皆作茶色；次以三花神祐丸九十餘粒，是夜瀉二十餘行，膿水相兼，燥糞瘀血雜然而下。明日以除濕之劑，服十餘日，諸苦悉蠲，神清色瑩。

☆☆ 腹脹水氣一百二十五 ☆☆

蹙踘張承應，年幾五十，腹如孕婦，面黃食減，欲作水氣。或令服黃耆建中湯及溫補之劑，小溲涸閉，從戴人療焉。戴人曰：建中湯，攻表之藥也，古方用之攻裏，已誤也，今更以此取積，兩重誤也。先以湧劑吐之，置火於其旁，大汗之；次與豬腎散四錢，以舟車丸引之，下六缶，殊不困，續下兩次，約三十餘行，腹平軟，健啖如昔。常仲明曰：向聞人言，瀉五六缶，人豈能任？及聞張承應，渠云誠然。乃知養生與攻疴，本自不同，今人以補劑療病宜乎不效。

☆☆ 痃氣一百二十六 ☆☆

王亭村一童子，入門狀如鞠恭[1]而行。戴人曰：痃氣也。令解衣揣之，二道如臂。其家求療於戴人。先刺其左，如刺重紙，剝然有聲而斷。令按磨之，立軟。其右亦然。觀者感[2]嗟異之。或問，曰：石關穴也。

☆☆ 胸膈不利一百二十七 ☆☆

沈丘王宰妻，病胸膈不利，口流涎沫，自言咽下胃中常雷聲，心間作微痛，又復發昏，胸乳之間，灸瘢如棋，化痰利膈等藥，服之三載，病亦依然。其家知戴人痰藥不損，來求之。一湧而出雪白蟲一條，長五六寸，有口鼻牙齒，走於涎中，病者忿而斷之，中有白髮一莖。此正與徐文伯所吐宮人髮瘕一同。蟲出立安。

☆☆ 冷疾[3]一百二十八 ☆☆

戴人過醮都[4]營中飲會，鄰席有一卒，說出妻事。戴人問其故，答曰：吾婦為室女，心下有冷積如覆杯，按之如水聲，以熱手熨之如水聚[5]，來已十五年矣，恐斷我嗣，是故棄之。戴人曰；公勿黜也。如用吾藥，病可除，孕可得。卒從之。戴人診其脈沉而遲，尺脈洪大而有力，非無子之候也。可不逾年而孕。其良人笑曰：誠之。先以三聖散吐涎一斗，心下平軟；次服白朮調中湯、五苓散；後以四物湯和之。不再月，氣血合度，數月而娠二子。戴人常曰：用吾此法，無不子之婦。此言不誣矣。

---

[1] 恭：中統本作「躬」。

[2] 感：中統本作「咸」。

[3] 疾：原目錄作「積」。

[4] 醮都：中統本作「譙都」。

[5] 水聚：中統本作「冰娶」，娶連下讀。

☆☆ 積塊一百二十九 ☆☆

果菌[1]劉子平妻，腹中有塊如瓢，十八年矣。經水斷絕，諸法無措。戴人令一月之內湧四次、下六次，所去痰約一二桶。其中不化之物，有如葵菜者，爛魚腸之狀。湧時以木如意揃之，覺病積如刮，漸漸而平。及積之既盡，塊痕反窪如臼，略無少損，至是而面有童色，經水既行。若當年少，可以有子。

☆☆ 肥氣積一百三十 ☆☆

陽夏張主簿之妻，病肥氣，初如酒杯大，發寒熱。十五餘年後，因性急悲感，病益甚。惟心下三指許無病，滿腹如石片，不能坐臥，針灸匝矣，徒勞力耳，乃敬邀戴人而問之。既至，斷之曰：此肥氣也，得之季夏戊己日，在左脅下，如覆杯。久不癒，令人發瘖瘧。瘖瘧者，寒熱也。以瓜蒂散吐之，魚腥黃涎約一二缶。至夜，繼用舟車丸、通經散投之。五更，黃涎膿水相半五六行，凡有積處皆覺痛。後用白朮散、當歸散和血流經之藥，如斯湧泄，凡三四次而方癒。

☆☆ 伏瘕一百三十一 ☆☆

汴梁曹大使女，年既笄，病血瘕數年。太醫宜企賢，以破血等藥治之，不癒。企賢曰：除得陳州張戴人方癒。一日，戴承語至汴京，曹大使乃邀戴人問焉。戴人曰：小腸遺熱於大腸，為伏瘕，故結硬如塊，面黃不月。乃用湧泄之法，數年之疾，不再旬而效，女由是得聘。企賢問誰治之？曹大使曰：張戴人。企賢立使人邀之。

☆☆ 停飲一百三十二 ☆☆

一婦從年少時，因大哭罷，痛飲冰水困臥，水停心下，漸發痛悶。醫氏咸以為冷積，治之以溫熱劑，及禁食冷物。一聞茶氣，病輒內作，如此數年。燎針燒艾，瘡孔數千。十餘年後，小便赤黃，大便秘悶[2]，兩目加昏，積水轉甚，流於兩脅。世謂水癖，或謂支飲，硇、漆、棱、茂攻磨之藥，竟施之矣。食日衰，積日茂，上至鳩尾，旁至兩脅及臍下，但發之時，按之如水聲，心腹結硬，手不可近者[3]。月發五七次，甚則欲死，諸藥皆厭，二十餘年。求戴人發藥，診其脈，寸口獨沉而遲，此胸中有痰。先以瓜蒂散湧痰五七升，不數日，再越痰水及斗。又數日，上湧數升。凡三湧三下，汗如水者亦三，其積皆去。以流濕飲之藥調之，月餘大瘥。

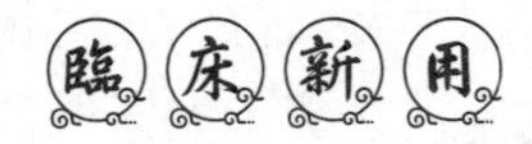

1. 婦科癥瘕治療三法

（1）化瘀合軟堅散結：

本法主要用治子宮肌瘤者，證見月經量多，且多有大小血塊，經期延長，或有腹痛。婦檢：子宮增大，質較堅

[1] 菌：中統本作「園」。

[2] 悶：疑為「閟（閉）」之訛。

[3] 者：此下中統本有「向者髮稀，近者」六字。

硬，舌質暗紅，或邊有紫點、瘀斑、脈象細弦或細澀。治需活血化瘀、軟堅散結同施。

藥物組成：石打穿20克，丹參15克，穿山甲、地鱉蟲各10克，三棱、莪朮、昆布、夏枯草各15克，炙鱉甲、白花蛇舌草各25克。若腹脹加香附、青皮；腹痛加製乳香、延胡；濕熱偏甚，黃帶多者加製蒼朮、黃柏；若體弱不能攻消者，加黨參、黃耆，攻補兼施，扶正祛邪。

（2）化瘀合祛痰利濕：

本法主要用治卵巢囊腫或輸卵管積水者，臨床往往無明顯自覺症狀，常因婚後不孕作婦檢或超音波時發現。查見腹部腫塊多由下腹一側逐漸增大，常呈球形，有囊性感，常可移動，無觸痛。腫塊大小不一，月經一般正常。舌潤苔薄，脈沉弦。治需化瘀軟堅合祛痰利濕法同施，

藥物組成：桂枝10克，澤蘭10克，紅花10克，益母草12克，昆布20克，白芷10克，山慈菇、生鱉甲、皂角刺、車前子各10克，桔梗6克，細辛3克，合桂枝茯苓丸同用。

（3）化瘀合理氣通絡：

本法主要用於輸卵管沾黏阻塞不通者，常因輸卵管急、慢性炎症或結核等引起。患者多有腹痛、腰酸、乳脹、心煩，尤以經前為劇。治宜散結化瘀與理氣通絡結合。

藥物組成：當歸、赤芍、丹參、川芎、香附、延胡、三棱、莪朮各10克，穿山甲、路路通各15克。經期停服。臨床根據具體情況予以辨證加減。

如急性炎症期加紅藤、敗醬草、蒲公英、白花蛇舌草等清熱解毒藥；若病久反覆，宜側重軟堅散結，如生牡蠣、黃藥子、海藻、昆布等；若瘀阻腹痛較著，需加地鱉蟲、劉寄奴、蘇木，甚至全蠍、蜈蚣、失笑散等以加強藥力。（張桂英・安徽中醫臨床雜誌，1994，4：39.）

2. 運用血府逐瘀湯治療聚證50例

方藥組成：當歸12克，桃仁9克，紅花12克，赤芍10克，枳殼12克，柴胡12克，川芎12克，桔梗9克，川牛膝18克，甘草6克，生地12克。

加減：氣滯重血瘀輕加鬱金、元胡、川楝子、陳皮、木香等；氣虛血瘀，加黨參（力參）、黃精、白朮等；熱鬱血瘀，加丹皮、焦梔子等；寒凝血瘀加桂心、附子、炮薑、吳茱萸等；若反覆發作，脾氣受傷可加健脾和胃湯（廣木香、砂仁、黨參、土白朮、茯苓、甘草）；如食滯阻於腸道腑氣不通加大黃、大白、枳實化滯通便。總有效率為100%。（王旭初等・河南醫藥信息，1994，6：43.）

3. 棱莪消積飲加減灌腸治療盆腔包塊400例

（1）濕熱瘀阻型：

常有低熱起伏，腰酸腹痛，包塊質軟，常遇經期或勞累後加重，帶下量多，色黃，有穢臭味，大便秘結或溏，小便短赤，伴胸悶納少，口乾而膩，舌紅或暗、苔薄黃膩，脈弦數或濡數。

（2）氣滯血瘀型：

下腹脹痛或刺痛，或自覺腹部有包塊，包塊質軟或硬，固定不移、拒按，每逢情緒不暢加重，精神抑鬱，面色晦暗，口乾不欲飲。月經量或多或少，經質稠或有血塊，經期延後，舌暗邊有瘀點、苔薄白，脈沉弦或沉緊。

（3）痰濕阻滯型：

下肢綿綿作痛，包塊按之柔軟，遇熱或按之痛減，月經停閉，帶下較多，色白質稀或黏膩。伴見胸脅滿悶，嘔惡痰多，神疲倦怠，或面浮足腫，大便溏薄，小便清長，或夜尿繁多，舌苔白膩、舌質暗紫，脈細或沉滑。

（4）寒凝血瘀型：

下腹墜脹痛，腰重酸痛，包塊質堅而固定不移，拒按，得熱則舒，遇冷後加劇。月經後期，量少且伴有血塊，伴見畏寒肢冷，周身疼痛，舌暗或邊有瘀點、苔白膩，脈沉緊或細緊。

藥物組成及治療方法：棱莪消積飲以破血逐瘀、軟堅散結。藥物組成：三棱、莪朮、丹參、香附、昆布、海藻、牡蠣、穿山甲、路路通。

加減法：濕熱瘀阻型加紅藤、敗醬草、赤芍、魚腥草，以增強清熱利濕之功效；氣滯血瘀型加元胡、川楝子、蒲黃、枳殼，以疏肝理氣，活血祛瘀；寒凝血瘀型加桂枝、小茴香、肉桂，以溫經散寒，化瘀消症；痰濕阻滯型去昆布、海藻，加青皮、木香、檳榔、陳皮、葶藶子，以理氣化痰，破瘀消症；虛甚者加黨參、黃耆。

灌腸方法：藥物加水500毫升，濃煎至100毫升，保持在30℃左右。患者排空膀胱，側臥，用5號導尿管將藥物導入肛門，保留灌腸半小時以上。每日一次。總有效率為90.75%。（吳秀蘭等・北京中醫藥大學學報，

1995，5：46.）

4. 自擬甲藻癒腫湯和消瘤散治療卵巢囊腫 56 例

治療方法甲藻愈腫湯：製甲珠 10 克，浙貝母 10 克，製鱉甲 10 克，醋三棱 10 克，醋莪朮 10 克，炒枳殼 10 克，醋香附 15 克，廣木香 10 克，海藻 10 克，益母帶 20 克，丹參 30 克。出血量多可加旱蓮草 20 克。黑茜草 10 克；白帶黃稠、腥臭可加黃柏 15 克，龍膽草 12 克。每劑藥煎 3 次，早晚各 1 次，飯前服。

消瘤散：大黃 30 克，黃柏 15 克，黃芩 15 克，黃藥子 15 克，土元 20 克，紅花 10 克，瓦楞子 30 克，黃酒 120 毫升，上藥製成粗粉，取黃酒 30 毫升拌均，用小布袋包裹，放入蒸籠內，文火蒸 20 分鐘。取出趁熱放在病灶局部熱敷溫度要適中，防止燙傷皮膚，每次 30 ～ 50 分鐘，每天 1 次。總有效率為 95%。（馬曉東等・中國社區醫師，2004，4：35.）

☆☆ 積氣一百三十三 ☆☆

寄西華縣庠山東顏先生，有積二十年。目視物不真，細字不睹，當心如頑石，每發痛不可忍，食減肉消，黑鼾滿面，腰不能直。

因遇戴人，令湧寒痰一大盆[1]，如片粉；夜以舟車丸、通經散，下爛魚腸、葵菜汁七八行。病十去三四，以熱漿粥投之，復去痰一盆。次日又以舟車丸、通經散，前後約百餘行，略無少困。不五六日，面紅鼾去，食進目

[1] 盆：原作「盍」，據醫統本改。

明，心中空曠，遂失頑石所在，旬日外來謝。

☆☆ 沉積疑胎一百三十四 ☆☆

修弓杜匠，其子婦年三十，有孕已歲半矣。每發痛則召侍媪待之，以為將產也。一二日復故，凡數次。乃問戴人，戴人診其脈，澀而小。斷之曰：塊病也，非孕也。《脈訣》所謂澀脈如刀刮竹形，主丈夫傷精，女人敗血。治之治法[1]，有病當瀉之。

先以舟車丸百餘粒，後以調胃承氣湯加當歸、桃仁，用河水煎，乘熱投之。三兩日，又以舟車丸、桃仁承氣湯瀉，青黃膿血雜然而下。每更衣，以手向下推之、揉之則出。後三二日，又用舟車丸，以豬腎散佐之。一二日，又以舟車丸通經如前。數服，病去十九，俟晴明，當未食時，以針瀉三陰交穴。不再旬，塊已沒矣。此與隔腹視五臟者，復何異哉！

☆☆ 是胎非積一百三十五 ☆☆

胡王之妻，病臍下積塊，嘔食，面黃肌瘦而不月。或謂之乾血氣，治之無效。

戴人見之曰：孕也。其人不信，再三求治於戴人。與之平藥，以應其意，終不肯下毒藥。後月到，果胎也。人問何以別之？戴人曰：尺脈洪大也。《素問．陰陽別論》所謂陰搏陽別之脈。

---

[1] 治法：醫統本作「之法」。

【外積形】

☆☆ 瘤一百三十六 ☆☆

戴人在西華，眾人皆訕以為吐瀉。一日，魏壽之與戴人入食肆中，見一夫病一瘤，正當目之上網內眥，色如灰李，下垂覆目之睛，不能視物。

戴人謂壽之曰：吾不待食熟，立取此瘤。魏未之信也。戴人曰：吾與爾取此瘤何如？其人曰：人皆不敢割。戴人曰：吾非用刀割，別有一術焉。其人從之。乃引入一小室中，令俯臥一床，以繩束其䯒，刺乳[1]中大出血。先令以手揉其目，瘤上亦刺出雀糞，立平。出戶，壽之大驚。戴人曰：人之有技，可盡窺乎。

☆☆ 膠瘤一百三十七 ☆☆

郜城，戴人之鄉也。一女子未嫁，年十八，兩手背皆有瘤，一類雞距，一類角丸，腕不能釧。向明望之，如桃膠然。夫家欲棄之。

戴人見之曰：在手背為膠瘤，在面者為粉瘤，此膠瘤也。以針十字刺破，按出黃膠膿三兩匙，立平。瘤核更不再作，婚事復成。非素明者，不敢用此法矣。

☆☆ 瘻一百三十八 ☆☆

新砦婦人，年四十餘，有瘻三瓣。戴人令以鹹吐之。

---

[1] 乳：中統本作「委」。

三湧、三汗、三下，癭已半消；次服化癭之藥，遂大消去。夫病在上者，皆宜吐之，亦自有消息之法耳。

☆☆ 痔一百三十九 ☆☆

趙君玉常病痔，鳳眼草、刺猬皮、槐根、狸首之類皆用之。或以乾薑作末，塗豬肉炙食之，大便燥結不利，且痛。後數日，因病黃，大湧瀉數次，不言痔作。麻先生偶記而書之。君玉自識戴人之後，痔更不發耳。

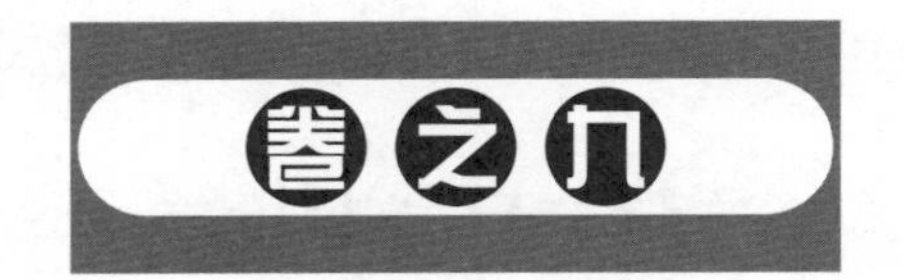

☆☆誤中湧法☆☆

嗽

張板村鹿子春一小兒，七八歲，夏月病嗽，羸甚。戴人欲湧之。子春以為兒幼弱，懼其不勝，少難之。一日，因飲酒，家人與之酒，傷多，乃大吐，吐定而嗽止。蓋酒味苦，苦屬通[1]劑。子春乃大悟戴人之言也。

疥

貨生藥焦百善云：有蕘夫來買苦參，欲治疥。不識藥性緩急，但聞人言可治，濃煎一碗服之。須臾，大吐涎一盆，三二日疥作痂矣。

赤目

一小兒名德孫，眼發赤。其母買銅綠，欲洗兒目。煎成，家人誤與兒飲之。須臾大吐，吐訖立開。

感風寒

焦百善偶感風寒，壯熱頭痛。其巷人點蜜茶一碗，使啜之。焦因熱服之訖，偶思戴人語曰：凡苦味皆能湧。百善兼頭痛，是病在上，試以箸探之畢，其痛立解。

☆☆ 誤中寒涼 ☆☆

經閉

一婦人，年二十餘歲，病經閉不行，寒熱往來，咳嗽潮熱。庸醫禁切，無物可食。一日當暑出門，忽見賣涼粉者，以冰水和飲，大為一食，頓覺神清骨健，數月經水自下。

下血

一男子臟毒下血，當六月間，熱不可堪，自甘於死。忽思冰蜜水，猛捨性命，飲一大盂，痛止血住。

痢

一男子病膿血惡痢，痛不可忍。忽見水浸甜瓜，心酷喜之，連皮食數枚，膿血皆已。人言下痢無正形，是何言也？人止知痢是虛冷，溫之、燥[2]之、澀之、截之，此外無術矣。豈知風、暑、火、濕、燥、寒六者，皆為痢。此冰蜜甜瓜所以效也。

☆☆ 臨變不惑 ☆☆

湧法

戴人在西華夏公宅，其僕鄭驢病，法當吐。命女僮下藥，藥失不制，又用之太多，湧之不出，反悶亂不醒，乃告戴人。戴人令以薪實馬槽，既平，舁鄭驢臥其上，倒垂其頭。須臾大吐，吐訖而快。戴人曰：先宜少進，不湧旋

[1] 通：〔批〕「通」疑當作「湧」。

[2] 燥：原作「溫」，與上文重，據四庫本改。

加。

西華一老夫病，法當吐，令門人欒景先下藥。景先初學，其人不吐，反下走二行，乃告戴人。戴人令取溫齏汁，飲二碗，再下湧藥一錢，以雞翎探之，乃吐。既藥行，方大吐，吐訖又安。戴人曰：凡用吐藥，先以齏汁一碗橫截之。藥既咽下，待少頃，其雞翎勿令離口。酸苦鹹雖能吐入，然不撩何由出也？

李仲安宅四婦人病同，日下湧劑，置燠室中火兩盆，其一婦人發昏，眾人皆驚。戴人笑曰：內火見外火故然。舁之門外，使飲冰雪水立醒。時正雪晴，戴人曰：熱見寒則醒。眾由是皆服。非老手識[1]練，必不能鎮眾人之驚也。

湧嗽

楊壽之妻，病嗽十餘年，法當吐之。一日不止，以麝香湯止之；夜半猶不定，再止之；明旦，頗覺噁心，更以人參湯止之，二日稍寧。自下藥凡三來問戴人，不顧，謂欒景先曰：病久嗽，藥已擒病，自然遲解，湧後調理數日乃止。戴人常言：湧後有頓快者；有徐快者，有反閉悶者，病未盡也；有反熱者，不可不下也。大抵三日後無不快者。凡下不止者，以冰水解之。凡藥熱則行，寒則止矣。

☆☆ 當禁不禁 ☆☆

病癒後犯禁而死

孟太亨，病腫既平，當節食及鹽、血、房室等。不慎病再，適戴人歸家，無救之者，乃死。

鄽城董德固，病勞嗽。戴人曰：癒後當戒房事。其病癒，恃其安，觸禁而死。死後妻生一子，正當病瘥之日也。董初堅諱，至是乃彰。

一宦家小兒病痢，自鄽頭車載至朱葛寺，入門而死。戴人曰：有病遠行，不可車載馬馱。病已擾矣，又以車馬動搖之，是為重擾，其即死。

陽夏韓氏，為犬所囓，大痛不可忍，偏癢燥，自莊頭載至家，二十里，一夕而死。時人皆不知車之誤也。

戴人常言：傷寒之後，忌葷肉、房事勞；水腫之後，禁房及油鹽滋味等三年；滑泄之後，忌油膩。此三者，決不可不禁也。戴人常曰：病久否閉，忽得湧泄，氣血沖和，心腎交媾，陽事必舉。尤切戒房室，元氣新至，犯之則病再作，恐罪於湧泄。

☆☆ 不忌反忌 ☆☆

不忌口得癒

一男子，病泄十餘年。荳蔻、阿膠、訶子、龍骨、烏梅、枯礬，皆用之矣。中脘、臍下、三里，歲歲灸之。皮肉皺槁，神昏足腫，泄如泔水，日夜無度。戴人診其兩手脈，沉且微，曰：生也。病人忽曰：羊肝生可食乎？戴人應聲曰：羊肝止泄，尤宜服。病人悅而食一小盞許，可以漿粥送之。病人飲粥數口，幾半升，續又食羊肝生一盞許，次日泄幾[2]七分。如此月餘而安。此皆忌口太過之

[1] 識：四庫本作「語」。

[2] 幾：中統本作「減」。

罪也。

戴人常曰：胃為水穀之海，不可虛怯，虛怯則百邪皆入矣。或思葷茹，雖與病相反，亦令少食，圖引漿粥，此權變之道也。若專以淡粥責之，則病人不悅而食減，久則病增損命，世俗誤人矣。

不可忌口

戴人常曰：臟毒、酒毒，下血、嘔血，婦人三十已下血閉，六月、七月間膿血惡痢，疼痛不止，婦人初得孕擇食者，以上皆不忌口。

☆☆ 高技常孤 ☆☆

戴人常曰：人言我不接眾工。戴人曰：余豈不欲接人，但道不同，不相為謀。醫之善，惟《素問》一經為祖。有平生不識其面者，有看其文不知其義者，此等雖日相親，欲何說？止不過求一二藥方而已矣。大凡藥方，前人所以立法，病有百變，豈可執方，設於富貴之家病者，數工同治，戴人必不能從眾工，眾工亦不能從戴人，以此常孤。惟書生高士，推者復來，日不離門。

戴人又曰：我之術，止可以教書生，不能受醫者勿授。老書生曰：我是書生，豈不知書生？書生固多，許可以易慢。

戴人問之曰：彼未嘗見予治病，故有是言。若親見予治病數十人，自反思矣。凡謗我者，皆望風取信於群醫之口也。孔子曰：浸潤之譖[1]，膚受之愬，不行焉。可謂明也已矣。

☆☆ 群言難正 ☆☆

謗吐

或言：人有病，不可吐，人身骨節皆有涎，若吐出骨節間涎，令人偏枯。戴人問之曰：我之藥止是吐腸胃間久積，或膜肓[2]間宿沫，皆是胃膈中溢出者，夫下與吐[3]一理也。但病有上下，故用藥有逆順耳。

謗三法

或言；戴人汗、下、吐三法，欲該天下之醫者，非也。夫古人醫法未備，故立此三法。後世醫法皆備，自有成說，豈可廢後世之法，而從遠古？譬猶上古結繩，今日可廢書契而從結繩乎？戴人問之曰：《易》之法雖多，不離八卦五行；刑章雖多，不過笞杖徒流。岐伯曰：知其要者，一言而終。然則岐伯亦誑人乎？大抵舉綱則簡，計目則繁。

謗峻藥

或言：戴人用醫[4]皆峻激，乃《本草》中下品藥也，豈可服哉！戴人曰：甚矣。人之不讀書。《本草》言上藥為君，中品為臣，下品為佐使者，所以辨其性剛柔也。《內經》言：所謂君臣佐使者，非《本草》中三品之謂也。主治之為君，次君之謂臣，應臣之為佐使。假如

[1] 譖：原作「潛」，〔批〕「潛當作譖」，今據改。

[2] 肓：原作「盲」，今據四庫本改。

[3] 夫下與吐：原作「天下與」，文義未屬，今據四庫本改「天」為「夫」，並補「吐」字。

[4] 醫：大成本作「藥」。

大黃能治此病，則大黃為君；甘遂能治此病，則甘遂為君矣。若專以人參、黃耆治人之邪氣，此庸工所以常誤人命也。李嗣榮言：京中閒人云：戴人醫殺二婦，遂辭太醫之職而去。又有人云：昔曾醫殺穎守，私遁而去。麻知幾初聞亦疑之，乃載見戴人於穎陽。觀其用藥，百發百中，論議該贍，應變無窮。其所治之疾，則不三二十年，即十年或五六年，應手輒癒。群醫之領袖，無以養生。及其歸也，謗言滿市，皆曰戴人醫殺倉使、耿四而去。時倉使以病卒，與余未嘗通姓名。

耿四[1]病嗽咯血，曾問戴人。戴人曰：公病消困，不可峻攻，宜以調養。戴人已去，後而卒矣。麻先生乃肖李嗣榮所言，皆誣也。凡余所治之病，皆眾壞之證，將危且死而治之，死則當怨於戴人。又戴人所論，按經切理，眾誤皆露，以是嫉之。又戴人治病，多用峻激之藥，將癒未癒之間，適戴人去，群醫毀之曰：病為戴人攻損，急補之。遂用相反之藥。如病癒，則我藥可久服，攻疾之藥可暫用。我方攻疾，豈欲常服哉？疾去則止藥。若果欲養氣，五穀、五肉、五菜，非上藥耶？亦安在枯草死木根核哉？

☆☆病人負德　癒後吝財☆☆

南鄉刀鑷工衛氏病風，半身無汗，已再中矣。戴人以三法療之，尋癒。恐其求報，乃紿曰：余夜夢一長髯人，針余左耳，故癒。巫者武媼，年四十，病勞三年，羸瘦不足觀，諸醫技絕。適五六月間求治，願奉白金五兩。戴人治之，五六日而安。止答曰：白金三兩。乃曰：一道士投我一符，焚而吞之，乃痊。如此等人，不可勝計。若病再作，何以求治？至有恥前言，而不敢復求治療，而殺其身者。此所以世之庸工，當正病時，以犀、珠、龍、麝、丁、沉、木、乳，乘其急而巧取之。然君子博愛賢愚，亦不當效若輩也。

☆☆同類妒才[2]　群口誣戴人☆☆

有扶救之功[3]；如死，我則有攻擊之罪，明者不可不察也。麻先生常見他醫言戴人能治奇病，不能治常病；能治雜病，不能治傷寒。他日見戴人，問以傷寒事。超然獨出仲景言外之意，謂余曰：公慎勿仲景紙上語，惑殺世人。余他日再讀仲景，方省其旨。戴人云：人常見傷寒疫氣動時輒避，曰：夫傷寒多變，須朝夕再視。若十人病已不能給，況闔郡之中，皆親故人乎？其死生常在六七日間，稍不往視，別變矣。以此他醫咸誚之，以為不能治傷寒。蓋未常窺其涯涘，浪為之訾云。

---

[1] 四：原作「曰」，據四庫本及上文改。

[2] 妒才：原作「始平」，〔批〕「始平當作妒才」，今據改。

[3] 有扶救之功：此前疑有脫文。

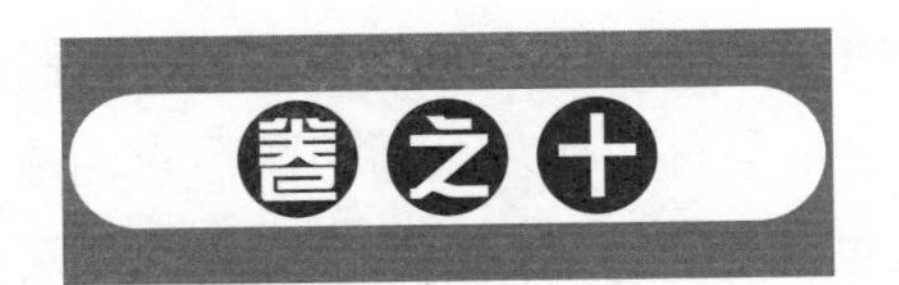

難素撮要究治識病用藥之圖				
太 易 未見氣也	太 初 氣之始也	太 極	太 始 形之始也	太 素 質之始也

甲	乙	丙	丁	戊	己	庚	辛	壬	癸
膽	肝	小腸	心	胃	脾	大腸	肺	膀胱	脾

三焦	大腸	小腸	包絡	心	肺	膽	胃	膀胱	肝	腎	脾
寅手 相少 火陽	卯手 燥陽 金明	辰手 寒太 水陽	巳手 風厥 木陰	午手 君少 火陰	未手 濕太 土陰	申足 相少 火陽	酉足 燥陽 金明	戌足 寒太 水陽	亥足 風厥 木陰	子足 君少 火陰	丑足 濕太 土陰

從其氣則和，違其氣則病				
是動則病者，氣之所感也。	天之邪，感則害人五臟。肝心脾肺腎，實而不滿，可下之而已也。	水穀之寒熱，感則害人六腑。膽胃三焦膀胱大腸小腸，滿而不實，可吐之而已也。	地之濕氣，感則害人皮肉筋脈肌膚，從外而入，可汗[1]之而已也。	所生病者，血之所成也。

[1] 汗：原作「下」與前例不合，據四庫本改。

天地六位藏象之圖					
此論元無此圖添之					
屬上二位[1]	太虛	金金火合德	燥[2]金主清	肺上象焦天	下絡大腸
屬	天面	火	君火主熱	心包絡	下絡小腸
屬由二位人	風石之路	木[3]木火合德	風木主溫	肝中象焦人	下絡膽經
屬	萬物之路	火	相火主極熱	膽次	卷終
屬下二位地	地面	土土水[4]合德	濕土主涼	脾下象焦地	下絡胃[5]
屬	黃泉	水	寒水主寒	腎黃泉	旁[6]絡膀胱

☆☆四因氣動[7]☆☆

外有風寒暑濕，屬天之四令，無形也。

內有飢飽勞逸，屬天[8]之四令，有形也。

一者，始因氣動而內有所成者，謂積聚、癥瘕、瘤氣、癭起、結核、狂瞀、癲[9]癇。疏曰：癥，堅也，積也；瘕，氣血也。

二者，始因氣動而外有所成者，謂癰腫、瘡瘍、疥癬、疽痔、掉瘛、浮腫、目赤、熛痓，胕腫、痛癢之類是也。

[1] 二位：原作「在二」，與下例不合，據四庫本改。

[2] 燥：原作「為」，與下例不合，據文義改。

[3] 木：原作「水」，與上下例不合，據四庫本改。

[4] 土水：原作「水二」與上例不合，據四庫本改。

[5] 胃：原作「腎」，與例不合，據文義改。

[6] 旁：四庫本作「下」。

[7] 四因氣動：此標題原無，據原目錄補。

[8] 天：疑當作「地」。

[9] 癲：原作「癩」，據《素問》王冰注改。

三者，不因氣動而病生於內者，謂留飲、癖食、飢飽、勞損、宿食、霍亂、悲恐、喜怒、想慕、憂結之類是也。

四者，不因氣動而病生於外者，謂瘴氣、賊魅、蟲蛇、蠱毒、伏尸、鬼擊、衝薄、墜墮、風、寒、暑、濕、斫、射、割、刺之類是也。

☆☆ 風木鬱之病 ☆☆

故民病胃脘當心而痛，四肢[1]兩脅，咽膈不通，飲食不下，甚則耳鳴眩轉，目不識人，善僵仆，筋骨強直而不用，卒倒而無所知也。

☆☆ 暑火鬱之病 ☆☆

故民病少氣、瘡瘍、癰腫，脅肋、胸背、首面、四肢䐜膹臚脹，瘍疿嘔逆，瘈瘲，骨痛節疼，及有動泄注下，溫瘧，腹中暴痛，血溢流注，精液衰少，目赤心痛，甚則瞀悶，懊惱，善暴死也。

☆☆ 濕土鬱之病 ☆☆

故民病心腹脹，腹鳴而為數後，甚則心痛脅䐜，嘔逆霍亂，飲發注下，肘[2]腫身重，脾熱之生也。

☆☆ 燥金鬱之病 ☆☆

故民病欬逆，心腹滿，引少腹，善暴痛，不可反側，

---

[1] 四肢：《素問・六元正紀大論》作「上支」。

[2] 肘：《素問・六元正紀大論》作「胕」。

嗌乾，面塵色惡，金勝而木病也。

☆☆ 寒水鬱之病 ☆☆

故民病寒客心痛，腰椎痛，大關節不利，屈伸不便，善厥，痞堅腹滿，陰乘陽故也。

☆☆ 初之氣 ☆☆

自大寒至立春、春分，厥陰風木之位，陽用事而氣微，故曰少陽得甲子，元頭常準。以大寒交初之氣，分以六周甲子，以應六氣，下傚一月。正月、二月少陽。三陰三陽亦同。

☆☆ 二之氣 ☆☆

春分至小滿，少陰君火之位。陽氣清明之間，又陽明之位。

☆☆ 三之氣 ☆☆

小滿至大暑，少陽相火之位。陽氣發，萬物俱成，故亦云太陽旺。其脈洪大而長，天氣並萬物，人脈盛衰，造物造化亦同。

☆☆ 四之氣 ☆☆

大暑至秋分，太陰濕土之位。天氣吉感，夏後陰已用事，故曰太陰旺。此三陰三陽，與天氣標本陰陽異矣。脈緩大而長。燥金旺，緊細短澀。以萬物乾燥，明可見矣。

☆☆ 五之氣 ☆☆

秋分至小雪，陽明燥金之位。氣衰陰盛，故云金氣旺，其脈細而微。

☆☆ 終之氣 ☆☆

小雪至大寒，太陽寒分[1]之位。陰極而盡，天氣所收，故曰厥陰旺。厥者，盡也。

☆☆ 風木肝酸　達針 ☆☆

與膽為表裏，東方木也，色青，外應目，主治血。芍藥味酸微寒，澤瀉鹹平，烏梅酸熱。

諸風掉眩，皆屬於肝木，主動。治法曰：達者，吐也。其高者，因而越之。可刺大敦，灸亦同。

☆☆ 暑火心苦　發汗 ☆☆

與小腸為表裏，南方火色[2]，外應舌，主血運諸經。大黃苦寒，木香苦溫，黃連苦涼，沒藥苦熱。

諸痛癢瘡瘍，皆屬於心火。治法曰：熱者汗之，令其疏散也。可刺少衝，灸之亦同。

☆☆ 濕土脾甘　奪針 ☆☆

與胃為表裏，中央土也，色黃，應唇，主肌肉，應四

[1] 分：〔批〕「分」疑「水」字。

[2] 火色：據上下文例，當作「火也」，「色赤」。

時。蜜甘涼，甘草甘平。

諸濕腫滿，皆屬於脾土。治法曰：奪者，瀉也。分陰陽，利水道。可刺隱白，灸亦同。

☆☆ 燥金肺辛　清針 ☆☆

與大腸為表裏，西方金也，色白，外應皮毛、鼻，亦行氣。乾薑辛熱，生薑辛溫，薄荷辛涼。

諸氣憤鬱，皆屬於肺金。治法曰：清者，清膈、利小便、解表。可刺少商，灸亦同。

☆☆ 寒水腎鹹　折針 ☆☆

與膀胱為表裏，北方水也，色黑，外應耳，主骨髓。牡蠣鹹寒，水蛭鹹寒。

諸寒收引，皆屬於腎水。治法曰：折之，謂抑之，制其衝逆。可刺湧泉，灸亦同。

☆☆ 大寒子上初之氣 ☆☆

初之氣為病，多發咳嗽、風痰、風厥、涎潮痺塞、口喎、半身不遂、失音、風癲，風中婦人胸中留飲、兩臍腹微痛、嘔逆噁心、旋運驚悸、狂惕、心風、搐搦、顫掉。初之氣病，宜以瓜蒂散吐之，在下泄之。

☆☆ 春分卯上二之氣 ☆☆

二之氣為病，多發風溫、風熱。《經》曰：風傷於陽，濕傷於陰。微頭痛，身熱發作，風溫之候。風傷於衛氣也，濕傷於脾氣也。是以風溫為病，陰陽俱自浮，汗出，身重，多眠，鼻息，語言難出。此以上二證，不宜下。若與巴豆大毒丸藥，熱證並生，重者必死。二之氣病，宜以桂枝麻黃湯，發汗而已。

☆☆ 小滿巳上三之氣 ☆☆

三之氣為病，多發熱，皆傳足經者多矣。太陽、陽明、少陽、太陰、少陰、厥陰。太[1]陽者，發熱惡寒、頭項痛、腰脊強；陽明者[2]，身熱、目疼、鼻乾、不得臥；少陽者，胸脅痛、耳聾、口苦、寒熱往來而嘔。此三陽屬熱。太陰者，腹滿、咽乾、手足自溫、自利不渴，或腹滿時痛；少陰者，故口燥舌乾而渴；厥陰者，腹滿囊縮、喘熱悶亂、四肢厥冷、爪甲青色。三之氣病，宜以清涼，上溫下養，不宜用巴豆丸下之。

☆☆ 大暑未上四之氣 ☆☆

四之氣為病，多發暑氣、頭痛、身熱、發渴，不宜作熱病治，宜以白虎湯。得此病不傳染，次發脾泄、胃泄、大腸泄、小腸泄、大瘕泄、霍亂吐瀉、下痢及赤白相雜、水穀不分消、腸鳴切痛、面浮足腫、目黃口乾、脹滿氣痞、手足無力。小兒亦如此。四之氣病，宜滲泄，五苓散之類。

☆☆ 秋分酉上五之氣 ☆☆

五之氣為病，多發喘息、嘔逆、咳嗽，及婦人寒熱往來、瘖瘧、痺痔、消渴、中滿、小兒斑癮瘡疱。五之氣病，宜以大、小柴胡湯，宜解治表裏之類。

☆☆ 小雪亥上終之氣 ☆☆

終之氣為病，多發風痰、風寒濕痺四肢。秋收多，冬水復旺，水濕相搏，肺氣又衰，冬寒甚，故發則收，則痿厥弱，無以運用，水液澄清冷，大寒之疾；積滯、瘕塊、寒疝、血瘕，凡氣之疾。終之氣病，宜破積、發汗之類。

☆☆ 肝之經足厥陰風乙木 ☆☆

是動則病腰痛不可以俯仰、丈夫㿗疝、婦人少腹腫，甚則嗌乾、面塵脫色。是主[3]肝所生病者，胸滿、嘔逆、飧泄、狐疝、遺溺、閉癃。為此諸病。

☆☆ 膽之經足少陽風甲木 ☆☆

是動則病口苦、善太息、心脅痛、不能轉側，甚則面微有塵、體無膏澤、足外反熱，是為陽厥。是主骨所生病者，頭痛、頷痛、目內[4]眦痛、缺盆中腫痛、腋下腫、馬刀俠癭、汗出振寒、瘧，胸、脅肋、髀膝外至脛絕骨外踝前及諸節[5]皆痛，小指次指不用。為此諸病。

---

[1] 太：原脫，據下文文例補。

[2] 者：原脫，據上下文例補。

[3] 主：原脫，據下文文例補。

[4] 內：《靈樞·經脈》作「銳」。

[5] 節：原作「癤」，據四庫本改。

☆☆ 心之經手少陰暑丁火 ☆☆

是動則病嗌乾、心痛、渴而欲飲，是為臂厥。是主心所生病者，目黃、脅痛，臑臂內後廉痛厥、掌中熱痛。為此諸病。

☆☆ 小腸經手太陽暑丙火 ☆☆

是動則病嗌痛、頷腫、不可以顧、肩似拔、臑似折。是主液所生病者，耳聾、目黃、頰腫，頸、頷、肩、臑肘臂外後廉痛。為此諸病。

☆☆ 脾之經足太陰濕己土 ☆☆

是動則病舌本強、食則嘔、胃脘痛、腹脹、善噫、得後與氣則快然，如衰，身體皆重。是主脾所生病者，舌本痛、體不能動搖、食不下、煩心、心下急痛、溏瘕泄、水閉、黃疸、不能臥、強立、股膝內腫厥、足大指不用。為此諸病。

☆☆ 胃之經足陽明濕戊土 ☆☆

是動則病灑灑振寒、善呻數欠、顏黑、至則惡人與火、聞木聲則惕然而驚、心欲動[1]、獨閉戶塞牖而處，甚則欲上高而歌、棄衣而走、賁響腹脹，是為骭厥。是主血所生病者，狂虐、溫淫汗出、鼽衄、口喎、唇胗、頸腫、喉痺、大腹水腫、膝臏腫痛，循膺乳、氣衝、股、伏兔、

[1] 欲動：《靈樞．經脈》作「動欲」，「欲」字連下讀，義勝。

骭外廉、足跗上皆痛，中指不用，氣盛則身以前皆熱。其有餘於胃，則消穀善飢、溺色黃；氣不足，則身以前皆寒慄；胃中寒則脹滿。為此諸病。

☆☆ 心包絡手厥陰為母血 ☆☆

是動則病手心熱、臂肘攣急、腋腫，甚則胸脅支滿、心中大動、面赤目黃、喜笑不休。是主脈所生病者，煩心、心痛、掌中熱。為此諸病。

☆☆ 三焦經手少陽為父氣 ☆☆

是動則病耳聾、渾渾焞焞、嗌腫、喉痺。是主氣所生病者，汗出、目銳眦痛，耳後、肩臑、肘臂外皆痛，小指次指不用。為此諸病。

☆☆ 大腸經手陽明燥庚金 ☆☆

是動則病齒痛、頸腫。是主津液所生病者，目黃、口乾、鼽衄、喉痺、肩前臑痛、大指次指痛不用。氣有餘，則當脈所過者熱腫；虛則寒慄不復。為此諸病。

☆☆ 肺之經手太陰燥辛金 ☆☆

是動則病肺脹滿膨脝而喘咳、缺盆中痛，甚則交兩手而瞀，此為臂厥。是主肺所生病者，咳、上氣喘、渴、煩心、胸滿、臑臂內前廉痛厥、掌中熱。氣盛有餘，則肩背痛、風寒汗出中風、小便數而欠；氣虛則肩背痛寒、少氣不足以息、溺色變。為此諸病。

☆☆ 腎之經足少陰寒癸水 ☆☆

是動則病飢不欲食、面如漆柴、咳唾則有血、喝喝[1]、坐而欲起、目𥉂𥉂如無所見、心如懸、若飢狀。氣不足則善恐、心惕惕如人將捕之，是為骨厥。是主腎所生病者，口熱舌乾、嗌腫上氣、嗌乾及痛、煩心、心痛、黃疸、腸澼、脊股內後廉痛、痿厥、嗜臥，足下熱而痛。為此諸病。

☆☆ 膀胱經足太陽寒壬水 ☆☆

是動則病衝頭痛、目似脫、項如拔、脊痛、腰似折、髀不可以曲、膕如結、踹如裂，是為踝厥。是主筋所生病者，痔、瘧、狂、癲疾、頭囟項痛、目黃淚出、鼽[2]衄，項、背、腰、尻、踹、腳皆痛，小指不用。為此諸病。

風治法　風淫於內，治以辛涼，佐以甘苦[3]，以甘緩之，以辛散之。

防風通聖散　天麻散　防風湯　祛風湯　小續命湯　消風散　排風湯

暑治法　熱淫於內，治以鹹寒，佐以甘苦，以酸收之，以苦發之。

白虎湯　桂苓湯　玉壺丸　碧玉散　玉露散　石膏湯

濕治法　濕淫於內，治以苦熱，佐以鹹淡，以苦燥之，以淡泄之。

白朮木香散　桂苓白朮丸　五苓散　葶藶木香散　益元散　神助散

火治法　火淫於內，治以鹹寒，佐以甘[4]辛，以酸收之，以苦發之。

涼膈散　解毒丸　神功丸　八正散　調胃散　大小承氣湯

燥治法　燥淫於內，治以苦溫，佐以甘辛，以辛潤之，以苦下之。

神功丸　麻仁丸　脾約丸　潤體丸　潤腸丸　四生丸　葶藶散

寒治法　寒淫於內，治以甘熱，佐以苦辛，以辛散之、以苦堅之。

薑附湯　四逆湯　二薑湯　朮附湯　大戊己丸　附子理中湯

☆☆ 六門病證藥方 ☆☆

風門獨治於內者

防風通聖散　防風天麻丸　防風湯　小續命湯　消風散　祛風丸　承氣湯　陷胸湯　神芎丸　大黃丸　備急丹

暑門獨治於外

白虎湯　桂苓甘露散　化痰玉壺丸　益元散　玉露散　石膏散　拔毒散　水澄膏　魚膽丸　金絲膏　生肌散

濕門兼治於內者

五苓散　葶藶木香散　白朮木香散　益元散　大橘皮

[1] 喝：此下《靈樞·經脈》有「而喘」二字。

[2] 鼽：原作「鼾」，據四庫本改。

[3] 苦：原作「草」，據四庫本改。

[4] 甘：《素問·至真要大論》作「苦」。

湯　桂苓白朮丸　神助散　大柴胡湯　小柴胡湯　柴胡飲子　防風通聖散　防風當歸飲子

火門兼治於外者

涼膈散　黃連解毒湯　瀉心湯　神芎丸　八正散　調胃散　調胃承氣湯　桂苓湯　麻黃湯　小建中湯　升麻湯　五積散

燥門先治於內，後治於外者

神芎丸　脾約丸　麻仁丸　潤體丸　四生丸

謂寒藥攻其裏，大黃兼牽牛之類。

謂熱藥攻其表，桂枝、麻黃、升麻之類。

薑附湯　四逆湯　二薑湯　朮附湯

寒門先治於外，後治於內者

大已寒丸　理中丸

謂熱藥攻其表，謂寒藥攻其裏。

☆☆《內經》濕變五泄☆☆

六氣屬天，無形，風、暑、濕、火、燥、寒。

五形濕屬戊己，濕入肺經為實。

六味屬地，有質，酸、苦、甘、辛、鹹、淡。

五臟濕屬脾胃，濕入大腸為虛。

胃泄風濕

夫胃泄者，飲食不化，完穀出，色黃，風乘胃也，宜化劑之類。

脾泄暑濕

夫脾泄者，腹脹滿，注[1]，實則生嘔逆。三證宜和劑、淡劑、甘劑、清劑之類。

大腸泄燥濕

夫大腸泄者，腸鳴切痛。先宜寒劑奪之，次甘劑分其陰陽也

小腸泄熱濕

夫小腸泄者，溲而便膿血，少腹痛。宜寒劑奪之，淡劑、甘劑分之。

大瘕泄寒濕

夫裏急後重，數至圊而不能便。先宜清劑、寒劑奪之，後以淡劑、甘劑分之。或莖中痛亦同。

☆☆《金匱》十全之法☆☆

飧泄 春傷於風，夏必飧泄。暮食不化，亦成飧泄。風而飧泄者，先宜發劑，次宜淡劑、甘劑、分劑之類。

洞泄 春傷於風，邪氣留連，乃為洞泄。瀉下褐色。治法同上。又宜灸分水穴。濕氣在下，又宜以苦劑越之。

洞泄寒中 洞泄寒中，俗呼曰休息痢。洞泄，屬甲乙風木，可灸氣海、水分、三里，慎勿服峻熱之藥。小便澀則生；足腫、腹脹滿者，死於庚辛之日；如屎[2]臭者，不治。

霍亂 吐瀉，水穀不化，陰陽錯亂。可服淡劑，調以冰水，令頓服之則癒。

注下 火氣太過，宜涼劑，又宜淡劑，調冰水，令頓

---

[1] 注：此上《難經·五十七難》有「泄」字。

[2] 屎：〔批〕「屎」一作「尸」。

服之則癒。此為暴下不止也。

腫蠱 三焦閉溢，水道不行，水滿皮膚，身體否腫。宜越劑、發劑、奪劑。

膹脹 濁氣在上不散，可服木香檳榔丸、青皮、陳皮。屬大腸，為濁氣逆；肺金，為清氣逆。氣化則癒矣。

腸鳴 燥濕相搏，為腸鳴；中有濕，亦為腸鳴；火濕相攻，亦為腸鳴。治法同上，治之大效。

支滿鶩溏 上滿而後泄，下泄而後復上滿。治法同上。久則反寒，治法同寒中。如鶩溏而腸寒者，亦斯義。風濕亦有支滿者。

腸澼 大、小便膿血。治法同上。又宜不二丸、地榆散、駐車丸及車前子等藥，次宜淡劑、甘劑、分劑之類。

臟毒 下血，治法同上。又宜苦劑、奪劑，以苦燥之。如酒毒下血同。

大、小便血 大、小便治法同上。血溫身熱者死。火之成數，七日而死。如屍臭者，不治。

脫肛 大腸熱甚也。用酸漿水煎三五沸，稍熱渫洗三五度，次以苦劑堅之則癒。

廣腸痛 治法同上。又大黃牽牛丸、散，奪之法，燥澀亦同。痔漏、廣腸痛、腸風下血，皆同臟毒治法。

乳痔腸風 必肛門左右有核。《內經》曰：因而飽食，筋脈橫解，腸澼為痔。屬大腸經，可服枳殼之屬。大癖生腸風，乳痔相連。

☆☆《金匱》十全五泄法後論☆☆

天之氣，一也。一之用為風、火、燥、濕、寒、暑。故濕之氣，一之一也，相乘而為五變，其化在天為雨，在地為泥，在人為脾，甚則為泄。故風而濕，其泄也胃；暑而濕，其泄也脾；燥而濕，其泄也大腸；熱而濕，其泄也小腸，寒而濕，其泄也大瘕。

若胃泄[1]不已，變而為飧泄；飧泄不已，變而為洞；洞泄不已，變而為脾泄、寒中。此風乘濕之變也。

若脾泄不已，變而為霍亂；霍亂不已，變而為注下；注下不已，變而為腫蠱。此暑乘濕之變也。

若大腸泄不已，變而為䐜脹；䐜脹不已，變而為腸鳴；腸鳴不已，變而為支滿鶩溏。此燥濕乘[2]之變也。

若小腸泄不已，變而為腸澼；腸澼不已，變而為臟毒；臟毒不已，變而為前後便血。此熱乘濕之變也。

若大瘕泄不已，變而為脫肛；脫肛不已，變而為廣腸痛；廣腸痛不已，變而為乳痔腸風。此寒乘濕之變也。

凡此二十五變，若無濕則終不成疾。況脾胃二土，共管中州，脾好飲，脾亦惡濕，此泄之所由生也。

凡下痢之脈，微且小者生，浮大者死。水腫之[3]反是，浮大者生，沉細者死。夫病在裏脈沉，在表脈浮。裏當下之，表當汗之。下痢而脈浮滑，水腫者脈沉細，表裏

[1] 泄：原脫，據下文文例補。

[2] 濕乘：〔批〕「溫乘」疑當作「乘濕」。

[3] 之：〔批〕「之」字下疑當有「脈」字。

俱受病，故不治也。凡下血便血，兩手脈俱弦者死絕[1]，俱滑大者生，血溫身熱者死。王太僕則曰：若下血而身熱血溫，是血去而外逸也，血屬火故也。七日而死者，火之成數也。

夫飧泄得之於風，亦汗可癒。或伏驚怖，則膽木受邪，暴下綠水。蓋謂戊己見伐於甲木也。嬰兒泄綠水，《素問》有嬰兒風，理亦如之。洞泄者，飧泄之甚，但飧泄近於洞泄，洞泄久則寒中，溫之可也。治法曰：和之則可也，汗之則不可。蓋在腑則易治，入臟則難攻。洞泄、寒中，自腑而入臟，宜和解而勿爭。

水腫之作者，未遽而然也。由濕遍於大腸，小溲自澀，水濕既瀦，腫滿日倍，面黃腹大，肢體如泥，濕氣周身，難專一法。越其高而奪其下，發其表而滲其中，酸收而辛散，淡滲而苦堅，用攻劑以救其甚，緩劑以平其餘。如是則孤精得氣，獨魄反陽，亦可保形，陳莝去而淨府潔矣。

彼荳蔻、烏梅、罌粟囊勿驟用也。設病形一變，必致大誤。或通而塞，或塞而通，塞塞通通，豈限一法？世俗止知塞劑之能塞，而不知通劑之能塞者，拘於方也。凡治濕，皆以利小溲為主。

諸泄不已，宜灸水分穴，謂水穀之所別也。臍之上一寸半，灸五七壯。腹鳴如雷，水道行之候也。凡濕勿針。《內經》雖云繆刺其處，莫若以張長沙治傷寒法治之。蓋泄者，亦四時傷寒之一也。仲景曰：上涌而下泄，表汗而

[1] 絕：據文義，似當在「弦」字下。

裏攻；半在表，半在裏，則宜和解之；表裏俱見，隨證滲泄。此雖以治傷寒，其於治濕也同。仍察脈以視深淺，問年壯以視虛實，所投必如其意矣。

頃商水縣白堤酒監單昭信，病飧泄逾年不癒。此邑劉繼先命予藥之。為桂枝麻黃湯數兩，一劑而癒。因作五泄圖，摭《難》《素》本意，書錄於上，刊而行之，誠有望於後之君子。

戴人張子和述以上之圖，校改為篇法。

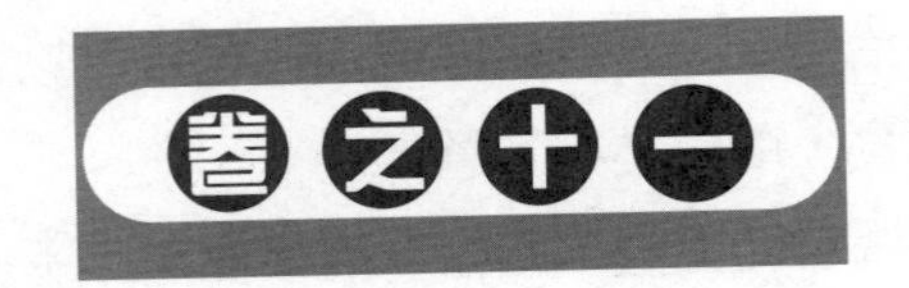

☆☆風　論☆☆

論曰：人之生也，負陰而抱陽。人居一氣，道在其中矣。外有八邪之相盪，內有喜怒之交侵，真氣內弱，風邪襲之。風之傷人，或為寒熱，或為疼痛，或為偏枯，或為拘攣，其候不一。風者，善行而數變。此乃風者，百病之始，萬病之長也。

蓋內不得通，外不得泄，此謂之病生於變亂也。或失音而昏冒，或口目而喎斜，可用三[1]聖散吐之；或不知人事者，或牙關緊急者，粥不能下、不能咽者，煎三聖散，鼻內灌之，吐出涎沫，口自開也；次服無憂散、通解丸、通聖、涼膈、人參半夏丸、桂苓甘露散、消風散，熱除濕潤，養液之寒[2]藥，排而用之。切忌雞、豬、魚、兔、油膩、酒醋、蕎麵動風之物及引痰之食。

大凡頭風眩運，手足麻痺，胃脘發痛，心酸滿悶，按之有聲，皆因風。風、寒、濕三氣雜至，合而為痺也。在

[1] 三：原作「二」，〔批〕「二疑當作三」，二聖散非吐劑，故居下文改。

[2] 寒：四庫本無。

上謂之停飲，可用獨聖散吐之；吐訖，後服清上辛涼之藥，通聖散加半夏之辛。仲景云：此痰結胸中而致也。

大凡風瘤病發，項強直視，不省人事，此乃肝經有熱也。或有咬牙者，先用葶藶苦酒湯吐之；吐後，可服瀉青丸下之；次服加減通聖散。顯咬牙證，用導赤散治之則癒。如病發者，可用輕粉、白礬、礞石、代赭石，發過米飲調之。《經》云：重劑以鎮之。

大凡人病雷頭懶干，俗呼之謬名也。頭痛昏眩，皆因浴髮而得之，即為首風，此因邪風在於胸中，熱甚化而為痰，風之所致也。可以茶調散吐之；吐訖，次用藏用丸下之；後可服烏荊丸。若是雷頭者，上部多有赤腫結核，或面熱無汗。《經》云：火鬱發之、開導之、決之。可用鋑針出血則癒。《靈樞經》云：奪血者無汗，奪汗者無血。血汗俱盪，豈不妙哉！衰老者，可用涼膈解毒，消風散熱為治；年壯者，可以蕩滌積熱，大黃、牽牛，氣血宣通，便無壅滯而癒。

凡人患目腫，經年不瘥，俗言頭風所注。更加頭痛者，豈非頭風者歟？此乃足厥陰肝之經，手少陰心之經，兼五臟俱有大熱也。可先用通解丸，通利大、小便，大黃越桃飲子，治肝熱者，羌活決明散服之，大有神效驗矣。

凡目有淚出，俗言作冷淚者，非也。《內經》曰肝液不禁，此大熱薰蒸於肝也。熱極生風，風衝於外，火發於內，風熱相搏，此大淚出也。內外皆治，可以癒也。治外以貝母一枚，白膩者，加胡椒七枚，不犯銅鐵，細研，臨臥點之；治內者，去風散熱之劑，可用當歸飲子服之；陽熱極甚者，目睛發痛不可忍者，可用四物湯加漢防己、草龍膽，送下神芎丸五七十丸，利三五行則癒。

凡人病痰發者，其證不一，蓋有五焉：一曰風痰，二曰熱痰，三曰濕痰，四曰酒痰，五曰沫痰[1]。諸痰在於隔上，使頭目不能清利，涕唾稠黏，或咳唾喘滿，或時發潮熱，可用獨聖散吐之，次服加減飲子，或疏風丸，間而服之。《內經》曰：所謂流濕潤燥之義也。

凡人但冒風邪、溫病，前三日在表，未入於裏。其候頭項強痛，身熱，惡風寒，有汗無汗，腰痛不得俯仰，可用益元散五錢，通聖散五錢，相合服之，名曰雙解散。用水一大碗，生薑十餘片，連鬚蔥白五七莖，豆豉一撮，煎至三五沸，去滓，先服大半；良久，以釵子探咽喉中，吐出痰涎，不可漱口；次又服少半投之；如未汗出，更用蔥醋酸辣湯再投之，衣被蓋覆，汗出則癒矣。

《氣交變大論》云：歲火太過，炎暑流行，火氣太劇，肺金受邪，上應熒惑，大而明現。其病熱鬱，可用辛涼之劑，萬舉萬全。夫擾攘之世，藥宜辛涼以解火。治世人民安靜，如用升麻葛根湯、敗毒散辛溫之劑，亦無加害。亦可加蔥白、鹽、豉，上而越之，表而解之。《內經》曰：因其輕而揚之。揚者，發揚也。吐、汗之後，宜大將息，旬日之後，不可犯之，犯之其病復作也。

凡傷寒疫癘，一法：若無藥之處，可用酸齏汁一大碗，煎三五沸，去菜葉，飲訖；候少時，用釵子咽喉中探吐，如此三次；再煎蔥醋湯投之，衣被蓋覆，汗出而瘥。《內經》曰：醋[2]苦湧泄為陰。傷寒三日，頭痛身熱，病在上，宜湧之，湧後以淡粥養之。

又一法：用鳳凰台散，嗃嗃於鼻內，連嚏二三十次。嗃藥時，坐於暖室中。嚏罷，以漿水粥投之，衣被蓋之，汗出而癒。嚏法同吐法用之。

一法導引，若無藥處用之。令人盤兩足而坐，以兩手交十指，攀頭後風池、風府二穴，此風之門也，向前仰首，數至於地，如此連折，點地一百二十數。急以酸醋白湯投之，汗出即解。

凡男子、婦人、小兒，手足麻痺，肌肉不仁者，風、寒、濕三氣相雜至，合為痺。先用黃芩芍藥湯吐之；吐訖，次用通解丸，通經而瀉之；瀉訖，更用辛甘之劑汗之；汗瀉之後，可用當歸清涼飲子，兼烏荊丸、除濕丹和血行經之藥，則癒矣。

凡人病痰證發者，比前論更多，有三證，顯證共成五也：一曰風痰，二曰熱痰，三曰濕痰，四曰酒痰，五曰食痰。諸痰在口，上焦毒薰於頭者，諸陽之會首也。故令病人頭重目澀，涕唾稠黏，或咳嗽喘滿，時發寒熱。可用赤小豆湯吐之；吐後，各隨其證而治之。可服消風去熱。導濕化痰者，可服通聖加半夏導氣之劑，豈不妙哉！如新暴風痰者，形寒飲冷；熱痰者，火盛制金；濕痰者，停飲不散。可服加減連翹飲子、除濕丹、無憂散。亦有酒痰者，解毒三聖丸主之。五者食痰，可用漢防己丸，丹砂選而用之。若依法服之，決有神效。

[1] 沫痰：四庫本作「食痰」。

[2] 醋：〔批〕「醋疑當作酸」。按《素問·陰陽應象大論》作「酸」。

☆☆論火熱二門☆☆

凡傷寒、中風、溫疫、時氣、冒暑，感四時不正之氣，若邪毒之氣，人或感之，始於巨陽受之，二日陽明受之，三日少陽受之。前三日在於表，陽也；後三日在於裏，陰也。《內經・熱論》通謂之傷寒。熱病者，言一身之熱氣也；傷寒者，外感於寒邪也。夫傷寒之寒熱者，惡寒為表熱裏和，故惡寒脈浮大也；發熱為裏熱表和，故發熱脈滑實也。

可以吐法而解之，用拔雪湯主之。生薑、蔥白、豆豉同煎葶藶苦酒湯，上而越之。若病人脈沉實者，或不大便，喘滿譫語，不必拘日數，急攻於裏，可用通解丸。胃中渴燥者，大承氣湯下之。慎不可用銀粉、巴豆粉霜、杏仁、芫花熱性之藥，用之必致危殆。

仲景云：調理傷寒者，皆在汗、下之理。當明表裏，無不瘉矣。差之毫釐，失之千里，深可慎之。汗、下之後，切宜慎口，可服淡粥而養之。不然，其病復作。

又論，傷寒七八日，潮熱腹滿，發黃有斑者，何臟使然？《內經》云手太陰肺經、足太陰脾經、足陽明胃經、手少陰心經，此四經受病也。仲景云：兩寸口脈俱浮滑，胸中有痰攻上者，可用瓜蒂散吐之；吐後，隨證調治處藥。發黃之證，皆因陽明中風，太陽中濕，瘀血與宿穀相搏，令人發黃。煎梔子茵陳蒿湯，調加減五苓散服之，後利小便快者，如皂角色汁，此為效矣。發斑者，心經受熱，故有此證。

詳斑輕重用藥之理：輕者斑紅，可用越桃飲子；重者斑紫，毒氣胃中盛也，大青四物湯、玄參升麻湯主之。潮熱腹滿痛者，謂邪熱在胃中也，可以蕩滌邪熱，流濕潤燥，宜急治之。雜病寸口脈沉實者，亦在胸中。有啟玄子注云：上盈不癒者，吐而奪之，此病乃瘳矣。斑黑者，危而難治也。黃病、血病，問其小便利與不利也，驗。又有頭痛數日不止者，此乃六陽受病也。手之三陽，從手走至於頭；足之三陽，從下走至於上[1]。蓋六陽之聚會也。久痛不癒者，令人喪目，以胸膈亦有宿痰故也。先以羌活散湧之，以川芎石膏散、白虎湯，選而服之則癒矣。

又一法：治頭痛不癒者，可煎連鬚蔥白豆豉湯，多服之後吐為效；吐後可服川芎薄荷湯，辛涼之劑，清上之藥，疏風丸散之類。仲景云：傷寒頭痛，脈寸口急而頭痛是也。

凡男子有病，面黃身熱，肌瘦，寒熱往來如瘧狀，更加涎嗽不止，或喘滿，面目浮腫者，或身體俱熱，或有自汗。《內經》云：病名傷寒夾勞之證也。治之奈何？病在上者，其高者因而越之。可用防己散吐之；吐後，初[2]用通解丸一服；次服人參黃耆散、當歸飲子、加減小柴胡湯，擇而用之。《內經》謂男女之證皆同，類用其治法也。依此調治，無不取效矣。

凡人病心胸痞悶，不欲飲食，身體壯熱，口燥舌乾，

---

[1] 從下走至於上：此句疑誤，足三陽經從頭走足，故此句當作「從上走至於下」。

[2] 初：原作「切」，據四庫本改。

大小便不利。有一工治之，說下元虛冷，便投暖藥十數服，其病不瘉。又一醫所論與前亦同，又投暖藥五七日，其證轉加困弱。請余治之。診脈而說曰：審問日數、飲食、大小便何似？小便赤色，大便黑色。便言傷寒瘀血之證，初[1]用大黃芍藥湯二劑，次服犀角地黃湯二服，後用通經丸一服，換過大便黃色，以為效驗。此藥服十餘服，方可病瘥矣。

凡男子婦人所顯證候，皮膚發熱，肌肉消瘦，四肢倦怠，兼有頭痛頰赤，心忪，唇乾舌燥，日晡潮熱，夜有盜汗，涕唾稠黏，胸膈不利，或時喘嗽，五心煩熱，睡臥不安，飲食減少，多思水漿，經脈不通，病名曰何病？《奇病論》曰：女子不月，血滯之病也；男子腎虛，精不足也。凡治此證，降心火、益腎水，此之謂也。可先用通解丸，瀉三二行，次服當歸飲子，又用加減五苓散、木香三稜丸、人參黃耆散、犀角散之類，詳其虛實，選而用之。若咯膿咯血，大小便血，但亡血者，不可宣吐，勿服酸辛熱物薑附之類藥，不可不戒慎也。若犯諸亡血之證者，不可發汗，不可溫補。脾胃之藥若服之，雖進飲食，不生肌肉，此病轉加危篤，乃成虛勞之病也。

凡醫人不明發表攻裏，亂投湯劑，有誤性命。更大忌夏月燔灸中脘、臍下、關元、氣海、背俞、三里等。燔灸千百壯者，全無一效，使病者反受其殃，豈不痛哉。虛勞之疾，私嗜肉食，麵、辛酸之物，不可食之。

但可食者，謹按神農食療而與之。菠稜葵菜、冰水清

[1] 初：原作「切」，據四庫本改。

涼之物，不可禁也。且圖寒涼滑利腸胃，使氣血並無壅礙燥澀。《經》曰：穀入於胃，脈道乃行；水入於經，其血乃成。若不忌慎，致令病人胃口閉澀，則形體漸瘦，此乃死之由也。諸勞皆倣此。

但諸人喀膿血、衄血、大小便血者，可服三黃丸、黃連解毒丸、涼膈散加桔梗、當歸、大黃、芍藥、犀角地黃湯，大作劑料，時時呷之。《內經》曰：所謂邪熱傷於肝心之病，依此調治，萬舉萬全矣。

凡人年四十以上，日久多言，以致虛損，面色黧黑，飲食無味，心胸痞悶，四肢倦怠，肌體餘熱，大小便小利，治之奈何？《內經》曰：不可熱補之。夫男子腎虛，水不足也。凡補虛之劑，多用烏、附、天雄之類，豈知腎惡燥也。女子陰虛，血不足也。凡補虛多以陽劑，是以知陽勝而陰虧也。不可用性熱之藥補之，空心可服加減八物丸、當歸飲子、減桂五苓散。煩渴加益元，名曰淡滲散。更服通解丸，顯仁丸亦可服之，大有神效。

凡人有臟毒下血，何謂也？《生氣通天論》曰：邪熱傷肝，因而大飽，筋脈橫解，腸辟為痔。故膿血者，血隨熱行，參差入於腸胃之間，乃成瀉血也。若身體壯熱，則為難治；身涼者，可治也。可先調中消血，蕩除積血，瀉之三二行；瀉後，服芍藥蘗皮丸、黃連解毒湯、五苓散、益元散各停，新汲水調下五七錢。甚者取地黃汁半盞，服之則癒矣。

凡下利膿血，腹痛不止者，何也？諸痛癢皆屬於心火也。可用通解丸加減瀉之，量其虛實用之；次用消濕散加生薑、大棗、芍藥用之；瀉訖，又用新水調五苓散服之。

又一法：煎燈心湯調下益元散五七錢。此病大忌油膩、腥葷、熱物。

☆☆ 濕熱門 ☆☆

凡吐嘔而瀉，病名曰何也？《內經·熱論》云：此乃轉筋霍亂之證也。何氣使然？此乃邪氣在於中焦，使陰陽二氣不能升降。其證心痛而吐，吐則先腹痛而瀉，心腹俱痛則吐瀉並作，使致揮霍之間，自然撩亂。此證喜寒涼之物，可用冰水調五苓、益元則癒矣。大忌熱物。轉筋之病，治之奈何？《經》曰：勞者溫之。溫者，溫存之意也。

又一法：生薑湯、益元散、白朮散、禹功 [1] 散，加冰沉冷，細細呷之。渴未止者，頻頻飲之。如無冰，新汲水亦得用之。大忌白粥米湯。桂附種種之燥藥，不可服之，服之必死。如無藥處，可服地漿。地漿者，掘地作坑，注新水於其中，攪渾，旋旋取澄清者，飲三五盞立癒。

凡大人小兒暴注，水瀉不止，《內經》曰：此名暴速注瀉。久而不癒者，為湧泄注下。此乃火運太過之病也，火注暴速故也。急宜用新汲水調下甘露飲子、五苓散、天水散；或用井花水煎此藥，放冷服之，病即瘥矣。不可用御米殼、乾薑、豆蔻 [2]、聖散子之類。縱然瀉止，腸胃氣滯不通，變為腹脹。此法宜分陰陽，利水道，乃為治法之妙也。

《上古天真論》云：一陰一陽之謂道。故男女有陰陽之質不同，則天癸精血之形亦異，陰靜而海滿血溢，陽動而應合精泄。二者通和，故能有子。《易·繫辭》曰：男女媾精，萬物化生，人稟天地而成形也。

☆☆風　門☆☆

凡風中[3]，失音悶亂，口眼喎斜。《內經》曰：風之為病，善行而數變。感則害人，有倉卒之變，故百病皆生於風也。可用三聖散，鼻內灌之，吐出涎，口自開也。如不省人事，牙關緊閉，粥藥不能下者，用此藥。如無此證，可三聖散吐之；次服通聖、涼膈、人參半夏丸、桂苓甘露散等。切忌雞、豬、魚、兔、酒、醋、蕎麵動風之物、引痰之食。吐痰之法，在方論中。

凡頭風眩運，手足麻痺，胃脘發痛，心腹滿悶，按如水聲，可用獨聖散吐之。吐訖，可用清上辛涼之藥。仲景曰：此寒痰結在胸中而致然也。

凡癇病至於呆證者，用三聖散吐之，於暖室中勿令透風，可以汗、下、吐三法俱行；次服通聖散，百餘日則癒矣。

凡雷頭懶干，俗呼之謬名也。此疾胸中有寒痰，由多沐之所致也。可以茶調散，吐訖三二升；次用神芎丸，下訖三五行；然後服愈風餅子則癒矣。此雷頭者，是頭上有

[1] 功：原作「攻」，據大成本改。下凡此方名均同。

[2] 蔻：原作「鼓」，據四庫本改。

[3] 風中：在成本作「中風」。

赤腫結核，或如酸棗狀，可用針出血則癒。

凡赤目經年不癒，是謂頭風所注，更加頭痛，可用獨聖散吐之；次服洗心散、八正散之類。赤目腫作，是足厥陰肝經有熱，用利小便、瀉肝經、除風熱之寒藥則癒矣。

凡風衝泣下，俗呼為冷淚者，謬也。《內經》曰：太陽不能禁固，因風衝於外，火焚於內，風熱相搏，由此泣下。《內經》曰：熱則五液皆出。熱甚則淚出，治之以貝母一枚，白膩者佳，胡椒七枚，不犯銅鐵，研細點之，臨臥。治法曰：風宜辛散，寒宜甘發。氣遇寒則凝，血得熱則散。

凡諸痰在於膈上，使頭目不能清利，涕唾稠黏，或咳嗽喘滿，時發潮熱，可用獨聖散吐之；次服搜風丸之類。《內經》曰：所謂流濕潤燥之義也。

凡冒風、時氣、溫病、傷寒，三日已裏，頭痛，身熱，惡寒。可用通聖散、益元散各五七錢，水一大碗，入生薑十餘片，連鬚蔥白十餘莖，豆豉一撮，同煎三五沸，去滓，先服多半；良久，以釵子探於咽中，吐了，不得漱口；次用少半投之，更用酸辛蔥醋湯投之；衣被蓋覆，汗出則解。

夫擾攘之世，常與《內經》歲火太過同法。歲火太過，炎暑流行，火氣大劇，金肺受邪，上應熒惑，大而明顯。若用辛涼之劑解之，萬舉萬全。人民安靜，則便同水化，可以升麻湯、葛根湯、敗毒散辛溫之劑解之。雖有潮熱，亦無加害。亦可加豆豉、蔥白，上湧而表汗自出。《內經》曰：因其輕而揚之。揚者，發揚也。吐、汗所以發寒熱之邪也。吐、汗之後，必大將息，旬日之後，其邪不復[1]作也。

凡大人、小兒，風、濕、寒三氣合而為痺，及手足麻痺不仁。《內經》曰：榮虛衛實。皮膚不仁，痺而不知癢痛，可用蔚金散吐之；次服導水丸，輕寒之藥泄之；泄訖，次以辛溫之劑，發散汗出。後常服當歸、芍藥、烏、附行經和血之藥則癒矣。

凡風蛀牙疼久不癒者，用針籤巴豆一枚，以燈燎之，煙盡存性，於牙根盤上薰之則癒。

凡泄瀉米穀不化，日夜無度，腹中雷鳴，下利完穀，可用導水丸、禹功散泄之。或病人老弱氣虛，可用無憂散泄之。再觀病勢強弱，候一二[2]，可服胃風湯以治其風。如不癒者，更服桂枝麻黃湯，汗之則癒。《內經》曰：夫風之中為腸風飧泄。啟玄子云：風入胃中，上薰於胃，故食不化而下泄。又云：暮食不化為飧泄。又《經》云：春傷於風，夏為飧泄。故風宜出汗。腸中鳴者，風以動之，動而有聲。慎不可用罌粟、荳蔻、乾薑太燥之藥。病漸者燥之，去其濕則癒。病甚者攻之，不動反能為害。《經》曰：其減則漸，其加則甚。可用五苓散去豬苓，加人參散服之。

凡富貴膏粱之家病瘧，或間日，或頻日發，或熱多寒少，或寒多熱少，宜大柴胡湯，下過三五行；次服白虎湯，或玉露散、桂苓甘露散之類。如不癒者，是積熱太

[1] 復：原作「傷」，據四庫本改。

[2] 二：此下疑脫「日」字。

甚，以神芎、三花神祐丸、調胃承氣湯等，大作劑料下之；下後以長流水煎五苓散服之。或服小柴胡亦可。或先以常山散吐之，後服涼膈、白虎之類必癒矣。大忌發熱之物，豬、雞、魚、兔、五辛之物，犯之則再發也。

凡田野貧寒之家病瘧，為飲食粗糲，衣服寒薄，勞力動作，不與膏粱同法。臨發日，可用野夫多效方中溫脾散治之。如不癒，服辰砂丹治之，必癒矣。如吃罷此藥，以長流水煎白虎湯服之，不服食熱物，為瘧疾是傷暑伏熱故也。《內經》曰：夏傷於暑，秋必病瘧。

凡男子婦人，骨蒸熱發，皮膚枯乾，痰唾稠黏，四肢疼痛，面赤脣焦，盜汗煩躁，睡臥不安，或時喘嗽，飲食無味，困弱無力，虛汗黃瘦等證，《內經》曰男子因精不足，女子因血不流，而得此證。可以茶調散，輕湧訖，次以導水丸、禹功散，輕瀉三五行；後服柴胡飲子、桂苓甘露散、犀角散之類。大搜風丸、白朮丸、調中湯、木香檳榔丸、人參散，量虛實選而用之。或咯血、便血、諸亡血者，並不宜吐，不可不知。慎勿服峻熱薑、附之藥。若服之，飲食難進，肌肉消減，轉加危篤。

五勞之病，今人不明發表攻裏，遂誤至此。大忌暑月於手腕、足踝上著灸。以其手足者，諸陽之表起於五指之外。《內經》曰：諸陽發四肢。此穴皆是淺薄之處，灸瘡最難痊也。及胸穴、中脘、臍下、背俞、三里等穴，或有灸數百壯者，加以燔針，略無寸效，病人反受苦楚，可不思之？勞疾多饞所思之物，但可食者，宜照《食療本草》而與。菠菜、葵羹，冰水涼物，慎不可禁。且因水穀入胃，脈道乃行也。若遇禁則胃口閉而形體漸瘦而脈大，乃死之候也。諸勞皆傚此。

凡病人虛勞，多日無力，別無熱證者，宜補之，可用無比山藥丸則癒矣。

凡痔漏腫痛，《內經》曰：因而大飽，筋脈橫解，腸癖[1]為痔。而不癒，變為漏。痔與漏，其治同法。《至真要大論》云：太陽之勝，凝凜[2]且至，非時水冰，痔瘧取法。注云：水氣太勝，陽火不行，此言陽火畏水鬱而為痔。又少陰之復，痱疹瘡瘍，癰疽痤痔。注云：火氣內蒸，金氣外拒，陽熱內鬱，故為痱疹瘡瘍。疹甚亦為瘡也。熱少則外生痺疹，熱多則內結癰痤。小腸有熱，則中外為痔。其熱復之變，皆病於身後及外側也。

又《靈樞》云：太陽經虛則為痔、瘧、癲疾。蓋水虛則火所乘故也。可先用導水丸、禹功散；瀉訖，次服枳殼丸、木香檳榔丸；更以葵羹、波菜，通利腸胃。大忌房室、雞、魚、酒、醋、辛熱之物。

凡富貴之人痰嗽，多是厚味所致。《內經》云：所謂味厚則發熱。可服通聖散加半夏以止嗽；更服人參半夏丸以化痰墜涎、止嗽定喘。貧乏之人，多感風冷寒濕。《內經》曰：秋傷於濕，冬生咳嗽。可服寧神散、寧肺散加白朮之類。若咳極面赤，煩冤半晌者，此火化乘肺也。宜詳辨之。

凡大人、小兒，病沙石淋及五種淋澀癃閉並臍腹痛，

---

[1] 癖：《素問·生氣通天論》作「澼」。

[2] 凜：《素問·至真要大論》作「溧」。

益元散主之，以長流水調下。蓋因熱在膀胱，燥其津液，故俗謂冷淋者，天下之通弊也。五苓散減桂加益元散，名曰淡滲散。

凡兩目暴赤痛者，腫不止，睛脹胬肉，結成翳膜，速宜用稈草，左右鼻竅內彈之，出血立癒。病甚，人囟上百會穴、攢竹、眉間皆可出血，則癒矣。口噙水，緊扣衣領，不可便噴水。候血盡，便吐了水。蓋暴赤腫痛，腫乃龍火之疾，養成之熱也。《難經》曰：目得血而能視。不得已而用之。血化淚，痛而所出。《經》曰：本病相傳，先以治其氣。急則治其標，緩則治其本。

又一法：兩目赤腫，發痛不止，用長流水煎鹽湯吐之；次服神芎丸、四物湯之類。《經》曰：暴病暴死，皆屬於火也。又曰：治病有緩急，急則治其標，緩則治其本。標者，赤腫也；本者，火熱也。鹽湯鹹寒，所以制火。兩目赤腫，痛不能開者，以青金散鼻內滴之嚏之，真氣上湧，邪氣自出矣。

凡大人、小兒，口瘡唇緊，用酸漿水洗去白痂，臨臥貼赴筵散。如不癒，貼鉛白霜散，必癒矣。

凡婦人、男子，喉閉腫痛不能言者，刺兩手大拇指爪甲如韭葉，少商井穴也。以鈚針淺刺去血，立癒。如不癒，以溫血湯口中含漱，是以熱導熱之法也。

凡頭腫痛，瘰癧及胸臆胠脅之間，或有瘡痂腫核不消，及膿水不止，可用滄鹽一二兩，炒過，以長流水一大碗煎之，放溫，作三五次頓服訖；良久，於咽喉中以釵股探引吐之，去冷痰三二升；次服和血通經之藥。《內經》

曰：鹹味湧泄為陰。《銅人》記：少陽起於目銳眦，行耳後，下脅肋，過期門。瘰癧、結核、馬刀挾瘿，足少陽膽經多氣少血之病也。

凡瘿袋脹悶，《養生論》云：兩山挾水，其人多瘿疾。土厚水深，其人多瘿。地勢使然也。此可服人參化瘿丹自消。瘿藥多用海藻、海帶，味屬鹹寒。

凡背瘡初發，便可用藏用丸、玉燭散，大作劑料，下臟腑一二十行；次用鈚針於腫焮處，循紅暈周匝內，密刺三層，出血盡，以溫軟帛拭去血。甚者，百會、委中皆出；後用陽起散敷之。不可便服十味內托散，其中犯官桂，更用酒煎。男子以背為陽，更以熱投熱，無乃太熱乎。

凡便癰者，謬名也，乃男子血疝也，《難》《素》所不載。然而是厥陰肝之經絡，是血流行之道路也。衝脈、任脈、督脈，亦屬肝經之旁絡也。《難經》曰：男子七疝。血疝者，乃七疝之一也。治以導水丸、桃仁承氣湯，或抵當湯，投之同瘀血法。聚而不散，可以大作劑料，大瀉一二十行；次以玉燭散，和血通經之類是也。世人多用大黃、牡蠣，間有不癒者，是不知和血通經之道也。

凡下疳久不癒者，俗呼曰臊疳。可以導水丸、禹功散，先瀉肝經，訖以木香散敷之，日上三兩度；後服淡粥一二日止。

凡一切惡瘡久不癒者，以木香檳榔散貼之則癒矣。

凡男子、婦人咳逆，俗呼曰吃忒，乃陰陽不和之故。火欲上行，為寒所抑，寒不勝火，故作凝滯之聲。傷寒亦有此證，並宜既濟散治之。

☆☆濕　門☆☆

凡男子、婦人，病水濕瀉注不止，因服荳蔻、烏梅、薑、附酸熱之劑，《經》曰：陽氣耗減於內，陰精損削於外，三焦閉溢 [1]，水道不行。水滿皮膚，身體痞腫，面黃腹大，小便赤色，兩足按之陷而不起。《內經》曰：諸濕腫滿，皆屬脾土。可用獨聖散吐之。如時月涼寒，宜於燠室不透風處，用火一盆，藉火力出汗；次以導水、禹功，量病人虛實，瀉十餘行，濕去腫減則癒矣。是汗、下、吐三法俱行。三法行畢，臟腑空虛，先宜以淡漿粥養腸胃三兩日；次服五苓、益元同煎，或燈心湯調下亦可。如大勢未盡，更服神功散 [2]，可以流濕潤燥，分陰陽，利水道。既平之後，宜大將息。慎忌油、鹽、酒、果、房室等事三年，則不復作矣。

凡上喘中滿，酸心腹脹，時時作聲，痞氣上下不能宣暢，叔和云氣壅三焦不得昌是也。可用獨聖散吐之；次用導水禹功散，輕瀉三四行，使上下無礙，氣血宣通，並無壅滯；後服平胃散、五苓散、益元、甘露散，分陰陽、利水道之藥則癒矣。

凡老人久病，大便澀滯不通者，可服神功丸、麻仁丸，時時服葵羹、菠菜，自然通利也。

凡三消 [3] 者，《內經》所謂肺消渴等，可取生藕汁服則癒。

☆☆寒　門☆☆

《經》曰：寒瘍流水，俗呼為凍瘡。因冬月行於冰雪中而得此證。或經年不癒者，用坡野中淨土曬乾，以大蒜研，如泥土捏作餅子，如大觀錢厚薄，量瘡口大小貼之，以火艾加於餅上灸之，不計壯數，以泥乾為度，去乾餅子，再換濕餅灸，不問多少，直至瘡痂覺痛癢，是瘡活也。然後口含漿水洗漬，用雞翎一二十莖，縛作刷子，於瘡上洗刷淨。以此洗刷，不致肌肉損傷也。以軟帛拭乾。次用木香檳榔散敷之。如夏日醫之，更妙。

☆☆內　傷☆☆

凡一切冷食不消，宿食不散，亦類傷寒，身熱、惡寒戰栗、頭痛、腰脊強。不可用雙解散，止可導飲丸、木香檳榔丸五六十丸，量虛實加減，利五七行，所傷冷物宿酒推盡，頭痛病自癒矣。次以五苓散，生薑、棗煎，用長流水煎取五六錢。不可服酒癥丸、進食丸，此藥皆犯巴豆，有大毒故也。

凡膏粱之人，起居閒逸，奉養過度，酒食所傷，以致中脘留飲，惡悶、痞膈、醋心，可服木香導飲丸治之。若田野芻蕘之人，食疏衣薄，動作勞役，若酒食所傷，心腹滿悶、醋心、時時吐酸水，可用進食丸，以其勝毒也。病

[1] 溢：醫統本作「塞」。

[2] 神功散：本方為燥門之方，疑為「神助散」字之訛。

[3] 消：原作「焦」，於義不合，據四庫本改。

甚者，每月瀉三五次。

凡一切沉積，或有水，不能食，使頭目昏眩，不能清利，可茶調散吐之；次服七宣丸、木香檳榔丸。

凡人咳嗽一聲，或作悲笑啼泣，抬舁重物，忽然腰痛氣刺，不能轉側，或不能出氣者，可用不臥散嚏之，汗出痛止。

☆☆ 外傷治法 ☆☆

凡一切刃器所傷，用風化石灰一斤、龍骨四兩，二味為細末，先於端四日，採下刺薊菜，於端午日五更合搗，和成團子，中間穿眼，懸於背陰處，陰乾，搗羅為末，於瘡上摻貼。亦得裹外臁瘡，並諸雜瘡皆效。

凡犬咬、蛇傷，不可便貼膏藥及生肌散之類。《內經》云：先治內而後治外可也。先當用導水丸、禹功散之類。可瀉驚恐，不散毒氣。或瀉十餘行，即時痛減腫消，然後可用膏藥生肌散之類，敷之則癒矣。

凡一切蟲獸所傷及背瘡腫毒，杖瘡焮發，或透入裏者，可服木香檳榔丸七八十丸，或至百餘丸，生薑湯下五七行，量虛實加減用之。《內經》曰：先治內而後治外是也。

凡落馬墜井，因而打撲，便生心恙，是痰涎散於上也。《內經》曰：所謂因氣動而病生於外。宜三聖散，空心吐之。如本人虛弱瘦瘁，可用獨聖散吐之；後服安魄之藥，如定志丸之類，牛黃、人參、硃砂之屬。

☆☆ 婦人風門 ☆☆

凡婦人頭風眩運，登車乘船，眩運眼澀，手麻髮脫，健忘喜怒，皆胸中宿痰所致。可用瓜蒂散吐之；次以長流水煎五苓散、大人參半夏丸。

凡婦人腰胯痛，兩腳麻木，惡寒喜暖，《內經》曰：風寒濕合而為痺。先用[1]服除濕丹七八十丸，量虛實以意加減；次以禹功散投之，瀉十餘行清冷積水、青黃涎沫為驗；後用長流水煎生薑、棗，同五苓散服之。風濕散而氣血自和也。

凡婦人乳癰發痛者，亦生於心也，俗呼吹奶是也。吹者，風也。風熱結於乳房之間，血脈凝注，久而不散，潰腐為膿。宜用益元散，生薑湯調下，冷服；或新汲水，時時呷之勿輟，晝夜可三五十次，自解矣；或煎解毒湯，頓服之。

☆☆ 火類門 ☆☆

凡婦人月事沉滯，數月不行，肌肉漸減，《內經》曰：小腸熱已滿，移熱於大腸，則伏瘕為沉。沉者，月事沉滯不行，故云伏瘕。急宜桃仁承氣湯加當歸，大作劑料煎服，不過三服立癒。後用四物湯補之，更宜服《宣明》中檳榔丸。

凡婦人血崩，或年及四十以上，或悲哀太甚故然。《內經》曰：悲哀太甚則心系急，心系急則肺舉，而上焦

[1] 用：四庫本作「可」。

不通，熱氣在中，故經云[1]血崩下。

心系者，血山也。如久不癒，則面黃、肌熱、瘦弱，慎不可以熱治之。蓋血得熱而散，故禁之。宜以當歸散等藥治之。

凡婦人年五十以上，經脈暴下。婦人經血，終於七七之數。數外暴下者，此乃《內經》所謂火主暴速，亦因暴喜暴怒，憂愁驚恐致然。慎勿作冷病治之。如下峻熱藥治之必死。止宜黃連解毒湯以清上，更用蓮殼、棕毛灰以滲其下，然後用四物湯、玄胡索散，涼血和經之藥也。

凡婦人月事不來，室女亦同，《內經》曰謂月事不來，皆是胞脈閉也。胞脈者，屬心而絡於胞中。令氣上通肺，心下不通，故月事不來也。可用茶調散吐之；次用玉燭散、芎藭湯、三和湯、桂苓白朮散之類，降心火，益腎水，開胃進食，分陰陽，利水道之藥皆是也。慎勿服峻熱有毒之藥。若服之，變成肺痿，骨蒸潮熱，咳嗽咯膿，嘔血喘滿，小便不利[2]，寢汗不止，漸至形瘦脈大，雖遇良醫，亦成不救。嗚呼！人之死者，豈命使之然也。

凡懷孕婦人病瘧，可煎白虎湯、小柴胡、柴胡飲子等藥。如大便結硬，可用大柴胡湯下。微利過，不可大吐瀉，恐傷其孕也。《經》曰：夏傷於暑，秋必痎瘧。

凡雙身婦人傷寒、時氣、溫疫，頭痛身熱，可用升麻散一兩，水半碗，大作劑料，去滓，分作二服，先一服吐了，後一服勿吐；次以長流水加生薑、棗，煎五苓散，熱以[3]之，汗盡其痛立止。

凡婦人雙身，大、小便不利，可用八正散，大作劑料，去滑石，加葵菜子煎服。《經》曰：膀胱不利為癃。癃者，小便閉而不通也。如八正散加木香，取效更捷。《經》曰：膀胱氣化則能出焉。然後服五苓散三五服則癒矣。

凡婦人身重，九月而喑啞不言者，是胞之絡脈不相續也，故不能言。《經》曰：無治也。然有是言，不若煎玉燭散二兩，水半碗·同煎至七分，去滓，入蜜，放溫，時時呷之，令火下降，肺金自清，故聲復出也。肺主聲音也。

凡婦人難產者，皆因燥澀緊斂，故產戶不得開通。宜先於降誕之月，自月之日，用長流水調益元散，日三服，產必易。產後亦無一切虛熱、氣血不和之疾。如未入月，則不宜服之，以滑石滑胎故也。

凡婦人大產後，或臍腹腰痛，乃敗血惡物之致然也。醫者便作虛冷，以燥熱藥治之，誤已久矣《內經》曰：諸痛為實。實者，熱也。可用導水丸、禹功散，瀉三五行；然後以玉燭散和血通經、降火益水之藥治之。獨不可便服黑神散燥熱之藥，當同半產治之。

凡婦人產後心風者，不可便作風治之。宜調胃承氣湯二兩，加當歸半兩，細銼，用水三四盞，同煎去滓，分作二服，大下三五行則癒矣。如未癒，以三聖散吐之。蓋風狂便屬陽。

---

[1] 云：此字疑衍。

[2] 小便不利：原作「小大不便」，文義未合，據四庫本改。

[3] 熱以：〔批〕第五卷作「熱啜」。

凡婦人產後一二日，漸熱口乾，可用新汲水調玉燭散，或水調甘露散亦妙。勿作虛寒治之。

☆☆濕　門☆☆

凡婦人赤白帶下，或出白物如脂，可服導水丸、禹功散，或單用無憂散，量虛實加減；泄訖，服桂苓散、五苓散、葶藶木香散，同治濕法。或用獨聖散上湧亦是。室女白帶下，可用茶調散吐之；吐訖，可服導水丸、禹功散瀉之；次服葶藶木香散、四物湯、白朮散之類則瘉矣。

治白帶者，同瀉濕法則是也。婦人有濁污水不止，亦同此法也。

☆☆寒　門☆☆

凡婦人年二三十，無病而無子，經血如常，或經血不調者，乃陰不升而陽不降，此上下不得交通，有所滯礙，不能為用故也。可用獨聖散，湧[1]訖寒痰二、三升；後用導水丸、禹功散，泄三五行或十餘行；單用無憂散，泄十餘行，見虛[2]寒熱虛實用之；次服蔥白粥三五日。胃氣宣通，腸中得實，可服玉燭散，更助白朮散、茯苓之類。降火益水，既濟之道，當不數月而有孕。《內經》曰：婦人有癃、痔、遺溺、嗌乾諸症，雖服妙藥、針灸，亦不能孕。蓋衝脈、督脈、任脈有此病不能孕故也。

☆☆半　產☆☆

凡婦人半產，俗呼曰小產。或三四月，或五六個月，皆為半產，以男女成形故也。或因憂恐暴怒、悲哀太甚，或因勞力撲打損傷，及觸冒暑熱。慎勿用黑神散，以其犯熱藥，恐轉生他疾。止宜用玉燭散、和經湯之類。

凡婦人天生無乳者，不治。或因啼泣、暴怒、鬱結，氣血閉塞，以致乳脈不通，用精豬肉清湯，調和美味，於食後調益元散五七錢，連服三五服；更用木梳梳乳房周回，則乳汁自下也。

又一法：豬蹄調下益元散，連服之。

又一法：針肩井二穴，長驗。

☆☆ 小兒風門 ☆☆

凡小兒三五歲，或七八歲，至十餘歲，發驚涎潮，搐搦如拽鋸，不省人事，目瞪喘急，將欲死者，《內經》曰：此者[3]得之在母胎。胞之所受悖惕、驚駭、恐懼之氣，故令小兒輕者為驚風、天吊，重者為癇病、風搐。胎中積熱者為臍風。以上諸風證，可用吐涎散吐之；吐訖，宜珠、犀、龍、麝清涼墜痰之藥。其食乳子母皆宜服之。安魂定魄之藥，定志丸之類是也。故婦人懷孕之月，大忌悲憂驚怖，縱得子，必有前疾。小兒風熱涎嗽者，可以通聖加半夏，同煎溫服。

凡小兒疳澀眼，數日不開，皆風熱所致。可服涼隔散，瀉肝經風熱鬱甚，鬱結散而自開也。

---

[1] 湧：原作「通」，據大成本改。

[2] 虛：此字疑衍。

[3] 者：〔批〕「此者」之「者」可篇作「皆」。

凡小兒通身浮腫，是風水腫也。小便不通者，宜利小便則癒。《內經》曰：三焦閉塞，水道不利。水滿皮膚，身體痞腫，是乘之故。可用長流水加燈心，煎五苓散，時時呷之；更於不透風處浴之，汗出則腫消。一汗減半，再汗減七八分，三汗消盡。內外俱行也。

☆☆ 二火類 ☆☆

凡小兒瘡疱癮疹，麩瘡丹熛等疾，如遇火運勝時，熒惑亂行之者，不可便用升麻散解之。升麻湯味辛性溫，《內經》曰：積溫而成熱，是謂重火。止可以辛涼之劑解之。如遇平時，可以辛溫。蓋平時無事，便同水化。然而更宜審察病機，甚者亦不可以辛溫。但發散之後，便以涼膈散加當歸及白虎湯、玉露散煎服之。更甚者，解毒湯、調胃散下之。古人云：瘢疹瘡疱，首尾俱不可下。皆誤矣。豈不聞揚湯止沸，不如抽薪。《內經》曰：五寅五申之歲多發此病者，蓋明相火之所為也。又曰：少陽客氣勝，丹疹外發。又曰：諸痛癢瘡瘍，皆屬心火。王太僕[2]又謂：百端之起，皆自心生。豈可便用辛溫發散乎。致熱勢增劇，漸成臟毒下血，咬牙發搐，大熱明矣。如白虎加人參，涼膈散加當歸、桔梗，勿問秋冬，但見瘡疹，用之神良。

凡小兒瘡疱癮疹、麩瘡丹熛斑毒之後，臟毒下血，《內經》曰：少陽客氣勝，則丹熛瘡疹發於外也。蓋餘熱不解，故臟毒下血。治以黃連解毒湯、白虎湯、涼膈散，

[1] 僕：原作「關」，據四庫本改。

臨證選而用之。所謂白虎，舊說秋冬勿用，皆誤也。但有此證便用之。蓋其證屬相火故也。大人亦同。

凡小兒丹瘤，浮腫毒赤，走引遍身者，乃邪熱之毒者。可用瓷片撇出紫血，其病立癒。如不癒者，後用涼膈散加大黃、芒硝，利三五行為妙；次用拔毒散，掃三五度必癒矣。《經》曰：丹熛赤瘤，火之色也，相火主之。

凡小兒有赤瘤暴腫，可先用牛黃通膈丸瀉之；後用陽起石散敷之，則腫毒自消。如不消，可用針砭刺，血出而癒矣。

凡小兒甜瘡久不癒者，俗呼為香瘡是也。多在面部兩耳前。一法：令母口中嚼白米成膏，子臥塗之，不過三上則癒矣。小兒並母，皆忌雞、豬、魚、兔、酒、醋動風發熱之物。如治甜指，亦同此法。

凡小兒面上瘡，渭眉煉瘡；耳上，謂之轍耳；足上瘡，謂靴癬。此三者一究其本，皆謬名也。《經》曰：諸痛瘡瘍，皆屬心火。乃血熱劇而致然也。或謂《內經》曰：大概不可使熱以為皆然。此不明造化之道也，慎勿妄信。可用針刺之出血。一刺不癒，當復刺之；再刺不癒，則三刺必癒矣。《內經》曰：血實者決之。眉煉不可用藥敷之，以其瘡多癢，癢則爬矣，藥入眼則目必損矣。

凡小兒牙疳齒䶣者，是齗腐爛也。下牙屬手陽明大腸之經，燥金為主；上牙屬足陽明胃經濕土，上下是腸胃二經也。或積熱於內，或因服銀粉、巴豆大毒之藥，入於腸胃，乳食不能勝其毒，毒氣循經而至於齒齗、牙縫嫩薄之分，反內害也。可以麝香玉線子治之。乳母臨臥，常服黃連解毒湯一服，牙疳病則癒矣。

凡小兒身熱，吐瀉腹滿，不進飲食，可急與牛黃通膈丸，下過四五行，則自癒矣。蓋乳食便屬水，甚則成濕，以治濕法治之，用燥熱之藥非也。

凡小兒水泄不止，可用五苓散與益元散各停，用新水調下三二錢，頻服，不拘時候。若暴速注下甚者，屬火，涼膈、通聖等散治之。用者勿輕，非深於造化者，未易此語。

凡小兒、大人[1]，小便不通，《內經》謂三焦約。約者，不行也。可用長流水煎八正散，時時灌[2]之，大、小便利則止。若不因熱藥所攻而致者，易治。或因多服熱藥而燥劇至此者，非惟難治，不幸夭耳。亦可用蜜水調益元散，送通膈丸。

凡小兒久瀉不止，至八九月間，變為秋深冷痢者，泄瀉清白，時時撮痛，乳癖不化。可用養脾丸，如黍米大，每服二三十丸，米飲送下，日進三服則癒。益黃散亦可用之。

凡治小兒之法，不可用極寒極熱之藥，及峻補峻瀉之劑，或誤用巴豆、杏仁、硫黃、膩粉之藥。若用此藥，反生他病。小兒易虛易實，腸胃嫩弱，不勝其毒。若治之，用分陰陽、利水道最為急，用桂苓甘露散之類。

[1] 人：此字疑衍。

[2] 灌：原作「嚾」，據大成本改。

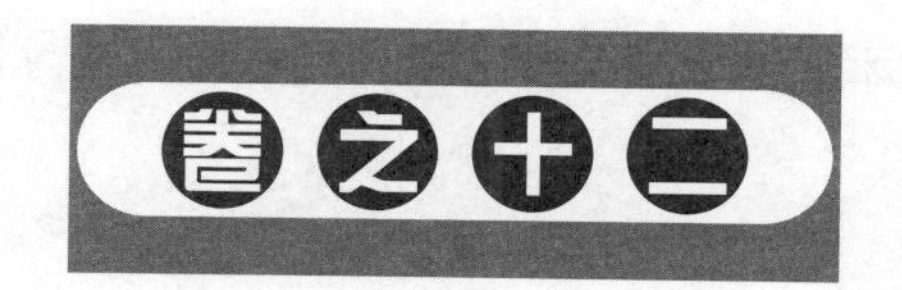

☆☆吐 劑☆☆

三聖散

防風三兩，去蘆　瓜蒂三兩，摶[1]淨，碾破，以紙[2]捲定，連紙銼細，去紙，用粗羅子羅過，另放末，將滓炒微黃，次入末，一處同炒黃用　藜蘆去苗及心，加減用之，或一兩，或半兩，或一分

上各為粗末，每服約半兩，以齏汁三茶盞，先用二盞，煎三五沸，去齏汁；次入一盞，煎至三沸，卻將原二盞，同一處熬二沸，去滓，澄清，放溫，徐徐服之。不必盡劑，以吐為度。

瓜蒂散

瓜蒂七十五個　赤小豆七十五個　人參半兩，去蘆　甘草半兩或二錢五分

上為細末，每服一錢，或半錢，或二錢，量虛實加減用之。空心，齏汁調下服之。

稀涎散

豬牙皂角不蛀者，去支[3]弦，稱一兩，炙用之　綠礬　藜

---

[1] 摶：大成本作「剝」。

[2] 紙：原作「蒂」，與下文文義未合，據大成本改。

[3] 支：大成本作「皮」，當是。

蘆半兩

上為細末，每服半錢，或一二錢，斡開牙關，漿水調下灌之。

蔚金散

蔚金　滑石　川芎各半兩

上為細末，每服一二錢，量虛實加減，以齏汁調下，空心服之。

茶調散亦一名二仙散

瓜蒂不以多少　好茶中停

上為細末，每服二錢，齏汁調下，空心用之。

獨聖散

瓜蒂不以多少

上為細末，每服一錢，或二錢，齏汁調下服之。脅痛，加全蠍；頭痛，加蔚金。

碧雲散　治小兒驚風有涎。

膽礬半兩　銅青一分　粉霜一錢　輕粉一分

上研為細末，每服一字，薄荷湯調下用之。如中風，用漿水調服。

常山散

常山二兩　甘草二兩半

上為細末，水煎，空心服之。

青黛散

豬牙皂角二個　玄胡索一個　青黛少許

上為細末，鼻內灌之，其涎自出。

☆☆汗 劑☆☆

防風通聖散

防風 川芎 當歸 芍藥 大黃 薄荷 麻黃去根，不去節 連翹 芒硝各半兩 石膏 黃芩 桔梗各二兩 滑石三錢 甘草二兩 荊芥 白朮 山梔子各一兩

上為粗末，每服五七錢，水一大盞，生薑三片，煎至七分，去滓熱服。如涎嗽，加半夏五錢，生薑製過。

雙解散

通聖散與益元散相合中停，水一鍾，生薑、豆豉、蔥白同煎。

浮萍散 治癩風。

浮萍一兩 荊芥 川芎 甘草 麻黃去根，以上各一兩 或加當歸芍藥

上為粗末，每服一兩，水二盞，煎至七分，去滓溫服，汗出則癒。

升麻湯

升麻去土 葛根 芍藥 甘草炒，以上各一兩

上為粗末，每服三錢，水一盞半，煎至七分，去滓溫服，不拘時候。

麻黃湯

麻黃一兩，去根 官桂七錢 甘草三錢，干[1]炙 杏仁二十二個，去皮尖，麩炒黃色用

上為粗末，每服三錢，水一鍾，煎至七分，去滓溫

[1] 干：〔批〕「干」疑當作「半」。

服，汗出自解。

桂枝湯

桂枝一兩　茯苓半兩　芍藥一兩　甘草七錢

上為粗末，每服三錢，水一盞，生薑、棗一同煎，溫服。

☆☆下　劑☆☆

導水丸

大黃二兩　黃芩二兩　滑石四兩　黑牽牛四兩，另取頭末

加甘遂一兩，去濕熱腰痛，泄水濕腫滿，久病則加；加白芥子一兩，去遍身走注疼痛；加朴硝一兩，退熱，散腫毒，止痛，久毒宜加；加鬱李仁一兩，散結滯，通關節，潤腸胃，行滯氣，通血脈；加樟柳根一兩，去腰腿沉重。

上為細末，滴水丸梧桐子大。每服五十丸，或加至百丸，臨臥溫水下。

禹功散

黑牽牛頭末四兩　茴香一兩，炒　或加木香一兩。

上為細末，以生薑自然汁調一二錢，臨臥服。

通經散

陳皮去白　當歸各一兩　甘遂以麵包，不令透水，煮百餘沸[1]，取出，用冷水浸過，去麵焙乾

上為細末，每服三錢，溫湯調下，臨臥服。

神祐丸

甘遂依前製用　大戟醋浸煮，焙乾用[2]　芫花醋浸煮，各半

兩　黑牽牛一兩　大黃一兩

上為細末，滴水丸小豆大。每服五七十丸，臨臥溫水下。

琥珀丸

上為前神祐丸加琥珀一兩是也。

益胃散

甘遂依前製過用

上為細末，每服三錢，以豬腰子，細批破，以鹽椒等物淹透，爛切，摻藥在內，以荷葉裹，燒熟，溫淡酒調服。

大承氣湯

大黃半兩　厚朴一兩　枳實一枚，麩炒　芒硝半兩

上為粗末，每服三五錢，水一盞，煎至七分，去滓服。以意加減。

小承氣湯

大黃　厚朴各一兩　枳實一枚

上為粗末，同前煎服。

調胃承氣湯

大黃　甘草炙　朴硝各半兩

上為粗末。每服五七錢，水一盞，煎三五沸，去滓溫服，食後。

---

[1] 沸：原脫，據大成本補。

[2] 醋浸煮，焙乾用：原作「焙浸煮醋乾用」，〔批〕「大戟下焙當作醋。醋當作焙」，據收。

桃仁承氣湯

桃仁一十二個，去皮尖　官桂　甘草　芒硝各半兩

上銼如麻豆大。每服三五錢，水一大盞，煎至七分，去滓溫。

玉井散

瓜蔞根二兩　甘遂一兩，製用

上為細末，以糜香湯調下三錢，臨臥服。

水煮桃紅丸

黑牽牛頭末半兩　瓜蒂末二錢　雄黃一錢，水飛過用之　乾胭脂少許

上以黃酒[1]調麵為丸，以水煮，令浮熟取出，冷水拔過，麝香湯水下。

無憂散

黃耆　木通　桑白皮　陳皮各一兩　胡椒　白朮　木香各半兩　牽牛頭末四兩

上為細末，每服三五錢，以生薑自然汁調下，食後。

泄水丸又方：藏用丸一料，加芒硝半兩，商陸半兩。為末，水丸。依前服之。

大戟　芫花　甘遂　海帶　海藻　鬱李仁　續隨子各半兩　樟柳根一兩

上為細末，水煮棗肉為丸，如小豆大。每服五七十丸，水下。

牛黃通膈丸

黑牽牛　大黃　木通以上各半兩，各另取末

[1] 酒：原作「水」，據大成本改。

上為細末，水丸，如黍粒大。量兒大小，三五十丸或百丸，水下。

四生丸一名潤腸丸

黑牽牛　大黃　朴硝　皂角去皮弦，蜜炙，以上各等份

上為細末，水丸，如梧桐子大。每服七八十丸，食後溫水下。

內托散

大黃　牡蠣各半兩　甘草三錢　瓜蔞二個

上為末，水一大盞，煎三五沸。去滓，露冷服。

藏用丸

大黃　黃芩各二兩　滑石　黑牽牛各四兩

上為末，水丸，桐子大。每服五七十丸，食後溫水下。

神芎丸

藏用丸一料，內加黃連、薄荷、川芎各半兩，水丸，桐子大。水下。

進食丸

牽牛一兩　巴豆三個，去油、心、膜

上為末，水丸。每服二三十丸，食後，隨所傷物送下。

牛黃白朮丸　治腰腳濕。

黑牽牛末　大黃各二兩　白朮一兩

上為末，滴水丸，桐子大。每服三十丸，食前，生薑湯下。要利，加至百丸。

玉燭散

以四物湯、承氣湯、朴硝各等份。水煎，去滓，食前服之。

三和湯

以四物湯、涼膈散、當歸各中停，水煎服。

丁香化癖散 治小兒脾。

白丁香 蜜陀僧 舶上硫黃各一錢 硇砂半錢 輕粉少許

上研細末，每兒一歲服半錢，男病女乳調，女病男乳調。後用通膈泄。

抵當湯

水蛭十個 虻[1]蟲十個，去翅、足、熬 大黃一兩 桃仁七枚，去皮、尖、捶

上銼如麻豆，作一服，水二盞，煎至七分，去滓溫服。

抵當丸

虻蟲五個 桃仁六枚 大黃三分 水蛭五個

上為細末，只作一丸。水一大盞，煮一丸，至七分，頓服之

十棗湯

紫芫花醋浸煮 大戟 甘遂製，以上各等份

上為末。每服半錢，水一盞，棗十枚，同煎，取半盞服。

---

[1] 虻：原作「盲」，據四庫本改。後抵當丸同。

除濕丹

檳榔　甘遂　威靈仙　赤芍藥　澤瀉　葶藶以上各二兩　乳香另研　沒藥另研，以上各一兩　黑牽牛末半兩　大戟三兩，炒　陳皮四兩，去白

上為細末，麵糊和丸，如桐子大。每服三五十丸，水送下。

利膈丸

牽牛四兩，生　槐角子一兩，炒　木香一兩　青皮一兩　皂角去皮，酥炙　半夏洗，以上各二兩

上為細末，生薑麵糊為丸，桐子大。每服四五十丸，水送下。

三一承氣湯

大黃　芒硝　厚朴去皮　枳實各五兩　甘草一兩

上銼如麻豆大。每服半兩，水一大盞，生薑三片，煎至六分，入硝，去滓熱服。

大陷胸湯

大黃一兩半　芒硝一兩八錢半　甘遂末一字

上為水一盞，煮大黃至八分，去滓入硝，一沸，下甘遂末，溫服。

小陷胸湯

半夏湯洗，一錢五分　黃連一分　瓜蔞實一枚，用四分之一

上銼麻豆大，水二盞，先煮瓜蔞至一盞半，下諸藥，取八分，去滓溫服，未利再服。

握宣丸

檳榔　肉桂　乾薑　附子　甘遂　良薑　韭子　巴豆各等份　入硫黃一錢

上為細末，軟米和丸，桐子大。早晨先椒湯洗手，放溫揩乾，用生油少許泥手心，男左女右，磨令熱，握一丸，宣一二行。

☆☆風　門☆☆

防風通聖散　方在汗門中附。

防風天麻散

防風　天麻　川芎　羌活　白芷　草烏頭　荊芥　當歸焙製[1]　甘草　滑石　白附子各半兩

上為末，熱酒化蜜少許，調藥半錢，加至一錢，少時覺藥行，微麻為度。如作丸，煉蜜和彈子大。熱酒化下一丸，或半丸。

防風湯

防風　麻黃　獨活　秦艽去蘆　黃芩　石膏　當歸　白朮各半兩

上為粗末，入半夏片子，令攪勻，每服四錢，水二中盞，入生薑七片，煎至一盞，去滓，取清汁六分，入麝香少許，帶熱食後服。

祛風丸

川烏炮，去皮臍　草烏炮　天南星　半夏薑製　蒸豆粉　甘草　川芎　僵蠶　藿香　苓苓香[2]　地龍去土　蠍梢炒，各一兩　川薑半兩上為細末，藥末一兩，用菉豆粉一兩，以白麵二兩，滴水和丸，如桐子大，陰乾。細嚼，茶清下三五丸至五七丸，食後。初服三丸，以漸加之。

排風湯

當歸去蘆　杏仁去皮尖，麩炒　防風去蘆　白蘚皮　白朮　芍藥　官桂去粗皮　川芎甘草炒，各二兩　獨活　麻黃去節　茯苓去皮，各三兩

上為粗末，每用三錢，水一盞半，入生薑四片，同煎至八分，去滓溫服，不拘時候。

小續命湯

麻黃去節　人參去蘆　黃芩　芍藥　川芎　甘草炙　杏仁湯泡，去皮尖，炒　防己　官桂去皮　防風去蘆，各一兩　附子半兩，去皮臍

上除附子、杏仁外，合搗為粗末，後入二味攪勻。每服三錢，水一盞半，生薑五片，煎至一盞，去滓，少熱服，食後。

消風散

川芎　羌活去蘆　人參去蘆　白茯苓去皮　白僵蠶炒　蟬殼同上，各一兩　陳皮去白　厚朴去粗皮，薑製，以上各一兩

上為細末，每服二錢，茶清調下。

川芎散

川芎　荊芥　甘菊　薄荷　蟬殼　蔓精子各二兩　甘草一兩，炙

---

[1] 製：〔批〕「無製字」。

[2] 苓苓香：即零陵香。

上為細末，茶酒任下三二錢，食後服。

搜風丸一名人參半夏丸

人參　茯苓　南星各半兩　半夏　乾生薑　白礬生　凝水石各一兩　蛤粉二兩　薄荷半兩　藿香[1]

上為細末，與藏用丸末各中停，水丸，如豌豆大。每服三十丸，生薑湯送下。

當歸川芎散

當歸　川芎各半兩　甘草二兩　黃芩四兩　薄荷一兩　縮砂仁一分

上為細末，溫水調下一二錢。

愈風餅子

川烏半兩，炮裂　川芎　甘菊　白芷　防風　細辛　天麻　羌活　荊芥　薄荷　甘草炙，以上各一兩

上為細末，水浸，蒸餅為劑，捏作餅子。每服三五餅子，細嚼，茶酒送下，不計時候。

疏風丸

通聖散一料，加天麻、羌活、獨活、細辛、甘菊、首烏各半兩

上為細末，煉蜜和丸，彈子大，硃砂為衣。每服一丸，細嚼，茶酒下。

通頂散

石膏　川芎　瓜蒂各等份　藜蘆少許

上為細末，鼻內嗃之。

---

[1] 藿香：用量原缺，大成本為「半兩」。

胃風湯

人參去蘆　茯苓去皮　川芎　官桂　當歸　芍藥　白朮

上件各等份，為末。每服三錢，水一盞，入陳粟米煎，空心服之。

香芎散

香附子炒　貫芎　石膏水飛　白芷　甘草　薄荷各一兩　川烏半兩，炒、去皮臍

上為細末，每服二錢，溫酒、茶清調下，無時。

鐵彈丸

地龍去土　防風　白膠香　沒藥　木鱉去皮　草烏頭水浸，炮　白芷　五靈脂　當歸各一兩　細墨三錢　麝香另研　乳香另研　升麻各二錢

上為末，糯粥丸，彈子大。每服一丸，生薑酒下。

☆☆暑　門 瘧附☆☆

白虎湯

知母一兩半，去皮　甘草一兩　糯米一合　石膏四兩，亂紋者，另為末

上銼如麻豆大，粳米拌勻，另水一盞，煎至六分，去滓溫服，無時，日三四服。或眩嘔者，加半夏半兩，薑汁製過用之。

桂苓甘露散

官桂半兩　人參　藿香以上各半兩　茯苓　白朮　甘草　葛根　澤瀉　石膏　寒水石各一兩　滑石二兩　木香一分

上為細末，每服三錢，白湯點下，新水或生薑湯亦可

用[1]之。

化痰玉壺丸

南星　半夏並生用　天麻各半兩　白麵三兩

上為細末，滴水丸，如桐子大。每服三十丸，用水一大盞，先煎令沸，下藥煮，候浮即熟，漉出放溫，別用生薑湯下，不拘時服。

益元散

滑石六兩　甘草一兩

上為細末，每服三錢，蜜調，新水送下。

玉露散　治暑。

寒水石　滑石　石膏　瓜蔞根各四兩　甘草一兩

上為細末，每服五錢，新水調下。

石膏散

石膏一兩　人參去蘆　甘草炙，各半兩

上為細末，新水、蜜水調三錢，生薑湯亦可。

辰砂丹　治瘧。

信一錢　雄黑豆六十個，或二兩重

上為細末，硃砂為衣，端午日合，不令雞、犬、婦人見。每服一丸，無根水下。

溫脾丸

信一錢　甘草二錢　紫河車三錢　豆粉四兩

上為末，滴水丸。每服半錢，作十丸，臨臥，無根水下

溫脾散

紫河車　綠豆各一兩　甘草半兩　砒一錢，另研

上為細末，後入砒，研勻。每服半錢，新水一[2]盞調下。如是隔日發，直待臨睡服藥；如頻日發，只夜深服。忌葷、酒、魚、兔等。

☆☆濕　門嗽附☆☆

五苓散

官桂　澤瀉　豬苓去黑皮　茯苓去皮　白朮各半兩

上為細末，每服二錢，熱湯或新水調下。

葶藶木香散

苦葶藶　茯苓去皮　豬苓去皮，各一分　木香半錢　澤瀉　木通　甘草各半兩　官桂一分　滑石三錢

上為細末，每服三錢，生薑湯調下，食前服。

白朮木香散

白朮　豬苓　澤瀉　赤茯苓各半兩　木香　檳榔各三錢　陳皮二[3]兩，去白　宮桂一錢　滑石三兩

上為細末，每服五錢，水一盞，生薑三片，同煎至六分，溫服，食後。

大橘皮湯

橘皮一兩半　木香一分　滑石六兩　檳榔三錢　茯苓一兩　豬苓去黑皮　澤瀉　白朮　官桂各半兩　甘草二錢

上為末，每服五錢，水一盞，生薑五片，煎至六分，去滓溫服，食後。

---

[1] 可用：原作「用可」，據上下文義乙正。

[2] 一：原脫，據大成本改。

[3] 二：〔批〕一本「二」作「一」。

神助散

苦葶藶二兩，炒　黑牽牛三兩半，微炒，取頭末用之　澤瀉二兩　豬苓二兩，去皮　椒目半兩

上為細末，每服葱白三莖，漿水一盞，煎至半盞，入酒半盞，調藥三錢，絕早面東服之

桂苓白朮丸

官桂　茯苓　半夏各一兩　白朮　乾生薑一分　橘皮去白　澤瀉　黃連各半兩　黃柏二兩

上為末，麵糊為丸，如小豆大。每服三五十丸，薑湯，食後服之。

桂苓白朮散

官桂　茯苓　白朮各半兩　甘草　澤瀉　石膏　寒水石各一兩　滑石二兩

上為細末，熱湯調三錢，新水，生薑湯亦可，食後服

白朮調中湯

白朮　茯苓　橘皮去白　澤瀉各半兩　甘草一兩　乾薑炒　官桂　縮砂仁　藿香以上各一分

上為末，白湯化蜜少許，調下二錢，無時。煉蜜每兩作十丸，名曰白朮調中丸。

寧神散　治嗽。

御米殼二兩，蜜炙　人參　苦葶藶[1]各一兩

上為末，入烏梅同煎三五沸，去滓，稍熱服，食後。

寧肺散

御米蜜炒，去穰　甘草　乾薑　當歸　白礬　陳皮各一

[1] 苦葶藶：原作「葶苦藶」，據四庫本改。

兩

上為末，煎齏汁調三錢。

人參補肺散

人參　麻黃去節　白朮　防己　防風各等份　桑白皮倍加

上銼，㕮咀，以漿水一碗，煎至半，去滓溫服，每用半兩各稱過。

白朮湯

白朮　甘草　當歸　陳皮　桔梗　枳殼各等份

上為粗末，水煎，去滓，溫服三五錢。

薏苡仁湯

桔梗一兩　甘草二兩　薏苡仁三兩

上銼如麻豆大，每服五錢，水煎，入糯米為引，米軟為度，食後服之。

益黃散　治小兒痢。

陳皮一兩　青皮　訶子肉　甘草各半兩　丁香二錢

上為細末，每服二錢，水煎，食前服之。

香連丸

木香　訶子肉面炒　黃連炒，各半兩　龍骨二錢

上為細末，飯丸如黍米大。每服二十丸，米飲湯下。

☆☆火　門☆☆

涼膈散

大黃一兩　連翹四兩　甘草　黃芩　薄荷　朴硝　山梔各一兩

上粗末，每服三五錢，水一盞，入蜜、竹葉，煎三五沸，去滓溫服，無時。

黃連解毒湯

黃連　黃柏　黃芩　大梔子各等份

上銼為麻豆大，每服五錢，水二盞，煎至八分，去滓，溫服之。

瀉心湯

大黃　甘草炙　當歸　芍藥　麻黃　荊芥各一兩半　白朮二錢半

上為細末，每服二錢，水一盞，生薑、薄荷少許，同煎至七分，去滓溫服。

八正散

大黃　瞿麥　木通　扁蓄　車前子　甘草　山梔子各一兩　滑石二兩　加木香一兩尤佳。

上為粗末，每服三五錢，水一盞，入燈心煎至七分，去滓溫服。

調胃散　治傷寒吐逆，四肢厥冷。

水銀　舶上硫黃各半兩

上二味，先研硫黃極細，次入水銀，同研至深黑。每服一錢，病重者二錢，溫米飲調服，不拘時。

三黃丸

大黃　黃芩　黃柏各等份

上為末，水丸。每服三十丸，水下。

又方去黃芩，用黃連。

芍藥柏皮丸

芍藥白者　黃柏去皮，各一兩　當歸　黃連各半兩

上為末，水丸，桐子大。每服三十丸，水下，食前。

大金花丸

黃連　黃柏　黃芩　大黃各等份

上為末，水丸。新水下三十丸。加梔子，減大黃，名梔子金花丸。

清涼飲子

大黃蒸　赤芍藥　當歸　甘草炒，以上各等份

上為末，每服一二錢，水一盞，煎至七分，去滓溫服，食後，以意加減。

黃連清心湯

涼膈散加黃連半兩是也。

犀角散

黃連　大黃　芍藥　犀角　甘草各等份

上為粗末，每服五錢，水一盞，煎至七分，去滓，無時溫服之。

黃連木通丸　治心經畜熱，夏至則甚。

黃連二兩　木通半兩

上為末，生薑汁打麵糊和丸。每服三十丸，食後，燈心湯下，日三服。

☆☆燥　門☆☆

神功丸

大黃麵裹蒸　訶子皮　麻子仁另搗　人參去蘆，以上各一

兩

上為細末，入麻子仁搗，研勻，煉蜜丸如桐子大。每服二十丸，溫水下，或酒米飲下，食後，臨臥。如大便不通，加服。

脾約丸

麻仁一兩二錢半　枳實麩炒　厚朴去粗皮　芍藥各二兩　大黃四兩，蒸　杏仁去皮尖，炒黃，一兩二錢

上為細末，煉蜜為丸，桐子大。每服二十丸，臨臥，溫水送下。

麻仁丸

鬱李[1]仁去皮，另搗　火麻子仁另搗，二味各二兩　大黃二兩，半生半熟　檳榔半兩　乾山藥　防風去蘆　枳殼炒，去穰，七錢半　羌活　木香各五錢半

上為細末，入另搗者，三味攪勻，煉蜜丸，如桐子大。每服二十丸至三十丸，溫水下，食後。

潤體丸

鬱李仁　大黃　桂心　黑牽牛　當歸　黃柏並生用，各半兩　輕粉少許

上為細末，滴水丸，如桐子大。每服三十丸至四十丸，溫水或生薑湯下。

☆☆寒　門☆☆

薑附湯

乾薑二兩，另為粗末　附子一兩，生用，去皮臍，細切

---

[1] 李：原作「里」，〔批〕「里當作李」，據改。

上二味攪勻，每服三錢，水一盞半，煎至一盞，去滓溫服，食前。

四逆湯

甘草三兩　乾薑半兩　附子半兩，生用，去皮臍，切作片子

上為粗末，每服三五錢，水一盞半，煎至一盞，去滓溫服，無時。

二薑湯

良薑　乾薑炮，二味各三兩

上為細末，酒煮糊為丸，桐子大。每服三十丸，空心，米飲湯下。

朮附湯

黑附子重一兩　白朮一兩半　甘草七錢半，炙

上為細末，每服三五錢，水一盞半，生薑五片，棗二枚，劈破，同煎至一盞，去滓溫服，食後。

大已寒丸

附子炮，去皮臍　川烏頭炮，去皮臍，作豆大，再炒黃　乾薑炮製　良薑炒　官桂去粗皮　吳茱萸各一兩

上為細末，醋糊為丸，桐子大。每服五、七十丸，米飲下，食前。

理中丸

人參去蘆　白朮　乾薑　甘草炙　附子炮，去皮臍，以上各一兩

上為細末，煉蜜為丸，每兩作十丸，彈子大。每服一丸，以水一盞化破，煎至七分，稍熱，空心服之。

平胃散

厚朴薑製　陳皮二味各三兩　蒼朮五兩，泔浸　甘草三兩，炒

上為末，每服二錢，水一盞，生薑三片，棗二枚，煎至七分，去滓，食前溫服。

☆☆兼治於內者☆☆

大柴胡湯

柴胡四兩　黃芩　赤芍藥各一兩半　半夏一兩二錢半　枳實二錢半　大黃一兩

上為粗末，入半夏片子。每服三錢，水一盞半，入生薑五片，棗一枚，煎至一中盞，濾去滓，溫服，食後。

小柴胡湯

柴胡四兩，去蘆　黃芩　人參　半夏湯洗七次，切片　甘草各一兩半

上為粗末，每服三錢，水一盞半，生薑五片，棗一枚，劈破，同煎至七分，去滓溫服，不拘時候。

柴胡飲子

柴胡　人參　黃芩　甘草　大黃　當歸　芍藥各半兩

上為粗末。每服三錢，水一盞，生薑三片，煎至七分，去滓溫服。

防風當歸飲子

柴胡　人參　黃芩　防風　甘草　芍藥　大黃　當歸　滑石各一兩

上為粗末，每服三五錢，生薑三片，水一盞，煎至七

分，去滓溫服，不拘時候。

白朮湯 治孕婦痢、嘔、吐血。

白朮 黃芩 當歸各等份

上為末，每服二三錢，水煎，食前服。

☆☆ 兼治於外者 ☆☆

桂苓 湯麻黃湯 升麻湯以上三方，在前汗法中附

五積散

蒼朮二兩四錢 桔梗一兩四錢 枳殼麩炒 陳皮二味各六錢 白芷 川芎 當歸 甘草炙 官桂去粗皮 半夏湯浸 茯苓各三錢 麻黃一錢，去節 厚朴 乾薑各四錢

上除官桂、芷[1]、殼別為末外，以慢火炒令黃色，為末，與官桂等攪勻。每服三錢，水一盞半，入生薑五片，蔥白三寸，鹽豉七粒，同煎至七分。去滓溫服，無時。

青衿散 治咽喉。

益元散加薄荷、青黛，生蜜丸，如彈子大。噙化。

☆☆ 獨治於內者 ☆☆

陷胸湯

大黃二兩半 芒硝一兩八錢半 甘遂一字，另為末

上以水三盞，先煮大黃至一盞，去滓，下芒硝，令沸，次下甘遂末，放溫服之。

大黃丸

大黃 黑牽牛 枳殼 木通各一兩

[1] 芷：四庫本作「枳」。

上為末，滴水為丸，如桐子大。每服三十丸，食後，以生薑湯下。

備急丸

巴豆去皮油　大黃　乾薑炮，以上各一兩

上為細末，煉蜜丸，桐子大。每服三丸，溫水下，不拘時服。

枳殼丸

商枳殼一兩，麩炒　牽牛頭末四兩

上為細末，水丸，如桐子大。每服三十丸，食前，溫酒或生薑湯下。

蓮殼散　治血崩。

棕皮燒灰　蓮殼燒灰存性，二味各半兩　香附子三兩，炒

上為末，米飲調下三四錢，食前。

木香檳榔丸

木香　檳榔　青皮　陳皮　廣茂燒　黃連麩炒，各一兩　黃柏[1]　大黃各三兩　香附子炒　牽牛各四兩

上為細末，水丸如小豆大。每服三十丸，食後，生薑湯送下。

導飲丸

青皮　陳皮　京三棱炮　廣茂炮　黃連　枳殼麩炒，各一兩　大黃　黃柏以上各三兩　香附子炒　黑牽牛各四兩

上為細末，桐子大，用水丸。每服三、五十丸，食後，後薑湯下。

---

[1] 黃柏：原作「黃連」，與上重，據四庫本改。

五香連翹散

丁香　青木香　沉香　薰陸香　麝香　木通　連翹　桑寄生　獨活　升麻　大黃各等份

上為粗末，以竹瀝煎五七錢。未利，加大黃。去滓，秀熱，以利為度。

四物湯

川芎　當歸　熟地黃　芍藥各等份

上為粗末，每服三四錢，水一盞，煎三五沸，去滓，溫，空心。加草龍膽、防己，名一醉散，治目暴發；加蒲黃，治娠婦漏血。

當歸散　治血崩。

當歸一兩　龍骨二兩，炒赤　香附子三錢，炒　棕毛灰五錢

上為末，米飲調三四錢，空心服。

又一方

當歸　白芍藥　香附炒

各等份為末，米飲湯調下，食前服。

又當歸散　行經。

當歸　杜蒺藜各等份

上為末，米飲湯調服，食前。

葛根散　解酒毒。

甘草　乾葛花　葛根　縮砂仁　貫眾各等份

上為粗末，水煎三五錢，去滓服之。

定志丸

柏子仁　人參　茯苓　遠志去心　茯神　酸棗仁

上為末，酒糊丸，小豆大。每服五七十丸，生薑湯下

檳榔丸

檳榔一錢半　陳皮一兩　木香二錢半　牽牛半兩

上為末，醋糊丸，桐子大。每服三十丸，生薑湯下。

小檳榔丸

枳殼　陳皮　牽牛各等份

上為細末，水丸，食後，生薑湯下三四十丸。

治氣積方

香附子為末，生薑湯調下三二錢。

☆☆ 獨治於外者 ☆☆

青金散

芒硝半錢　青黛半錢　乳香　沒藥各少許

上為細末，鼻內嗃之。

拔毒散

寒水石不以多少，燒令赤

上研為末，以新水調，雞翎掃痛處。

水澄膏

雄黃水飛，三錢　黃連半兩　蔚金二錢　黃柏半兩　大黃半兩　黃丹半兩，水飛

上為細末，量所腫處用藥多少，新汲水半盞，炒，藥在內，須臾藥沉，慢去其澄者，水盡，然後用槐柳枝攪藥數百餘轉，如麵糊相似勻。以小紙花子攤藥，塗腫處。更以雞翎撩涼水，不住掃之。

魚膽丸

草龍膽　青鹽　腦子各半兩　黃連一兩，去鬚　硇砂　南硼砂　麝香　鯉魚膽各二錢

上除草龍膽、鯉魚膽外，同為細末，先將草龍膽同微研破，以河水三升浸，春秋二宿，夏一宿，冬三宿。將浸者痛[1]揉極爛，用絹袋濾去滓，於石器內，慢火熬成膏子，點於水內不散，用指頭捏開有絲，乃膏子成，然後入魚膽拌勻，將膏和上件藥末作劑，丸如粟米，徐徐點，可視之。

金絲膏

黃丹　代赭石　玄精石各半兩　爐甘石一兩，燒　腦子半錢　黃連　蕤仁去皮、油，二味各三錢　白丁香　南硼砂二味各一錢

上除硼砂、腦子外，同為細末，以河水一升，白砂蜜三兩，同熬三五沸，然後入藥末，再熬至半茶盞以上，用綿子濾過，去滓，次入硼砂、腦末，攪勻定，瓷器內放。徐徐點眼，大有神效。

生肌散

黃連三錢　密陀僧半兩　乾胭脂二錢　雄黃一錢　綠豆粉二錢　輕粉一錢

上為細末，以溫漿水洗過，用無垢軟帛揾淨，藥貼之，大有效矣。

赴筵散

五倍子　密陀僧以上各等份

[1] 痛：原作「病」，據四庫本改。

上為細末，先入漿水漱過，乾貼。

麝香玉線子

豆粉半兩　信一錢　枯白礬一錢半

上三件同研，入麝香半錢，再研為細末，滴水和於手背上，捻作線。如用時，先以漿水漱了口，用毛翎撩縫中淨，臨臥乾貼。或為線子，住於縫中。

化癭丹　治贅。

海帶　海藻　海蛤　昆布以上四味皆焙　澤瀉炒　連翹以上並各等份　豬靨　羊靨各十枚

上為細末，蜜丸，如雞頭大。臨臥噙化一二丸。

通氣丸　同上所治

海藻　海帶　昆布　木通　甘草各一兩　訶子　薄荷各半兩　杏仁少許，煮，浸，去皮尖用之

上為細末，煉蜜和丸。每夜噙化一丸。忌油膩物。

又方

海藻　海帶　昆布　澤瀉　木通　豬靨　羊靨各五枚　海蛤　連翹

上為細末，研靨為丸，如雞頭大。每服一丸，臨臥噙化下，效。

消毒散　治喉腫。

當歸　荊芥　甘草各等份

上為末，水煎三五錢，去滓，熱漱之。

煮肝散　治雀目。

青蛤粉　夜明砂　穀精草各等份

上為細末，每服五七錢，豬肝內煮熟，細嚼，茶清

下。

枯瘤方

硇砂　粉霜　雄黃各二錢　輕粉　沒藥　乳香各一錢　土黃三錢　麝香少許

上為細末，以津調塗瘤頂，外邊歇一韭葉，先花紙貼之，上以小黃膏貼之。

小黃膏

黃柏　黃芩　大黃各等份

上為細末，以水調為糊，比前藥大一遭，三日一易，至八九上不取，直候可取。

剪刀藥[1]

石灰一斤，陳年者　龍骨四兩　刺薊一小束

上為末，杵作泥，為餅子，或為散貼，端午日合。

木香檳榔散

木香　檳榔　黃連　乳香　輕粉　密陀僧各等份

上為細末，乾摻之，先以口噙漿水洗之。

又方加黃柏、麝香。

陽起石散

陽起石燒

上研末，新水調塗腫處。

鉛白霜散

鉛白霜　乾胭脂　寒水石各等份　腦子　輕粉各少許

上為末，摻之。

[1] 剪刀藥：醫統本作「刀箭藥」。

雄黃散

雄黃　乳香　沒藥　麝香少許

上為末，量瘡大小乾貼。

化斑湯

紫草　升麻　甘草炙，各半兩

上銼麻豆大，水一盞，糯米二十粒，煎至一盞，去滓溫服。

☆☆調　治☆☆

無比山藥丸

乾山藥二兩　肉蓯蓉四兩，銼，酒浸，焙　五味子六兩，揀淨　菟絲子三兩，酒浸　杜仲三兩，去粗皮，炒　牛膝一兩，酒浸　澤瀉一兩　熟地黃乾，一兩　山茱萸一兩　茯苓去皮，一兩　巴戟一兩，去心　赤石脂一兩

上為細末，煉蜜和丸，桐子大。每服二三十丸，食前溫酒下，米飲亦可。

當歸丸

當歸　香附子炒　杜蒺藜　芍藥各等份

上為末，酒糊為丸，如小豆大。每服三五十丸，米飲送下。

香薷湯

香薷五錢，去土　厚朴五錢，薑製　白扁豆二錢，半生炒

上為末，每服三錢，水一盞，入酒煎，去滓溫服。

石葦散

石葦去毛　木通各二兩　當歸　甘草　王不留行各一兩

滑石　白朮　瞿麥　葵子　芍藥各三兩

上為細末，每服二錢，煎小麥湯調下。

妙功丸

京三棱一兩，炮　川烏四錢，生，去皮　大黃一兩

以上同為細末，好醋半升，熬膏。

積水丸[1]

神麴　麥蘖各一兩　乾薑二錢，炒裂用　巴豆兩個，去皮、油、心　半夏半兩　茴香一兩，炒香　官桂　牽牛三兩，揀淨

上為細末，用膏丸小豆大。生薑湯下十丸、十五丸。溫涼水亦可。以意加減，以利為度。

人參散

石膏　甘草各一兩　滑石四兩　寒水石二兩　人參半兩

上為末，每服二錢，溫水調下，食後。

茴香丸

茴香八兩，炒　川楝子炒　川烏炮去皮　威靈仙洗去土　防風去蘆　陳皮各三兩　地龍一兩，去土，微炒　烏藥五兩　赤小豆八兩

上為末，酒糊為丸。每服三五丸，茶酒下。

七宣丸

大黃濕紙裹煨　枳實面[2]炒　木香　柴胡去蘆　訶子皮各五兩　桃仁六兩，炒，去皮尖　甘草四兩，炒

上為末，煉蜜和丸，如桐子大。每服三十丸，酒下。

---

[1] 積水凡：原脫，據原目錄補。

[2] 面：〔批〕「面」字疑當作「麩」。

人參調中湯

沉香二兩　木香　白荳蔻一兩　甘草一分　腦子一錢　麝香半錢　人參半兩

上為細末，每服半錢，用沸湯點服。或入生薑、鹽少許，食後服。

烏金散

當歸一兩　自然銅金色者，鍛為末，醋熬，一兩　烏金石鐵炭是也，三兩　大黃一兩，童子小便浸用

上為末，每服二錢，紅花酒半盞，童子小便半盞，同調下，食前，日二服。

沉香降氣丸[1]

沉香　木香　縮砂仁　白荳蔻仁　青皮去白　陳皮去白　廣朮煨　枳實麩炒，以上各一兩　蘿白[2]子另末，一兩　黑牽牛末，二兩　大黃二兩，炒

上為末，生薑汁浸，蒸餅為丸，如桐子大。每服三十丸，橘皮湯下。

枳朮丸　治氣不下降，胸膈滿悶。

枳實麩炒　白朮各半兩

上為細末，燒飯為丸，如桐子大。每眼五十丸，諸飲送下。

---

[1] 丸：原作「湯」，與劑型下符，據大成本改。

[2] 蘿白：醫統本作「蘿蔔」。

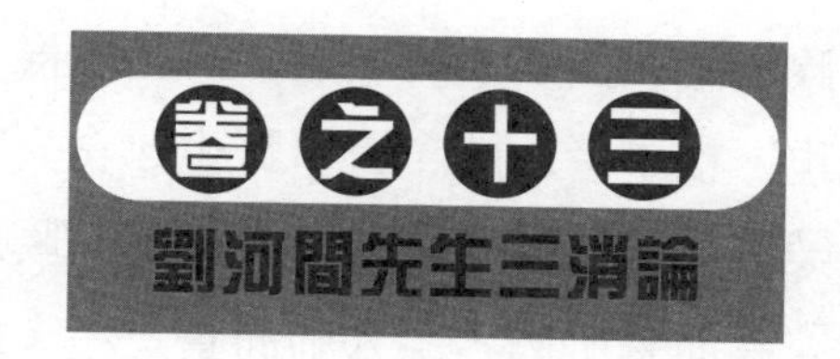

☆☆劉河間先生三消論☆☆

因在前，此書未傳於世，恐為沉沒，故刊而行之。

《易》言天地，自太虛至黃泉，有六位。《內經》言人之身，自頭至足，亦有六位。今余又言人胸腹之間，自肺至腎，又有六位。人與天地，造化五行，同一爐韛[1]，知彼則知此矣。故立天之氣曰金與火，立地之氣曰土與水，立人之氣曰風與火。故金與火合則熱而清，水土合則濕而寒，風火合則溫而炎。人胸腹之間，亦猶是也。肺最在上，為金，主燥；心次之[2]，為君火，主熱；肝又次之，為風木，主溫；膽又次之，為相火，主極熱；脾又次之，為濕土，主涼；腎又次之，黃泉為寒水，主寒。故心肺象天，脾腎象地，肝膽象人。不知此者，不可與論人之病矣。夫土為萬物之本，水為萬物之元。水土合德，以陰居陰，同處乎下，以立地為氣，萬物根於地，是故水土濕寒。若燥熱陽實，則地之氣不立，萬物之根索澤，而枝葉

[1] 韛：原作「備」，據四庫本改。

[2] 心次之：原作「清心次」，據四庫本改。

枯矣。

《五常政大論》曰：根於中者，命曰神機。是為動物根本在於中也。根本者，脾、胃、腎也。食入胃，則脾為布化氣味，榮養五臟百骸。故酸入肝而養筋膜，苦入心而養血脈，甘入脾而養肌肉，辛入肺而養皮毛，鹹入腎而養骨髓。五氣亦然。故清養肺，熱養心，溫養肝，濕養脾，寒養腎也。凡此五味五氣，太過則病，不及亦病，惟平則常安矣。故《六節藏象論》曰：五味入口，藏於腸胃，味有所藏，以養五氣，氣和而生，津液相成，神乃自生。是其理也。

又《太陰陽明論》云：脾病而四肢不用者，何也？

岐伯曰：四肢皆禀氣於胃，而不得至經，必因於脾，胃乃[1]禀也。今脾病不能為胃行其津液，不得禀水穀氣，脾日[2]以衰，脈道不利，筋骨肌肉皆無氣以生，故不用焉。

帝曰：脾不主時，何也？

岐伯曰：脾者，土也，治中央，常以四時長四臟，各十八日寄治，不得獨主於時也。脾藏者，常著胃土之精也。土者，生萬物而法天地。故上下至頭足，不得獨主於時也。

帝曰：脾與胃以膜相連爾，而能行其津液，何也？

岐伯曰：足太陰者，三陰也，其脈貫胃，屬脾絡嗌。故太陰為之行氣於三陰。足陽明者，表也，五臟六腑之海也，亦為之行氣於三陽。臟腑各因其經而受氣，以益陽明[3]，故為胃行其津液。四肢不得禀水穀，氣日以衰[4]，陰[5]道不利，筋骨肌肉，皆無氣以生，故不用焉。不用者，謂不能為之運用也。由是觀之，則五臟六腑，四肢百骸，皆稟受於脾胃，行其津液，相與濡潤滋養矣。後之醫者，欲以燥熱之劑，以養脾胃，滋土之氣，不亦舛乎？況消渴之病者，本濕寒之陰氣極衰，燥熱之陽氣太甚，更服燥熱之藥，則脾胃之氣竭矣。叔世不分五運六氣之虛實，而一概言熱為實而虛為寒，彼但知心火陽熱一氣之虛實，而非臟腑六氣之虛實也。蓋肺本清，虛則溫；心本熱，虛則寒；肝本溫，虛則清；脾本濕，虛則燥；腎本寒，虛則熱。假若胃冷為虛者，乃胃中陰水寒氣實甚，而陽火熱氣衰虛也，非胃土濕氣之本衰．故當溫補胃中陽火之衰，退其陰水寒氣之甚。又如胃熱為實者，乃胃中陽火實而陰水虛也，故當以寒藥瀉胃中之實火，而養其虛水。然此皆補瀉胃中虛熱，水火所乘之邪，非胃為濕者之本。其餘例同法。夫補瀉脾胃濕土之水氣者，潤其濕者是補濕，燥其濕者是瀉濕，土本濕故也。

凡臟腑諸氣，不必腎水獨當寒，心火獨當熱，要知每臟每腑，諸氣和同，宣而平之可也。故余嘗謂：五常之道，陰中有陽，陽中有陰。孤陰不長，獨陽不成。但有一物皆備，五行遞相濟養，是謂和平。交互克伐，是謂衰興。變亂失常，患害由行。故水少火多，為陽實陰虛而病

---

[1] 胃乃：〔批〕《素問》「胃乃」作「乃得」。
[2] 脾日：〔批〕《素問》作「氣日」。
[3] 受氣，以益陽明：〔批〕《素問》作「受氣於陽明」。
[4] 衰：《素問》「衰」字上有「益」字。
[5] 陰：《素問．太陰陽明論》作「脈」。

熱也；水多火少，為陰實陽虛而病寒也。其為治者，瀉實補虛，以平為期而已矣。故治消渴者，補腎水陰寒之虛，而瀉心火陽熱之實，除腸胃燥熱之甚，濟身津液之衰，使道路散而不結，津液生而不枯，氣血利而不澀，則病日已矣。況消渴者，本因飲食服餌失宜，腸胃乾涸而氣液不得宣平；或耗亂精神，過違其度；或因大病，陰氣損而血液衰虛，陽氣悍而燥熱鬱甚之所成也。故《濟眾》云：三消渴者，皆由久嗜鹹物，恣食炙焞，飲酒過度；亦有年少服金石丸散，積久石熱，結於胸中，下焦虛熱，血氣不能制石熱，燥甚於胃，故渴而引飲。若飲水多而小便多者，名曰消渴；若飲食多而不甚飢[1]，小便數而漸瘦者，名曰消中；若渴而飲水不絕，腿消瘦而小便有脂液者，名曰腎消。如此三消者，其燥熱一也，但有微甚耳。

余聞世之方，多一方而通治三消渴者，以其善消水穀而喜渴也。然叔世論消渴者，多不知本。其言消渴者，上實熱而下虛冷。上熱故煩渴多飲，下寒故小便多出。本因下部腎水虛，而不能制其上焦心火，故上實熱而下虛冷。又曰：水數一，為物之本，五行之先。故腎水者，人之本，命之元，不可使之衰弱。根本不堅，則枝葉不茂；元氣不固，則形體不榮。

消渴病者，下部腎水極冷，若更服寒藥，則元氣轉虛，而下部腎水轉衰，則上焦心火亢甚而難治也。但以暖藥補養元氣，若下部腎水得實而勝退上焦火，則自然渴止，小便如常而病癒也。若此之言，正與仲景相反。所以巧言似是，於理實違者也。非徒今日之誤，誤已久哉。

又如蔣氏《藥證病原》中，論消渴、消中、消腎病曰：三焦五臟俱虛熱，惟有膀胱冷似冰。又曰：腰腎虛冷日增重。又曰：膀胱腎臟冷如泉。始言三焦五臟俱虛熱，惟有膀胱冷似冰，復言五臟亦冷，且腎臟水冷言為虛，其餘熱者，又皆言其虛。夫陰陽興衰，安有此理？且其言自不相副，其失猶小。至於寒熱差殊，用藥相反，過莫大焉。

或又謂：腎與膀胱屬水，虛則不能制火。虛既不能制火，故小便多者，愈失之遠矣。彼謂水氣實者，必能制火，虛則不能制火。故陽實陰虛，而熱燥其液，小便淋而常少；陰實陽虛，不能制水，小便利而常多。豈知消渴小便多者，非謂此也。何哉？蓋燥熱太甚，而三焦腸胃之腠理怫鬱結滯，緻密壅塞，而水液不能滲泄浸潤於外，榮養百骸。故腸胃之外燥熱太甚，雖復多飲於中，終不能浸潤於外，故渴不止。小便多出者，如其多飲，不能滲泄於腸胃之外，故數溲也。

故余[2]盡言《原病式》曰：皮膚之汗孔者，謂泄汗之孔竅也。一名氣門者，謂泄氣之門戶也。一名腠理者，謂氣液之隧道紋理也。一名鬼門者，謂幽冥之門也。一名玄府者，謂玄微之府也。然玄府者，無物不有。人之臟腑、皮毛、肌肉、筋膜、骨髓、爪牙，至於萬物，悉皆有之，乃出入升降道路門戶也。故《經》曰：出入廢則神機化滅，升降息則氣立孤危。

---

[1] 飢：據上下文例，疑當作「渴」。

[2] 余：原作「金」，據四庫本改。

故非出入，則無以生長壯老已[1]；非升降，則無以生長化收藏。是知出入升降，無器不有。故知人之眼、耳、鼻、舌、身、意、神、識，能為用者，皆由升降出入之通利也。有所閉塞，則不能用也。若目無所見，耳無所聞，鼻不聞香，舌不知味，筋痿骨痺，爪退齒腐，毛髮墮落，皮膚不仁，腸胃不能滲泄者，悉由熱氣怫鬱，玄府閉塞，而致津液血脈、榮衛清氣不能升降出入故也。各隨鬱結微甚，而有病之大小焉。病在表則怫鬱，腠理閉密，陽氣不能散越，故燥而無汗，而氣液不能出矣。叔世不知其然，故見消渴數溲，妄言為下部寒爾。豈知腸胃燥熱怫鬱使之然也。

予之所以舉此，世為消渴之證，乃腸胃之外燥熱，痞閉其滲泄之道路，水雖入腸胃之內，不能滲泄於外，故小便數出而復渴。此數句，足以盡其理也。

試取《內經》凡言渴者，盡明之矣。有言心肺氣厥而渴者，有言肝[2]痺而渴者，有言脾熱而渴者，有言腎熱而渴者，有言胃與大腸熱結而渴者，有言脾[3]痺而渴者，有言小腸癉熱而渴者，有因病瘧而渴者；有因肥甘石藥而渴者；有因醉飽入房而渴者，有因[4]遠行勞倦遇大熱而渴者，有因傷害胃乾而渴者，有因病熱而渴者，有因病風而渴者。雖五臟之部分不同，而病之所遇各異，其歸燥熱一也。

所謂心肺氣厥而渴者，《厥論》曰：心移熱於肺，傳為膈消。注曰：心熱入肺，久而傳化，內為隔熱，消渴多飲也。所謂肝痺[5]而渴者，《痺論》曰：肝痺者，夜臥則驚，多飲，數小便。如脾熱而渴者，《痿論》曰：脾氣熱則胃乾而渴，肌肉不仁，發為肉痿。所謂腎熱而渴者，《刺熱論》曰：腎熱病者，先腰痛胻酸，苦渴數飲，身熱。《熱論》曰：少陰脈貫腎，絡於肺，系舌本，故口燥舌乾而渴。叔世惟言腎虛不能制心火，為上實熱而下虛冷，以熱藥溫補腎水，欲令勝退心火者，未明陰陽虛實之道也。夫腎水屬陰而本寒，虛則為熱；心火屬陽而本熱，虛則為寒。若腎水陰虛，則心火陽實，是謂陽實陰虛，而上下俱熱明矣。故《氣厥論》曰：腎氣衰，陽氣獨勝。《宣明五氣論》曰：腎惡燥，由燥腎枯水涸。《藏氣法[6]時論》曰：腎苦燥，急食辛以潤之。夫寒物屬陰，能養水而瀉心；熱物屬陽，能養火而耗水。今腎水既不勝心火，則上下俱熱，奈何以熱藥養腎水，欲令勝心火，豈不謬哉！

又如胃與大腸熱結而渴者，《陰陽別論》：二陽結為之消。注曰：陽結，胃及大腸俱熱結也。腸胃藏熱，善消水穀。又《氣厥論》曰：大腸移熱於胃，善食而瘦。《脈要精微論》曰：癉成為消中，善食而瘦。如腸痺而渴者，數飲而不得中，氣喘而爭，時發飧泄。夫數飲而不得中，

---

[1] 已：原脫，據《素問·六微旨大論》補。

[2] 肝：原作「肺」，〔批〕「肺字當作肝字」。今據四庫本改。

[3] 脾：據下文文義，似當作「腸」。

[4] 病：原作「腎」，據上下文義改。

[5] 痺：原作「脾」〔批〕「脾字當作痺字」。今據四庫本改。

[6] 法：原作「發」，〔批〕「發當作法」。今據《素問》篇名改。

其大便必不停留。然則消渴數飲而小便多者，止是三焦燥熱怫鬱，而氣衰也明矣。豈可以燥熱毒藥，助其強陽，以伐衰陰乎。此真實實虛虛之罪也。夫消渴者，多變聾、盲、瘡、癬、痤、痱之類，皆腸胃燥熱怫鬱，水液不能浸潤於周身故也；或熱甚而膀胱怫鬱，不能滲泄，水液妄行而面上腫也。如小腸瘅熱而渴者，《舉痛論》曰：熱氣留於小腸，腸中痛，瘅熱焦渴，則便堅乾不得出矣。注曰：熱滲津液而大[1]便堅矣。

如言病瘧而渴者，《瘧論》曰：陽實則外熱，陰虛則內熱，內外皆熱，則喘而渴，故欲飲冷也。然陽實陰虛而為病熱，法當用寒藥養陰瀉陽，是謂瀉實補衰之道也。如因肥甘、石藥而渴者，《奇病論》曰：有口甘者，病名為何？岐伯曰：此五氣之所溢也，病名脾瘅。瘅為熱也，脾熱則四臟不稟，故五氣上溢也。先因脾熱，故曰脾瘅。又《經》曰：五味入口，藏於胃，脾為之行其精氣。津液在脾，故令人口甘也。此肥美之所發也。此人必數食甘美而多肥也。肥者令人內熱，甘者令人中滿，故其氣上溢，轉而為消渴。《通評虛實論》曰：消瘅仆擊，偏枯痿厥，氣滿發逆，肥貴之人膏粱之疾也。或言人惟胃氣為本。脾胃合為表裏，脾胃中州，當受溫補以調飲食。今消渴者，脾胃極虛，益宜溫補。若服寒藥，耗損脾胃，本氣虛乏而難治也。此言乃不明陰陽寒熱、虛實補瀉之道，故妄言而無畏也。

豈知《腹中論》云：帝曰：夫子數言熱中、消中，不可服芳草石藥。石藥發癲，芳草發狂。注言：多飲數溲，謂之熱中；多食[2]數溲，謂之消中。多喜曰癲，多怒曰狂。芳，美味也；石，謂英乳，乃發熱之藥也。《經》又曰：熱中、消中，皆富貴人也。今禁膏粱，是不合其心；禁芳草石藥，是病不癒，願聞其說。

岐伯曰：芳草之味美，石藥之味[3]悍，二者之氣，急疾堅勁，故非緩心和人，不可服此二者。

帝曰：何以然？

岐伯曰：夫熱氣慓悍，藥氣亦然。所謂飲一溲二者，當肺氣從水而出也，其水穀之海竭矣。凡見消渴，便用熱藥，誤人多矣。

故《內經》應言渴者皆如是，豈不昭晰歟！然而猶有惑者，諸氣過極反勝也者，是以人多誤也。如陽極反似陰者是也。若不明標本，認似為是，始終乖矣。故凡見下部覺冷，兩膝如冰，此皆心火不降，狀類寒水，宜加寒藥，下之三五次，則火降水升，寒化自退。然而舉世皆同執迷，至如《易》《素》二書，棄如朽壞，良可悲夫！

故處其方，必明病之標本，達藥之所能，通氣之所宜，而無加害者，可以製其方也已。

所謂標本者，先病而為本，後病而為標，此為病之本末也。標本相傳，先當救其急也。又云：六氣為本，三陰三陽為標。蓋為病，臟病最急也。又云：六氣為胃之本。假若胃熱者，胃為標，熱為本也。處其方者，當除胃中之

[1] 大：原作「小」，據上下文義改。

[2] 食：原作「飲」，〔批〕「當作食」。今據四庫本改。

[3] 味：四庫本作「氣」。

熱，是治其本也。故六氣乃以甚者為邪，衰者為正，法當瀉甚補衰，以平為期。養正除邪，乃天之道也。為政之理，補賤之義也。

大凡治病，明知標本，按法治之，何必謀於眾。《陰陽別論》曰：謹熟陰陽，無與眾謀。《標本病傳論》：知標知本，萬舉萬當。不知標本，是謂妄行。《至真要大論》曰：知標知本，用之不殆。明知逆順，正行無問。不知是者，不足以言診，適足以亂經。故《大要》曰：粗工嘻嘻，以為可知，言熱未已，寒病復起，同氣異形，迷診亂經，此之謂也。夫標本之道，要而博，小而大，可以言一而知百。言標與本，易而弗損。察本與標，氣可令調。明知勝復，為萬民式，天之道畢矣。

《天元紀大論》曰：至數極而道不惑。可謂明矣。所謂藥之巧能者，溫涼不同，寒熱相反，燥濕本異云云，前已言之矣。斯言氣也，至於味之巧能，如酸能收，甘能緩，辛能散，苦能堅，鹹能軟。酸屬木也，燥金主於散落而木反之，土濕主於緩而水勝之，故能然也。若能燥濕而堅火者，苦也。

《易》曰：燥萬物者，莫燥乎火。凡物燥則堅也。甘能緩苦[1]急而散結。甘者，土也。燥能急結，故緩則急散也。辛能散抑、散結、潤燥。辛者，金也。金主散落，金生水故也。況抑結散則氣液宣行，而津液生也。

《藏氣法[2]時論》曰，腎苦燥，急食辛以潤之。開腠理，致津液，通氣也。鹹能軟堅。鹹者，水也。水潤而柔，故勝火之堅矣。此五臟之味也。其為五味之本也，淡也。淡，胃土之味也。胃土者，地也。地為萬物之本，胃為一身之本。

《天元紀大論》曰：在地為化，化生五味。故五味之本淡也。以配胃土，淡能滲泄利竅。夫燥能急結，而甘能緩之。淡為剛土，極能潤燥，緩其急結，令氣通行而致津液滲泄也。故消渴之人，其藥與食，皆宜淡劑。

《至真要大論》曰：辛甘發散為陽，酸苦湧泄為陰；鹹味湧泄為陰，淡味滲泄為陽。六者或散或收，或緩或急，或燥或潤，或堅或軟，所以利而行之，調其氣也。

《本草》云：藥有三品：上品為君，主養命，小毒，以應天；中品為臣，主養性，常毒，以應人；下品為佐使，主治病，大毒，以應地。不在三品者，氣毒之物也。凡此君臣佐使者，所以明藥之善惡也。處方之道，主治病者為君，佐君者為臣，應臣之用者為佐使。適其病之所根，有君臣佐使、奇偶小大之製；明其歲政、君臣脈位，而有逆順、反正主療之方，隨病所宜以施用。其治法多端，能備所用者，良工也。寒者熱之，熱者寒之，溫者清之，清者溫之，結者散之，散者收之，微者逆而制之，甚者從而去之，燥者潤之，濕者燥之，堅者軟之，軟者堅之，急者緩之，客者除之，留者卻之，勞者溫之，逸者行之，驚者平之，衰者補之，甚者瀉之，吐者[3]下之，摩

---

[1] 苦：據上下文義，疑衍。

[2] 法：原作「發」，據《素問》篇名改。

[3] 吐者：〔批〕「吐者疑當作吐之」按《素問・至真要大論》作「吐之」。

之益之，薄之劫之，開之發之，灸之制之，適足為用，各安其氣，必清必淨，而病氣衰去，臟腑和平，歸其所宗，此治之大體也。《陰陽應象大論》曰：治不法天之紀，不明地之理，則災害至矣。又《六節藏象論》曰：不知年之所加，氣之所衰[1]，不可以為功[2]也。

今集諸經驗方附於篇末。

神白散　治真陰素被損虛，多服金石等藥，或嗜炙鹹物，遂成消渴。

桂府滑石六兩　甘草一兩，生用

上為細末，每服三錢，溫水調下。或大渴欲飲冷者，新汲水尤妙。

豬肚丸　治消渴、消中。

豬肚一枚　黃連五兩　瓜蔞四兩　麥門冬四兩，去心　知母四兩，如無，以茯苓代之

上四味為末，納豬肚中，線縫，安置甑中，蒸極爛熟，就熱於木臼中搗可丸，如硬，少加蜜，丸如桐子大。每服三十丸，漸加至四五十丸，渴則服之。如無木臼，於[3]沙盆中用木杵研亦可，以爛為妙矣。

葛根丸　治消渴、消腎。

葛根三兩　瓜蔞三兩　鉛丹二兩　附子一兩者，炮，去皮臍用

上四味，搗羅為細末，煉蜜為丸，如梧桐子大。每服十丸，日進三服。治日飲碩水者。春夏去附子。

胡粉散　治大渴，百方療不瘥者，亦治消腎。

鉛丹　胡粉各半兩　瓜蔞一兩半　甘草二兩半，炙　澤

瀉　石膏　赤石脂　白石脂各半兩

上八味，為細末，水服方寸匕，日二服。壯者一匕半。一年病，一日癒；二年病，二日癒。渴甚者二服，腹痛者減之。如丸服亦妙，每服十丸，多則腹痛也。

三黃丸　主治男子婦人五勞七傷，消渴，不生肌肉，婦人帶下，手足發寒熱者。

春三月：黃芩四兩　大黃二兩　黃連四兩

夏三月：黃芩六兩　大黃一兩　黃連一兩

秋三月：黃芩六兩　大黃二兩　黃連三兩

冬三月：黃芩三兩　大黃五兩　黃連二兩

上三味，隨時加減，搗為細末，煉蜜和丸，如大豆大。每服五丸，日三服。不去者，加七丸。服一月病癒，嘗試有驗矣。

人參白朮散　治胃膈癉熱，煩滿不欲食；或癉成為消中，善食而瘦；或燥鬱甚而消渴，多飲而數小便；或熱病，或恣酒色，誤服熱藥者，致脾胃真陰血液損虛。肝心相搏，風熱燥甚，三焦腸胃燥熱怫鬱，而水液不能宣行，則周身不得潤濕，故瘦瘁黃黑而燥熱消渴，雖多飲，而水液終不能浸潤於腸胃之外，渴不止，而便注為小便多也。叔世俗流，不明乎此，妄為下焦虛冷，誤死多矣。又如周身風熱燥鬱，或為目瘴、癰疽、瘡瘍，上為喘嗽，下為痿痺，或停積而濕熱內甚，不能傳化者，變水腫腹脹也。凡

[1] 所衰：〔批〕《素問》「所衰」作「盛衰」。

[2] 功：《素問．六節藏象論》作「工」。

[3] 於：原作「以」，據四庫本改。

多飲數溲為消[1]渴，多食數溲為消中，肌肉消瘦、小便有脂液者為消腎。此世之所傳三消病也。雖無所不載，以《內經》考[2]之，但燥熱之微甚者也。此藥兼療一切陽實陰虛，風熱燥鬱，頭目昏眩，風中偏枯，酒過積毒，一切腸胃澀滯壅塞，瘡癬痿痺，並傷寒雜病煩渴，氣液不得宣通，並宜服之。

人參　白朮　當歸　芍藥　大黃　山梔子　澤瀉以上各半兩　連翹　瓜蔞根　乾葛　茯苓以上各一兩　官桂　木香　藿香各一分　寒水石二兩　甘草二兩　石膏四兩　滑石　盆硝各半兩

上為粗末，每服五錢，水一盞，生薑三片，同煎至半盞，絞汁，入蜜少許，溫服。漸加十餘錢，無時，日三服。或得臟腑疏利亦不妨，取效更妙，後卻常服之，或兼服消痞丸。似覺腸胃結滯，或濕熱內甚自利者，去大黃、芒硝。

人參散　治身熱頭痛；或積熱黃瘦；或發熱惡寒，蓄熱寒戰；或膈痰嘔吐，煩熱煩渴；或燥濕瀉痢；或目疾口瘡；或咽喉腫痛；或風[3]昏眩；或蒸熱虛汗，肺痿勞嗽，一切邪熱變化，真陰損虛，並宜服之。

石膏一兩　寒水石二兩　滑石四兩　甘草二兩　人參半兩

上為細末，每服二錢，溫水調下。或冷水亦得。

三消之論，劉河間之所作也。因麻徵君寓汴梁，暇日訪先生後裔，或舉教醫學者，即其人矣。徵君親詣其家，求先生平昔所著遺書，乃出《三消論》、《氣宜》、《病機》三書未傳於世者。文[4]多不全，止取《三消論》，於卷首增寫六位、臟象二圖，其餘未遑潤色，即付友人穆子昭。子昭乃河間門人穆大黃之後也，時覓官於京師，方且告因，徵君欲因是而惠之。由是余從子昭授得一本。後置兵火，遂失其傳。偶於鄉人霍司承君祥處復見其文。然傳寫甚誤，但依仿而錄之，以待[5]後之學者，詳為刊正云。時甲辰年冬至日，錦溪野老，書續方柏亭東。久亭寺僧，悟大師傳經驗方。

治飲水百杯，尚猶未足，小便如油，或如杏色。服此藥三五日，小便大出，毒歸於下，十日永除根本。此方令子和辨過，云是重劑，可用。悟公師親驗過矣。

水銀四錢　錫二錢，用水銀研成砂子　牡蠣一兩　密陀僧一兩　知母一兩　紫花苦參一兩　貝母一兩　黃丹半兩　瓜蔞根半斤

上為細末，男子用不生兒豬肚一個，納藥，婦人用豬肚一個，麻線縫之，新瓦一合，繩繫一兩遭，米一升，更用瓜蔞根末半斤，卻於新水煮熟，取出放冷，用砂盆內研爛，就和為丸。如豬肚丸法用之。

---

[1] 消：原脫，據四庫本補。

[2] 考：原作「者」，據四庫本改。

[3] 風：此上四庫本有「中」字。

[4] 文：原作「又」，據大成本改。

[5] 待：原作「符」，據四庫本改。

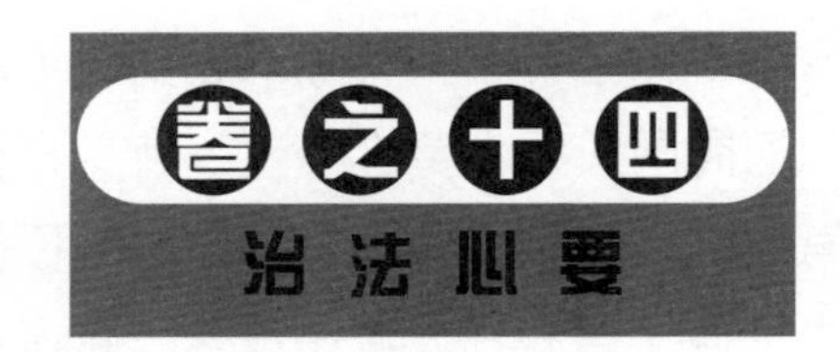

☆☆ 扁鵲華佗察聲色定死生訣要 ☆☆

病人五臟已奪，神明不守，聲嘶者，死。

病人循衣縫，譫語者，不可治。

病人陰陽俱絕，掣衣撮空，妄言者，死。

病人妄語錯亂，及不能言者，不治；熱病者，可治

病人陰陽俱絕，失音不能言者，三日半死。

病人兩目眥有黃色起者，其病方癒。

病人面黃目青者，至期而死。重出在下文。

病人面黃目赤，不死；赤如衃血者，死。

病人面黃目白者，不死；白如枯骨者，死。

病人面黃目黑者，不死；黑如炱，死。

病人面黑目青者，不死。

病人面目俱黃者，不死。

病人面青目白者，死。

病人面黑目白者，不死。

病人面赤目青者，六日死

病人面黃目青者，九日必死。是謂亂經。飲酒當風，邪入胃經，膽氣妄泄，目則為青，雖天救亦不可生。

病人面赤目白者，十日死；憂恚思心氣內索，面色反好急棺槨。

病人面白目青者，死。此謂榮華已去，血脈空索。

病人面黑目白，八日死。腎氣內傷，病因留損。

病人面青目白者，五日死。

病人著床，心痛短氣，脾氣內竭，後百日復癒。能起徬徨，因坐於地，其上倚床，能治此者也。

病人耳目鼻口有黑色起，入於口者，必死。

病人目無精光，若土色，不受飲食者，四日死。

病人目[1]精光，及牙齒黑色者，不治。

病人耳目及顴頰赤者，死在五日中。

病人黑色出於額上髮際，直鼻脊兩顴上者，亦死在五日中矣。

病人黑色出天中，下至上顴上者，死。

病人及健人黑色，若白色起，入目及鼻口者，死在三日中矣。

病人及健人面忽如馬肝色，望之如青，近之如黑者，必死矣。

病人面黑，直視惡風者，死。

病人面黑唇青者，死。

病人面青唇黑者，死。

病人面黑，兩脅下滿，不能自轉反者，死。

病人目不回，直視者，一日死。

病人頭目久痛，卒視無所見者，死。

---

[1] 目：〔批〕「目」字下當有「無」字。

病人陰結陽絕，目睛脫，恍惚者，死。

病人陰陽竭絕，目眶陷者，死。

病人眉系傾者，七日死。

病人口如魚口，不能復閉，而氣出多不反者，死。

病人臥，遺尿不覺者，死。

病人屍臭者，不可治。

肝病皮白，肺之日，庚辛死。

心病目黑，腎之日，壬癸死。

脾病唇青，肝之日，甲乙死。

肺病頰赤目腫，心之日，丙丁死。

腎病面腫唇黃，脾之日，戊己死。

青欲如蒼璧[1]之澤，不欲如藍。

赤欲如帛裹朱，不欲如赭。

白欲如鵝羽，不欲如枯骨。

黑欲如黑漆，不欲如炭。

黃欲如羅裹雄黃，不欲如土。

目赤色者病在心，白在肺，黑在腎，黃在脾，青在肝。黃色，不可名者，病在胸中。

診目病，赤脈從上下者，太陽病也；從下上者，陽明病也；從外入內者，少陽病也。

診寒熱瘰癧，目中有赤脈，從上下至瞳子，見一脈，一歲死；見一脈半，一歲半死；見二脈，二歲死；見二脈半，二歲半死；見三脈，三歲死。

診牙齒痛，按其陽明之脈來太過者，獨熱在右，右熱；熱在左，左熱；熱在上，上熱；熱在下，下熱。

診血者，脈多赤多熱，多青多痛，多黑多黃，多痺多赤，多黑多青，皆見者，寒熱身痛，面色微黃[2]，齒垢，黃爪甲上，黃疸也。安臥少黃赤，脈小而澀者，不嗜食。

☆☆ 診百病死生訣第七 ☆☆

診傷寒熱盛，脈浮大者生，沉小者死。

傷寒已得汗，脈沉小者生，浮大者死。

溫病三四日已下，不得汗，脈大疾者，生；脈細小難得者，死不治。

溫病穰穰大熱，其脈細小者，死。《千金》穰穰作時行。

溫病下痢，腹中痛甚者，死不治。

溫病汗不出，出不至足者，死。厥逆汗出，脈堅強急者，生；虛緩者，死。

溫病二三日，身體熱，腹滿，頭痛，食如故，脈直而疾者，八日死；四五日，頭痛，腹痛而吐，脈來細強，十二日死；八九日，頭不疼，身不痛，目不變，色不變而反利，脈來喋喋，按之不彈手，時時心下堅，十七日死。

熱病七八日，脈不軟一作喘、不散一作數者，當有瘖，瘖後三日，溫汗不出者死。

熱病七八日，其脈微細，小便不利，加暴口燥，脈代，舌焦乾黑者，死。

熱病未得汗，脈盛躁疾，得汗者，生；不得汗者，難

---

[1] 壁：原作「璧」，據《素問．脈要精微論》改。

[2] 黃：原脫，據四庫本補。

瘥。

熱病已得汗，脈靜安者生，脈躁者難治。

熱病已得汗，大熱不去者，亦死。

熱病已得汗，熱未去，脈微躁者，慎不得刺治。

熱病發熱，熱甚者，其脈陰陽皆竭，慎勿刺，不汗出，必下利。

診人被風，不仁，痿蹶，其脈虛者生，堅急疾者死。

診癲病，虛則可治，實則死。

診癲病，脈實堅者生，脈沉細小者死。

又癲疾，脈得大滑者，久而自已，其脈沉小急實，不可療；小堅急者，亦不可療也。

診頭痛目痛，久視無所見者，死。

診人心腹積聚，其脈堅強急者生，虛弱者死。又實強者生，沉者死。其脈大，腹大脹，四肢逆冷，其人脈形長者死；腹脹滿，便血，脈大時絕，極下血，脈[1]小疾者，死[2]。腸澼便血，身熱則死，寒則生。

腸澼下白沫，脈沉則生，浮則死。

腸澼下膿血，脈懸絕則死，滑大則生。

腸澼之屬，身熱，脈不懸絕，滑大者生；懸澀[3]者死。以臟期之。

腸澼下膿血，脈沉小留連者生；數疾且大，有熱者死。

腸澼筋攣，其脈小細安靜者生，浮大緊者死。

洞泄食不化，不得留，下膿血，脈微小連者[4]，緊急者死。

泄注，脈緩時小結者生，浮大數者，死。

咳嗽，脈沉緊者死，浮直者、浮軟者生，小沉伏匿者死。

咳嗽羸瘦，脈形堅大者，死。

咳，脫形發熱，脈小堅急者死；肌瘦下脫，形熱不去者死。

咳而嘔，腹脹且泄，其脈弦急欲絕者，死。

吐血、衄血，脈滑小弱者生，實大者死。

汗出若衄，其脈小滑者生，大躁者死。

吐血脈緊強者死，滑者生。

吐血而咳上氣，其脈數有熱，不得臥者死。

上氣脈數者死，謂形損故也。

上氣喘息低昂，其脈滑，手足溫者生；脈澀，四肢寒者必死。

上氣面浮腫，肩息，其脈大，不可治，加利必死。

上氣注液，其脈虛寧伏匿者生，堅強者死。

寒氣上攻，脈實而順滑者生，實而則[5]逆澀者死。《太素》云：寒氣在上，脈滿實何如？曰：實而滑則生，實而逆則死矣。其形盡滿何如？曰：舉形盡滿者，脈急大堅，尺滿而不應。知[6]是者，順則生，逆則死。何謂順則生，逆則死？所謂順者，手足

---

[1] 脈：原脫，據《脈經．診百病死生訣》補。

[2] 死：此下《脈經》有「心腹痛，痛下得息，脈細小遲者生，堅大疾者死」一條。

[3] 懸澀：〔批〕「懸澀」當作「弦澀」。

[4] 連者：〔批〕《千金》「連者」作「者生」。

[5] 則：〔批〕「則」字疑衍。

[6] 知：〔批〕「知」疑「如」字。

溫也；逆者，手足寒也。

病癉，脈實大，病久可治；脈弦小堅急，病久不可治。

消渴，脈數大者生，細小浮短者死。

消渴，脈沉小者生，實堅大者死。

水病，脈洪大者可治，微細不可治。

水病脹閉，其脈浮大軟者生，沉細虛小者死。

水病腹大如鼓，脈實者生，虛則死。

卒中惡，咯血數升，脈沉數細者死，浮大疾快者生。

卒中惡，腹大，四肢滿，脈大而緩者生，緊大而浮者死，緊細而微亦生。

瘡，腰脊強急、瘈瘲，皆不可治。

寒熱瘈瘲，其脈代絕者死。

金瘡血出太多，其脈虛細者生，數實大者死。

金瘡出血，脈沉小者生，浮大者死。

斫瘡出血一二升，脈來大，二十日死。

斫刺俱有病，多少血出不自止者，其脈來大者，七日死，滑細者生。

從高[1]頓仆，內有血，腹脹滿，其脈堅強者生，小弱者死。

人為百藥所中傷，脈澀而疾者生，微細者死，洪大而遲者生《千金》遲作速。

人病甚而脈不調者，難治；脈洪大者，易瘥。

人內外俱虛，身體冷而汗出，微嘔而煩擾，手足厥逆，體不得安靜者死。脈實滿[2]，手足寒，頭熱，春秋生，冬夏必死矣。

老人脈微，陽羸陰強者生，脈大而加息者死；陰弱陽強，脈至而代，期月而死。

尺脈澀而堅，為血實氣虛也。其發病，腹痛逆滿，氣上行。此為婦人胞中絕傷，有惡血，久成結瘕，得病以冬時，黍當[3]赤而死。

尺脈細而微者，血氣俱不足；細而來有力者，是穀氣不充；病得節輒動，棗葉生而死。此病秋時得之。

左手寸口脈偏動，乍大乍小不齊，從寸口至關，關至尺，三部之位，其脈動各異不同，其人病仲夏得之，此脈桃花落而死。

右手寸口脈偏沉伏，乍小乍大，朝浮大而暮沉伏。浮大即太過，上出魚際；沉伏即下不至[4]關中。往來無常，時復來者，榆花枯而死。

右手尺部脈，三十動一止，有須臾還，二十動止，乍動乍疏，連連相因，因不與息數相應，其人雖食穀，猶不癒，蘩草生而死。

左手尺部脈，四十動而一止，止而復來，來逆如循張弓弦，絙絙然如兩人共引[5]一索，至立冬死。

---

[1] 高：原作「頭」，文義未屬，據《脈經·診百病死生訣》改。

[2] 脈實滿：此下《脈經》及《千金要方》均另作一條。

[3] 當：《脈經》作「穄」。

[4] 至：原作「止」，據《脈經》改。

[5] 引：原脫，據《脈經》補。

☆☆病　機☆☆

諸風掉眩，皆屬於肝。甲乙木也，木鬱達之。

諸寒收引，皆屬於腎。壬癸水也，水鬱泄之。

諸氣膹鬱，皆屬於肺。庚辛金也，金鬱折之。

諸濕腫滿，皆屬於脾。戊己土也，土鬱奪之。

諸痛癢瘡瘍，皆屬於心。丙丁火也，火鬱發之。

諸熱瞀瘈，皆屬於火。

諸厥固泄，皆屬於[1]下。下，謂下焦，肝腎氣也。夫守司於下，腎之氣也。門戶束要，肝之氣也。故厥、固、泄，皆屬下也。厥，謂氣逆也。固謂禁固也。滿氣逆上行，反謂固不禁，出入無度，燥濕不恒，皆由下焦主守也。

諸痿[2]喘嘔皆屬於上。上，謂上焦心肺氣也。炎熱薄爍，心之氣也。承熱分化，肺之氣也。熱鬱化上，故病屬上焦。

諸禁鼓慄，如喪神守，皆屬於火。熱之內作。

諸痙[3]項強，皆屬於濕。太陽傷濕。

諸逆衝上，皆屬於火。炎上之性用也。

諸脹腹大，皆屬於熱。熱鬱於內，肺脹於上。

諸躁狂越，皆屬於火。熱盛於胃及四末也。

諸暴強直，皆屬於風。陽內鬱而陰行於外。

諸病有聲，鼓之如鼓，皆屬於熱。

諸病[4]胕腫，疼酸驚駭，皆屬於火。

諸轉反戾，水液渾濁，皆屬於熱。反戾，筋轉也。水液，小便也。

諸病水液，澄澈清冷[5]，皆屬於[6]寒。上下所出，及吐出、溺出。

諸嘔吐酸，暴注下迫，皆屬於熱。

故《大要》曰：謹守病機，各司其屬。有者求之，無者求之。盛者責之，虛者責之。必先五勝，疏其血氣，令其調達，而致和平。此之謂也。五勝，謂五行更勝也。

☆☆ 標本運氣歌 ☆☆

少陽從本為相火，太陰[7]從本濕上坐；
厥陰從中火是家，陽明從中濕是我；
太陽少陰標本從，陰陽二氣相包裹；
風從火斷汗之宜，燥與濕兼下之可。
萬病能將火濕分，徹開軒岐無縫鎖。

☆☆ 辨十二經水火分治法 ☆☆

膽與三焦尋火治，肝和包絡都無異；
脾肺常將濕處求，胃與大腸同濕治；
惡寒表熱小膀溫，惡熱表寒心腎熾。
十二經，最端的，四經屬火四經濕，

---

[1] 於：原脫，據《素問・至真要大論》補。

[2] 痿：原作「病」，據《素問・至真要大論》改。

[3] 痙：原作「頸」，據《素問・至真要大論》改。

[4] 病：原作「熱」，據《素問・至真要大論》改。

[5] 澄澈清冷：原作「澄清澈冷」，據《素問・至真要大論》改。

[6] 於：原脫，據《素問・至真要大論》補。

[7] 太陰：原作「本陰」，〔批〕「本陰當作太陰」。今據國庫本改。

四經有熱有寒時，攻裏解表細消息。
濕同寒，火同熱，寒熱到頭無兩說。
六分分來半分寒，寒熱中停真浪舌。
休治風，休治燥，治得火時風燥了。
當解表時莫攻裏，當攻裏時莫解表，
表裏如或兩可攻，後先內外分多少。
敢謝軒岐萬世恩，爭奈醯雞笑天小。

☆☆ 治　病 ☆☆

不讀本草，焉知藥性。
專泥藥性，決不識病。
假饒識病，未必得法。
識病得法，工中之甲。

☆☆ 六　陳 ☆☆

藥有六味，陳久為良。
狼茱半橘，枳實麻黃。

☆☆ 十八反 ☆☆

本草名言十八反，半蔞貝蘞及攻烏，
藻戟遂芫俱戰[1]草，諸參辛芍叛藜蘆。

☆☆ 運氣歌 ☆☆

病如不是當年氣，看與何年運氣同。
只向某年求治法，方知都在至真中。

☆☆ 五不及 ☆☆

坎一丁三土五中，一七癸九是災宮，
勝復都來十一位，誰知臟腑與宮同。

☆☆ 斷病人生死 ☆☆

《靈樞經》云：人有兩死，而無兩生。陽氣前絕，陰氣後竭，其人死，身色必青；陰氣前絕，陽氣後竭，其人死，身色必赤。故陰竭則身青而冷，陽竭則身赤而溫。

☆☆ 四　因 ☆☆

夫病生之類，其有四焉：一者，始因氣動而內有所成；二者，始因氣動而外有所成；三者，不因氣動而病生於內；四者，不因氣動而病生於外。

因氣動而內成者，謂積聚、癥瘕、瘤氣、癭起、結核、癲[2]癇之類是也[3]。

不因氣動而病生於內者，謂流飲、澼食、飢飽、勞損、宿食、霍亂、悲恐、喜怒、想慕、憂結之類。

不因氣動而病生於外者，謂瘴氣、賊魅、蟲蛇、蠱毒、蜚食、鬼擊、衝薄、墜墮、風寒、暑濕、斫射、刺

[1] 戰：原作「戟」，據四庫本改。

[2] 癲：原作「癲」，據《素問》王冰注改。

[3] 是也：按此下缺「始因氣動而外有所成」，一類，本書卷十「撮要圖」云：「始因氣動而外有所成者，謂癰腫、瘡瘍、疥癬、疽痔、掉瘛、浮腫、目赤、熛痓、胕腫、痛癢之類是也。」可參。

割、撻撲之類也。

如此四類，有獨治內而癒者，有兼治內而癒者；有獨治外而癒者；有兼治外而癒者；有先治內後治外而癒者；有先治外後治內而癒者；有須解毒而攻擊者，有須無毒而調引者。凡此之類，方法所施，或重或輕，或緩或急，或收或散，或潤或燥，或軟或堅。方士之用，見解不同，各擅己心，好丹非素，故復問之。

☆☆ 五苦六辛 ☆☆

五苦六辛，從來無解，蓋史家闕其疑也。一日，麻徵君以此質疑於張先生，先生亦無所應。行十五里，忽然有所悟，欣然回告於麻徵君。以為五苦者，五臟為裏屬陰，宜用苦劑，謂酸[1]苦湧泄為陰。六辛者，六腑為表屬陽，宜用辛劑，謂辛甘發散為陽[2]。此其義也。徵君大服其識鑒[3]深遠，鑿昔人不傳之妙。故曰知其要者，一言而終；不知其要者，流散無窮。

---

[1] 酸：原脫，據《素問．陰陽應象大論》補。

[2] 陽：原作「陰」，據《素問．陰陽應象大論》改。

[3] 鑒：大成本作「見」。

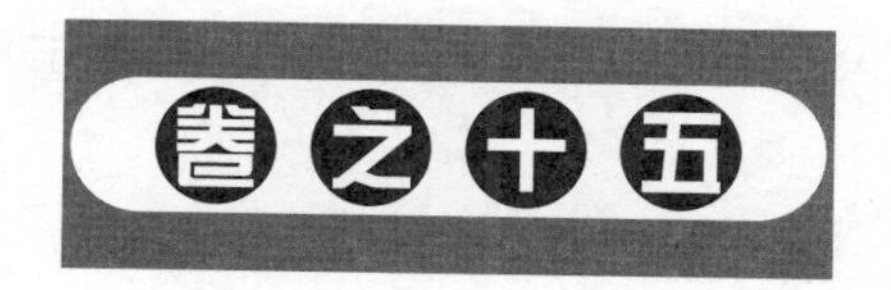

☆☆ 瘡瘍癧腫第一 ☆☆

治螻蛄瘡

良薑　白及　瀝青各等份

上為細末，嚼芝麻、水同熬為膏，入冷水，共定，用緋絹片，火熨斗作膏藥，貼瘡上。

又方

千年石灰　茜根燒灰

上為細末，用水調，雞翎塗上。

水沉金絲膏　貼一切惡瘡。

瀝青　白膠各一兩　春秋宜用油，夏宜油蠟二錢半　冬宜　油蠟四錢

上件熔開油蠟，下瀝青、白膠，用槐枝攪匀，綿子濾過，入冷水中，扯一千餘遍。如瘡透了，吃數丸。作劑於瘡口填者，亦妙。攤紙上貼，勿令火炙。

乳香散　治下疳。

乳香　沒藥　輕粉　黃丹　龍骨　烏魚骨　黃連　黃芩　銅綠各等份　麝香少許

上為細末，先以溫漿水洗過，貼疳瘡上。

治蛇傷方

上用蒲公英科根，作泥，貼於傷處，用白麵膏藥貼之，大效。

紫金丹　治疔瘡。

白礬四兩　黃丹二兩

上用銀石器內熔礬作汁，下丹，使銀釵子攪之令紫色，成也。用文武火，無令太過不及。如有瘡，先以周圍挑破，上藥，用唾津塗上，數度著，無令瘡乾，其瘡潰動，取疔出也，兼瘡顏色紅赤為效。如藥未成就，再杵碎，炒令紫色。

治瘭瘡

生蜜與隔年蔥，一處研成膏。

上先將瘡週回用竹針刺破，然後用瘡藥於瘡上攤之，用緋絹蓋覆，如人行二十里覺疔出，然後以熱醋湯洗之。

千金托里散　治一切發背疔瘡。

連翹一兩二錢　黃耆一兩半　厚朴二兩　川芎一兩　防風一兩　桔梗一兩　白芷一兩　芍藥一兩　官桂一兩　木香三錢　乳香三錢半　當歸半兩　沒藥三錢　甘草一兩　人參半兩

上為細末，每服三錢，用酒一碗，盛煎三沸，和滓溫服，膏子貼之。

二聖散　治諸瘡腫。

黃丹二兩　白礬二兩，飛

上為細末，每服乾摻瘡口上，後用保生錠子，捏作餅子貼之。

保生錠子

巴豆四十九個，另研，文武火燒熱　金腳信二錢　雄黃三錢　輕粉半匣　硇砂二錢　麝香二錢

上件為末，用黃蠟一兩半化開，藥將和成錠子，冷水浸少時取出，旋捏作餅子，如錢眼大。將瘡頭撥破，每用貼一餅子，次用神聖膏藥封貼，然後服托里散。若瘡氣透裏，危者服破棺散，用神聖膏貼之。

神聖膏藥　貼治一切惡瘡。

當歸半兩　沒藥三錢　白及二錢半　乳香三錢　藁本半兩　琥珀二錢半　黃丹四兩　木鱉子五個，去皮　膽礬一錢　粉霜一錢　黃蠟二兩　白膠三兩　巴豆二十五個，去皮　槐柳枝一百二十條，各長二把　清油一斤

上件一處，先將槐柳枝下油內，煮焦取出；次後下其餘藥物，煮得極焦，亦撈出；卻將油澄清，再熬成膏子，用緋絹上攤貼之。

破棺丹

大黃一兩半　甘草二兩　荊三棱一兩半　山梔子二兩半　牽牛末二兩

上為細末，煉蜜為丸，如彈子大。每服半丸，食後，酒半盞研化服之。忌冷水。

三聖散　治臁瘡、疔瘡、搭手背疽等瘡。

蔥白一斤　馬莧一斤　石灰一斤

上三味，濕搗為團，陰乾，為細末，貼瘡。如有死肉者，宜先用潰死肉藥。

潰死肉藥方

炊飯尖半兩，各三等，一等半兩，入巴豆二個；一等半兩，入巴豆三個；一等半兩，入巴豆五個，各捻作白錠子。

上先用二巴豆納瘡；如不潰，再用納三巴豆；又不潰，用五巴豆者，更用丹砂炒紅色，摻瘡口。追出清水，其惡肉未盡至；追出赤水，是惡肉盡。更用三聖散貼之，用膏藥敷之。

治臁瘡久不癒者

用川烏頭、黃柏各等份，為末，用唾津調，塗紙上貼之，大有效矣。

治一切惡瘡方

以天茄葉貼之。或為細末貼之，亦妙。

又方

用臘月人中白燒灰，油調，塗瘡疥上。

又方

以瓦松不拘多少，陰乾為末，先用槐枝蔥白湯洗之過，摻之，立效。灸瘡久不斂者，更妙。

又方

以蒲公英搗之，貼一切惡瘡諸刺。

替針丸　**治一切惡瘡**。

川烏二錢　草烏二錢　五靈脂二錢　輕粉一分　粉霜一分

又方加斑蝥二十個，去足翅用、巴豆二十個，去皮用。

上將三件為末，研令勻，次入輕粉、粉霜研勻，又入斑蝥、巴豆，以水調糊為錠子。如作散，是謂針頭散。

懸蔞散　治發背惡瘡。

懸蔞一個　大黃一兩　金銀花一兩　當歸半兩　皂角刺一兩

上銼碎，用酒一碗，煎至七分，去滓，溫服。如有頭者，加黍粘子。

治附骨癰及一切惡瘡

當歸半兩　甘草一兩　山梔子十二個　木鱉子一個

上為細末，每服三五錢，冷酒調服之。

治諸惡瘡

白僵蠶直者　大黃二味各等份

上為細末，生薑自然汁與蜜同和為劑，丸如彈子大。每服一丸，細嚼。

治惡瘡死肉鋌子

巴豆一錢，去皮油　五靈脂半兩　黃丹二錢，飛　加枯白礬一錢

上為細末，以糊和丸。鋌子入瘡內用之。

當歸活血散

治瘡瘍未發出，內痛不可忍。及婦人產前後腹痛。

當歸二錢　沒藥一錢半　乳香半錢　白芍藥三錢

瘡瘍者加人參、木香，婦人加赤芍藥。

上為細末，每服一錢，水一中盞，煎至七分，和滓溫服，日二服。婦人酒煎，瘡既發不須用。

薰惡瘡方

紫花地丁一名米布袋收

上取根曬乾，用四個半頭磚，壘成爐子，燒著地丁，

用絡垤磚一枚蓋了，使令磚眼內煙出，薰惡瘡，出黃水自癒。

治蛇瘡

用蒲公英科根作泥，貼於傷處，用白膏藥封之。

接骨散 並治惡瘡。

金頭蜈蚣一個　金色自然銅半兩，燒紅，醋淬[1]，研為細末用之　乳香二錢，為細末用之　銅錢重半兩者，取三文或五文，燒紅，醋研碎細　金絲水蛭一錢半，每個作三截，瓦上煿去氣道為度　沒藥三錢，研細

上為細末，如瘡腫處，津調半錢，塗，立止痛。如見得出膿，先用粗藥末少許，小油少半匙，同打匀，再入少半匙，再打匀，又入前藥接骨散半錢，再都用銀釵子打成膏子，用雞翎掃在瘡腫處，立止痛，天明一宿自破，便效；如打折骨頭並損傷，可用前項接骨散半錢，加馬兜鈴末半錢，同好酒一大盞，熱調，連滓溫服；如骨折損，立接定不疼；如不折了，吃了藥，立便止住疼痛，此方屢經效驗，不可具述。服藥，覷可以食前服，食後服。又外用接骨藥。

陳爛麻根兩把　羊耳朵一對　亂絲一握，多者更妙

上取肥松節劈碎，約量多少，先放三兩根於新瓦上，都於上外，三味在上，燒著存性，就研為末，如生，再燒研為度。後入五靈脂或半兩。如疼，入好乳香少許，和藥如茶褐色為度。用布條子約纏一遭，先攤小黃米粥匀，上撒上藥末匀，纏定折處，上又用軟帛三五重，上又竹箄子纏，勒得緊慢得中[2]。初，三日換上一次；再後，五日換

一次；又七日，再換上一次，無有不接者。

赤龍散 消散一切腫毒。

用野葡萄根，紅者，去粗皮，為末，新水調塗腫上，頻掃新水。

便癰方本名血疝

牡蠣 大黃 甘草各半兩 懸蔞一個

上酒浸，露一宿，服之，以利為度。

又方

冬葵子為末，酒調下三兩服。

又方

皂角不蛀者，燒過，陰於為末，酒調服，立效。皂角子七個，水調服之，亦效。

又方

胡桃七個，燒過陰乾，研為末，酒調服之，不過三服，大效。

又方

生蜜、米粉調服，休吃飯，利小便為度。

治瘡無頭者

蛇退皮，於腫處貼之。

又方

皂角刺，燒灰陰乾。

上為末，每服三錢，酒調，嚼葵菜子三五個，前藥送下，大效。

---

[1] 淬：原作「碎」，據上下文義改。

[2] 緊慢得中：意為鬆緊適度。

生肌斂瘡藥

白蘞　定粉各等份　黃丹少許

上同為細末，洗淨瘡口，乾貼之。

治諸瘡水度腫者

生白礬末，水調塗之，自消。

接骨藥

銅錢半兩，醋浸淬，焦燒，研為末　木香一錢　自然銅一錢　麝香少許

上為極細末，如在上，食後每服三匙頭，嚼丁香一枚，乳香一粒，無灰酒一小盞；在下，食前。如不折，其藥反出。服罷，其痛不可當，勿疑，待一日，如骨未接，再服如前。老者十餘日，少者不過五七日。

萬聖神應丹　出箭頭。

莨菪科一名天仙子，取著中一科，根、本、枝、葉、花、實全者佳

上於端午日前一日，持不語，尋見莨菪科，言道：先生你卻在這裏。那道罷，用柴灰自東南為頭圍了，用木椑子撅取了根周回土。次日端午，日未出時，依前持不語，用钁口一钁，取出土，用淨水洗了，不令雞、犬、婦人見，於淨室中以石臼搗為泥，丸如彈子大，黃丹為衣，以紙袋封了，懸於高處陰乾。如有人著箭，不能出者，用緋絹盛此藥訖，放臍中，用綿裹肚，繫了，先用象牙末於瘡口上貼之，後用前藥。如瘡口生合，用刀子利開貼之。

治凍瘡

臘月雀腦子，燒灰研細，小油調，塗凍瘡口上。

又方

以正黃柏為細末，用乳汁調，塗瘡口上。

又方

以山藥少許，生，於新瓦上磨為泥，塗瘡口上。

治手足裂

白及不以多少，為末，水調，塗裂處。

治面上瘡

用鏊子底黑煤，於小油中，以匙打成膏子，攤在紙上，貼瘡神效。

治金瘡血不止

用白薇末貼之，立止。

善應膏藥

黃丹二斤　南孚香另研　沒藥另研　當歸　木鱉子生用　白蘞生用　白礬生用　官桂三寸　杏仁生　白芷以上各一兩　新柳枝各長一寸[1]

上除黃丹、乳、沒等外，八件用芝麻油五斤，浸一宿，用鐵鍋內煎，令黃色；藥不用，次入黃丹鍋內，柳條攪，令黃色，方可掇下；用柳枝攪出大煙，入乳、沒勻，令冷；傾在瓷盆內，候藥硬，用刀子切作塊，油紙裹。

接骨丹

五靈脂一兩　茴香一錢

上二味為細末，另研乳香為細末。於極痛處摻上，用小黃米粥塗了，後用二味藥末摻於上，再用帛子裹了，用木片子纏了。少壯人二日效，老者五六日見效矣。

[1] 寸：原作「斤」，文義未屬，據四庫本改。

治癬如聖丸

黃柏　黃芩　黃連　防風各半兩　白僵蠶一兩　全蠍三分　輕粉半錢

上為細末，羊蹄根汁浸，蒸餅為丸，如梧桐子大。每服二三十丸，嚼羊蹄根汁送下。隨病人上下，分食前後。又羊蹄汁塗癬。

治小兒癬雜瘡

白膠香　黃柏　輕粉

上為細末，羊骨髓調塗癬上。

治瘰癧方

斑蝥去頭翅足　赤小豆　白僵蠶　苦丁香　白丁香　磨刀泥

上各等份，為細末，十歲以上，服一錢；二十以上，服二錢。五更用新汲水一盞調下，比至辰時見效。女人小便見赤白色三兩次，男子於大便中見赤色、白色，為效。當日服白黏粥，不得吃別物，大忌油膩。患三四年者，只一服；七八年者，再一服。

玉餅子　治瘰癧、一切惡瘡、軟癤。

上用白膠一兩，瓷器內溶開，去滓，再於溶[1]開後，以蓖麻子六十四個，作泥，入膠內攪勻，入小油半匙頭，柱點水中，試硬軟添減膠油。如得所，量瘡大小，以緋帛攤膏藥貼之。一膏藥可治三五癤。

又方治瘰癧

小龍肚腸一條，炮乾　鱉殼裙爛炮　川楝子五個　牡蠣　大黃　牛蒡子燒存性　皂角子五十個上為細末，蒸餅為丸，如綠豆大。每服十五丸，食後艾湯下，日三服。

又方

將臘月貓糞，用新瓦兩個，合在內，外用鹽泥固濟，燒成灰。以小油調，塗瘡口上。

又方

取小左盤龍不以多少，為末，陳米飯搜和得所，丸如梧桐子大。每服三五十丸，卻用陳米湯送下。

治眉煉頭瘡

小麥不以多少，燒冷[2]黑色存性，為末。以小油調，塗瘡上。

治小兒禿瘡

羊糞熬湯，洗去痂，用屋懸燥，炒羅為末。以小油塗瘡上。

聖靈丹 治打撲肭損，痛不可忍者。

乳香三錢，另研　烏梅五個，去核，細切，焙乾為末　白萵苣子二兩八錢，炒黃，搗為末　白米一捻，另研細末

上再入乳缽內，研數百下，煉蜜為丸，如粟大。細嚼，熱湯下。病在上，食後；在下，食前。

出靨方

上用蕎麥秸一擔，不爛者，燒灰存性，入石灰半斤，同灰一齊過，令火滅，然後以熱水霖灰窩，淋下灰水，用鐵器內煮，以撩起攪成膏子。於靨上點，自出。或先以草

[1] 溶：原作「磁」，文義未屬，據大成本改。

[2] 冷：〔批〕「冷」字疑當作「令」。

莖刺破亦可。

又方

桑柴灰、石灰，淋汁熬成膏。草莖刺破，點，以新水沃之。忌油膩等物。

燒燙火方

生地黃汁，入小油、蠟，同熬成膏，瓷器內盛。用雞翎掃燙處。

又方

培上青苔，燒灰，以小油調，塗燒燙處

治燒燙方

生地黃，旋取新者爛搗，取自然汁，入小油、黃蠟少許，銀石器中熬成膏子。用雞翎掃瘡上。

又方

血餘灰，用臘豬脂調塗。

又方

寒水石，燒過為細末，水調塗之。

枯瘤方

砒　硇砂　黃丹　雄黃　粉霜　輕粉各一錢　斑蝥二十個，生用　硃砂一錢　乳香三錢　沒藥一錢

同研為末，粥糊為丸，捏作棋子樣，爆乾。先灸破瘤頂，三炷為則，上以瘡藥餅蓋上，用黃柏末，以水調貼之。數日，自然乾枯落下。

又方

以銅綠為末，草刺破瘤，摻在上，以膏藥塗之。

治頭面生瘤子，用蛛絲勒瘤子根。三二日，自然退

落。

乳香散 貼杖瘡腫痛。

大黃 黃連 黃柏 黃芩各三錢 乳香另研 沒藥另研，以上各一錢 腦子少許

上四味為末，後入三味，冷水調勻。攤於緋絹上，貼杖瘡上。

治疳瘡

馬明退燒灰，三錢 輕粉少許 乳香少許

上研為細末，先以溫漿水洗淨，乾摻之

治疳瘡久不癒者

海浮石燒紅，醋淬數次 金銀花

上海石二停，金銀花一停，同為細末。每服二錢半，如籛茶般，日用二服。瘡在上，食後；在下，食前服；如病一年，服藥半年則癒。

瀉肺湯 治肺癰喘急，坐臥不安。

桑白皮銼，燒 甜葶藶隔紙焙，各一兩

上二味粗末，每服三錢，水一盞，煎至六分，去滓，食後溫服。以利為度

桔梗湯 治肺癰吐膿。

桔梗銼，炒，一兩半 甘草炙，銼，半兩

上為粗末，每服六七錢，水二盞，煎至半盞，去滓，空心服，須臾吐膿，立癒。

黃柏散 治鵬窠徼腰等瘡。

黃柏 白及 白蘞以上各等份 黃丹少許

上為細末，涼水調塗。

☆☆ 口齒咽喉第二 ☆☆

地龍散 治牙痛。

地龍去土 玄胡索 蓽撥各等份

上為細末，每用一字，用綿子裹，隨左右痛，於耳內塞之，大效。

牙宣藥

蓽撥 胡椒 良薑 乳香另研 麝香 細辛 青鹽 雄黃各等份

上為細末，先以溫漿水刷淨，後用藥末於痛處擦，追出頑涎，休吐了，漱數十次，痛止。忌油膩一二日。

仙人散刷牙

地骨皮二兩，酒浸二宿 青鹽一兩 黍粘子一兩半，炒 細辛一兩，酒浸

上為細末，入麝香少許。每用一字，臨臥擦牙，茶酒漱，良久吐出。

又方

石膏 細辛 柳椹各等份

上為末，擦之。

治牙疳

米二停 鹽一停 盆鹼 麝香少許 白礬

上相合，水拌勻，紙包裹，燒黑焦為末，貼瘡上，立癒。

治牙痛

口噙冰水一口，用大黃末紙捻，隨左右痛處，鼻內任[1]

之，立止。

又方

韶粉二錢　好硃砂一錢

上為末，每用少許，擦痛處。

又方

好紅豆二錢　花鹼少許

上為末，隨牙痛處左右，鼻內嗃之。

又方

華細辛去苗　白茯苓去皮　川升麻　蓽撥　青鹽　明石膏　川芎　不蛀皂角去皮弦，酥炙黃色，各等份

上為細末，早晚刷牙，溫水漱之，牙痛處更上少許。

又方

以巴豆去皮，用針刺，於燈焰上炙令煙出，薰牙痛處，薰三五上。

又方

高良薑一塊　全蠍一隻

上為細末，先用酸漿水漱牙，次用藥末擦之，流下涎水即癒。

又方治牙疼

花鹼填[2]牙坑，痛立止。

又方

枯白礬熱水漱[3]之。

---

[1] 任：義同「紉」。

[2] 鹼填：原脫，據四庫本補。

[3] 熱水漱：原脫，據醫統本補。

治走馬咽痺

上用巴豆去皮，以綿子微裹，隨左右塞於鼻中，立透。如左右俱有者，用二枚。

又方

用生白礬研細，塗於綿針上，按於喉中，立破。綿針，以榆條上用綿纏作棗大是也。

又一法

如左右喉痺，於頂上分左右頭髮，用手挽拔之，剝然有聲，立效。此法年幼時常見鄭六嫂救人甚多，不得其訣，近與子正話及，方得其傳。

又一法

以馬勃吹咽喉中，立止。

治喉痺

大黃　朴硝　白僵蠶

上件同為細末，水煎。量虛實用，以利為度。

口瘡方

白礬一兩，飛至半兩　黃丹一兩，炒紅色放下，再炒紫色為度

上二味為細末，摻瘡上，立癒。

☆☆ 目疾證第三 ☆☆

治倒睫拳毛

將穿山甲以竹箄子刮去肉，用羊腰窩脂，去皮膜，仍將穿山甲於炭上炙令黃色，用脂擦去山甲上，如此數遍，令酥，為末。隨左右眼噙水，鼻內嗃一字，一月餘見效。

又方

木鱉子三個，乾炒　木賊一百二十節　地龍二條，去土　赤龍爪一百二十個，則勾刺針也

上為細末，摘去倒睫，每日以紙捻蘸藥嗃之，一日三五次。

又方

穿山甲炮　地龍去皮　蟬殼　五倍子各等份

上為細末，如用藥時，先將拳毛摘盡，後用藥一字，隨左右鼻內嗃之。次日目下如線樣微腫，是驗也。

貼赤眼

取青泥中蛆，淘淨曬乾，為末。赤眼上乾貼之，甚妙。

貼赤瞎

爐[1]甘石二兩　密陀僧一兩　黃連　朴硝

上方，先將黃連用水熬成汁，入童子小便，再同熬，後下硝，又熬少時，用火鍛爐甘石紅，黃連汁內淬七次，與密陀僧末同為末，臨臥貼之。

貼赤眼

銅綠　輕粉　牙硝　腦子少許　麝香

上為細末，乾貼之。

截赤眼方

黃連　綠礬　杏子　甘草　銅綠各等份

上為粗末，水煎洗甚效。

---

[1] 爐：原作「蘆」，據上下文義改。

碧霞丹 治赤眼暴發，並治赤瞎。

銅綠 白土 芒硝

上件各分為末，丸如皂子大。每用白湯研化一丸，洗之，立效。

汾州郭助教家**神聖眼藥**

蕤仁一兩 金精石二兩 銀精石二兩 爐甘石四兩，燒 赤石脂一兩 滑石二兩 密陀僧二兩 高良薑三兩 秦皮一兩 黃丹一兩，飛過 銅綠三錢 硇砂三錢 硼砂一錢半 乳香三錢 盆硝少用 青鹽 腦子 麝香以上並少用之

上用東流水三升，先入蕤仁，次下餘味等，白沙蜜一斤，熬至二升，以線絹細濾過，澄清，入前藥攪之。勻點，大效。

視星膏

白沙蜜一斤，揀去蜜滓，可稱十四兩 密陀僧一兩，金色者，研極細，水淘可得六七錢 新柳箅子四兩，去皮心，半乾半炒

上用臘雪水五升，與蜜溶調入藥，與柳箅子同貯於瓷瓶中，以柳木塞瓶口，油絹封勒，於黑豆鍋中熬，從朝至暮，仍用柳棒閣瓶，防傾側；用文武火，另添一鍋豆水滾下，旋於另鍋中取水添之；熬成，用重綿濾淨，卻入瓶中，用井水浸三兩日，埋在雪中更妙。頻點為上。

復明膏 治外障。

白丁香臘月收者尤佳，水飛，稱八錢 揀黃連一兩 防風去蘆，銼，指許，一兩 新柳枝方一寸者三片

上好四味，用新水一升半，雪水更妙，春秋兩三時，冬月一宿，以銀石器內，熬至六分，濾去滓，另用蜜一

斤，密陀僧研極細末三分，入蜜攪勻另熬，以無漆匙撩點，下蜜中急攪，候沸湯定，一人攪蜜，一人旋又攪藥汁，都下在內攪勻，再熬三兩沸，色稍變，用新綿三兩重，濾去滓，盛器內。點眼如常。本方每藥半合，用片腦一麥粒大，不用亦可。

錠子眼藥

黃丹一兩，飛　黃柏半兩，去皮　黃連半兩，去鬚　枯白礬半兩　爐甘石半兩，用黃連製　銅綠半兩　硇砂三錢　川烏三錢，炮　乾薑二錢　蠍梢一錢　信半錢，火燒　乳香少許　沒藥少許

上為細末，入豆粉四兩，澆蜜和就，如大麥許錠子。於眼大眥頭，待藥化淚出為效。

治冷淚目昏

密蒙花　甘菊花　杜蒺藜　石決明　木賊去節　白芍藥　甘草各等份

上為細末，茶清調下一錢，服半月後，加至二錢

又方

乾薑肥者為末，每用一字，浸湯點洗。

又方

貝母一枚膩白者，胡椒七粒，為末，點之。

單治目昏

荊芥穗　地骨皮　楮實各等份

上為細末，煉蜜為丸，桐子大。每服二十丸，米湯下。

治一切目昏

川椒一斤，微炒，搗取椒紅，約取四兩　甘菊花四兩，末之

生地黃一斤，取新者，杵作泥極爛

上將地黃泥，與前藥末同和作餅子，透風處陰乾，再為末，以蜜為丸，如梧桐子大。每服三十丸，食後茶清送下。

洗眼黃連散

當歸　赤芍藥　黃連　黃柏各等份

上細銼，以雪水或甜水，濃煎汁，熱洗。能治一切風毒赤目。

諸物入眼中

好墨，清水研，傾入眼中，良久即出。

點攀睛瘀肉

黃丹一兩二錢，水飛過，泣[1]乾　白礬一兩，銀器內化成汁

上將白礬於銀器內化成汁，入黃丹末在內，以銀匙兒攪勻，更入乳香、沒藥各一錢，慢火不住手攪，令枯乾為粉，候冷，研極細，熟絹羅過，後入鷹條一錢半，血竭二分，麝香少許，輕粉三分，粉霜二分，共研極勻如粉，再以熟絹羅過。細末點之，大有神效。

青金散

芒硝一兩　螺青　沒藥　乳香各少許

上為細末，每用少許，鼻內嗃之。

治雀目

真正蛤粉炒黃色，為細末。

上油蠟就熱和為丸，如皂子，納於豬腰子中，麻纏。蒸熟食之。可配米粥。

[1] 泣：四庫本作「候」，義勝。

☆☆頭面風疾第四☆☆

苦參一斤　紅芍藥　冬瓜二味各四兩　玄參一兩

上為末，每用一字，用手洗面上。

豬蹄膏　洗面上皯藥。

上用豬蹄一副，刮去黑皮，切作細片，用慢火熬如膏黏，用羅子濾過，再入鍋內，用蜜半盞，又用：

白芷　黑豆去皮　瓜蔞一個　白及　白蘞　苓苓香藿香各一兩　鵝梨二個，細切

上將七味為末，同梨入藥一處，再熬，滴水不散方成。以絹濾過，臨臥塗面，次日用漿水洗面。

治面風

益母草灰，麵湯和，燒七遍。洗面用之。

治面皯黑斑點方。

白附子一兩　白及　白蘞　密陀僧　胡粉　白茯苓各等份

上為細末，洗淨，臨臥以乳汁調一錢，塗面，但洗光淨。牛乳亦可。

治頭風

苦丁香　川芎　藜蘆各等份

上為細末，噙水，鼻內嗃之。

芎黃湯　治頭目眩運。

大黃　荊芥穗　貫芎　防風各等份

上為粗末，大作劑料，水煎。去滓服之，以利為度。

耳聾方

篦麻子五十個，去皮

上與熟棗一枚同搗，丸如棗子大，更入小兒乳汁就和。每用一丸，綿裹，納於聾耳內，覺熱為度，一日一易。如藥難丸，日中曝乾。

又方

口噙甘草一枚，耳中塞二塊，用綿裹，立通。

腦宣方

皂角不蛀者，去皮、弦、子，蜜炙捶碎，水中揉成濃汁，熬成膏子。鼻內噙之，口中咬箸，良久，涎出為度。

治耳底方

以枯白礬為末，填於耳中，立效。

治鼻中肉螻蛄

赤龍爪　苦丁香各三十個　苦葫蘆子不以多少　麝香少許

上為末，用紙捻子，點藥末用之。

胑[1]臭方

烏魚骨三錢　枯白礬三錢　密陀僧一錢

上為末，先用漿水洗臭處，後用藥末擦之。

又方

密陀僧不以多少，研細。先以漿水洗臭處，乾擦。

烏頭藥

細針砂炒　蕎麵炒，以上各一盞　大麥亦同　釅醋半升，與前二味打糊

凡用，先使皂角水熱洗淨，時前二味糊，稀稠得所，

[1] 胑：音義同「肢」。

於髭鬢上塗之均匀，先用荷葉包，次用皮帽裹之，三五時辰，用溫漿水洗了，卻收取元針砂，其髭髮淨後，用黑藥塗之。

黑藥方

沒食子　石榴皮　乾荷葉另搗，以上各一兩　五倍子　訶子皮　百藥煎　金絲礬　綠礬另研，旋點諸藥

上將七味為細末，炒熟麵五六匙，入好醋，打麵糊，和藥末再塗髭鬢，又用荷葉封裹，後用皮帽裹之，三五時間，洗淨甚黑。若更要黑光，用豬膽漿水澤洗，如鴉翎。

又方

酸石榴　五倍子　芝麻葉

上同杵碎，用絹袋盛之，於鐵器內水浸，掠髮自黑。

治大頭病兼治喉痺方，歌曰：

人間治疫有仙方，一兩僵蠶二大黃，

薑汁為丸如彈大，井花調蜜便清涼。

又法

以砭針刺腫處，出血立效。

治時氣

馬牙硝　寒水石　黍粘子　鬼臼　川大黃　鬼箭草各等份　腦子少許

上六味為細末，用新井花水一盞，藥末一二錢，入腦子吃；外一半留用，新水得稠，雞翎掃在腫處，有風涼處坐。

☆☆解利傷寒第五☆☆

雙解丸

巴豆六個，去皮油　天麻二錢半　胭脂少許

上將巴豆、天麻為末，滴水丸，如秫米大，胭脂為衣。一日一丸，二日二丸，三日三丸。已，外不解，先吃冷水一口，後用熱水下。如人行十里，以熱湯投之。

又一法

無藥處可用兩手指相交，緊扣腦後風府穴，向前禮百餘拜，汗出自解。

又一法

適於無藥處，初覺傷寒、傷食、傷酒、傷風，便服太和湯、百沸湯是，避風處先飲半碗，或以齏汁亦妙；以手揉肚，覺恍惚，更服半碗；又用手揉至恍惚，更服，以至厭飫，心無所容，探吐汗出則已。

不臥散

川芎一兩半　石膏七錢半　藜蘆半兩，去土　甘草二錢半，生

上為細末，口噙水，鼻內各嗃之，少時，吃白湯半碗，汗出解之。

川芎湯　解利一切傷寒。

川芎　藁本　蒼朮

上三件為細末，沸湯點三錢。須臾，覺嘔逆便解；如不解，再服之。

☆☆ 諸腰腳疼痛第六 ☆☆

皂角膏

上用醇酒二大碗，皂角一斤，去皮弦，搗碎，熬至一半，沸去滓，再用前汁，入銀石器熬為膏子，隨痛處貼之。

治腰腳疼痛方

天麻　細辛　半夏各二兩

上用絹袋二個，各盛藥三兩，煮熟。交互[1]熨痛處，汗出則癒。

牛黃白朮丸　治腰腳濕。

黑牽牛　大黃各二兩　白朮一兩

上為細末，滴水丸桐子大。每服三十丸，食前生薑湯下。如要快利，加至百丸。

☆☆ 婦人病證第七 ☆☆

如聖丹　**治婦人赤白帶下，月經不來。**

枯白礬　蛇床子各等份

上為末，醋打麵糊丸，如彈子大，以胭脂為衣。綿子裹，納於陰戶。如熱極再換。

詵詵丸　療婦人無子。

當歸　熟地黃各二兩　玄胡索　澤蘭各一兩半　川芎　赤芍藥　白薇　人參　石斛　牡丹皮各一兩

上為末，醋糊為丸。每服五十丸，桐子大，空心酒

---

[1] 互：原作「牙」，〔批〕「疑當作互」。今據醫統本改。

下。

當歸散　**治月經欲來前後，腹中痛。**

當歸以米醋微炒　玄胡索生用　沒藥另研　紅花生用

上為末，溫酒調下二錢服之。

治產婦橫生

蓖麻子三十個

研爛，婦人頂上剃去髮少許，以上藥塗之，須臾，覺腹中提正，便刮去藥，卻於腳心塗之，自然順生也。

治血崩

蠶砂不以多少

上為末，每服三五錢，熱酒調下服。

又方

管仲去鬚，銼碎

或用酒、醋煎三錢，煎至七分，去滓溫服一服立止。

當歸散　**治血崩。**

當歸一兩　龍骨一兩，燒赤　香附子三錢，炒　棕毛灰半兩

上為細末，空心，米飲調下三四錢。忌油膩、雞、豬、魚、兔等物。

蓮殼散

乾蓮蓬燒灰存性　棕櫚皮及毛各燒灰，以上各半兩　香附子二錢，炒

上為細末，每服三四錢，空心，米飲湯調下服之。

治婦人血枯

川大黃

上為末，醋熬成膏，就成雞子大，作餅子。酒磨化之。

三分散　治產後虛勞，不進飲食，或大崩後。

白朮　茯苓　黃耆　川芎　芍藥　當歸　熟乾地黃各一兩　柴胡　人參各一兩六錢　黃芩　半夏洗，切　甘草炙，以上各六錢

上為粗末，每服一兩，水一大盞，煎至半盞，去滓溫服，日二服。

治產後惡物上潮，痞結，大、小便不通。

芒硝　蒲黃　細墨各等份

上為末，用童子小便半盞，水半盞，調下服之

治婦人產後虛弱，和血通經。

當歸一兩，焙　芍藥二兩　香附子三兩，炒

上為細末，每服一二錢，米飲調下，服之無時

治婦人產後惡物不出，上攻心痛。

赤伏龍肝灶底焦土，研細

用酒調三五錢，瀉出惡物，立止。

治娠婦下痢膿血及咳嗽。

白朮　黃芩　當歸各等份

上為末，每服三五錢，水煎，去滓，食前。加桑皮止嗽。

百花散　治婦人產中咳嗽。

黃柏　桑白皮用蜜塗，慢火炙黃色為度，二味各等份

上為細末，每服一二錢，水一盞，入糯米二十粒，同煎至六分，以款冬花燒灰六錢，攪在藥內同調，溫服之。

治婦人吹奶

以樺皮燒灰存性，熱酒調下三錢，食後服之。

又方

馬明退燒灰，五錢　輕粉三錢　麝香少許

上為細末，每服二錢，熱酒調下服之。

又方

以皂角燒灰蛤粉和，熱酒將來調數字，下得喉嚨笑呵呵。

又方

以淘米木杓上砂子七個，酒下。以吹帚枝透乳孔，甚妙。

☆☆ 咳嗽痰涎第八 ☆☆

九仙散

九尖篦麻子葉三錢　飛過白礬二錢

上用豬肉四兩，薄批，棋盤利開摻藥，二味荷葉裹，文武火煨熟。細嚼，白湯送下，後用乾食壓之。

止嗽散

半夏一兩半，湯洗七次　枯白礬四兩

上二味為末，生薑打麵糊和丸，桐子大。每服三二十丸，空心溫酒送下。

八仙散

款冬花　佛耳草　甘草　鐘乳　鵝管石　白礬　官桂　井泉石各等份

上為細末，每服三錢，水煎服之。又一方摻咽喉中。

三才丸 治嗽。

人參 天門冬去心 熟乾地黃各等份

上為細末，煉蜜為丸，如櫻桃大，含化服之。

三分茶

茶二錢 蜜二兩 蕎麥麵四兩

上以新水一大碗，約打千餘數，連飲之。飲畢良久，下氣不可停，人喘自止。

石膏湯 治熱嗽。

石膏亂文者，一兩 人參半兩，去蘆 甘草半兩，炙

上為末，每服三錢，新水或生薑汁、蜜調下亦可。

三生丸 治嗽。

胡桃仁一兩 生薑一兩，去皮，細切 杏仁一兩

上二味，同研為泥，就和作劑，可行十三四丸。臨臥爛嚼一丸，可數服即止。

化痰延壽丹

天麻半兩 枸杞子二兩半 白礬一兩半，半生半熟 半夏一兩半，湯洗七次用 乾生薑一兩半 人參一兩

上為細末，好糯酒拌匀，如砂糖，用蒸餅劑蒸熟，去皮，杵臼搗四五十杵，便丸，如乾，入酒三點，丸如小豆大。每服三五十丸，生薑湯下。

半夏湯 治嘁欲死者。

半夏一兩，洗 生薑二兩

上二味細切。水二盞，煎至八分，去滓，作二服，食後。

治肺痿喘嗽

漢防己

上為細末，每服三錢，漿水一盞，同煎至七分，和滓溫服之。

治年高上氣喘促[1]，睡臥難禁。

上蘿蔔子搗羅為末，白湯浸調五七錢，食後服之。或炒，或用糖蜜作劑，為丸服之。

麻黃湯　治因風寒、衣服單薄致嗽。

麻黃不去節　甘草生用　杏仁生用

上為粗末，每服三二錢，水煎，食後溫服。

☆☆ 心氣疼痛第九 ☆☆

失笑散　治急心痛，並男子小腸氣。

五靈脂半兩　蒲黃半兩，炒

上為末，每服三錢，醋半盞，煎二沸，再入水半盞，再煎二沸，空心，食前，和滓溫服之。

又方

醋一盞，加生白礬一小塊，如皂子大，同煎至七分，溫服，立癒

又方

高良薑半兩　山梔子半兩　蔚金半兩

又方

以新嫩槐枝一握，切去兩頭，水二盞，煎至一盞，去滓，分作二服，熱服之。

[1] 促：原創和「促」，據四庫本改。

又方

沒藥　乳香　薑黃　玄胡索各等份

上為末，每服三錢，水煎，食後服之。

☆☆ 小腸疝氣第十 ☆☆

抽刀散

川楝子一兩，破四分，巴豆三個，同炒黃色，去巴豆用之　茴香一兩，鹽炒黃色，去鹽用之

上為細末，每服三錢，蔥白酒調下，空心服之。

治陰痛不可忍

吳茱萸二兩，洗七遍，焙乾，微炒　檳榔一兩　茴香一兩

上為細末，醋糊為丸。熱酒送下十丸，食前服之。

治偏腫

茴香　甘遂

上二味各等份，為末，酒調二錢，食前服之。

又方

巴戟去心　川楝炒　茴香炒

各等份為末，溫酒調二錢，服之。

治小兒疝氣腫硬

地龍不去土

為末，唾津調塗病處。

治小腸氣痛

全蠍一兩　茴香一兩，炒黃

上為細末，醋糊和丸，如梧桐子大。如發時，每服五七十丸，溫酒送下，食前服之。

治小便渾濁如精之狀

沒藥　木香　當歸各等份

上為末，以刺棘心自然汁為丸，如梧桐子大。每服五七丸，食前，鹽湯下。

治小便頻，滑數不禁

知母　黃柏各等份

上銼碎，酒浸透，炒微黃為末，水丸，梧桐子大。如服藥前一日，休吃夜飯，來日空心，立服，米飲湯下一百丸。只用一服效，後吃淡白粥一頓。

灸疝法

放疝邊豎紋左右交弦，灸七壯。

☆☆腸風下血第十一☆☆

神應散　治腸風痔漏。

牛頭角䚡一只，酌中者　豬牙皂角七錠　穿山甲四十九片，或圓取，或四方取，或一字取之　猬皮一兩　蛇退皮一條

上五味錘碎，盛在小口瓷器內，鹽泥固定，日中曝乾，瓶口微露出煙，用文武火燒紅，赤煙微少，取出放冷為細末。

如服藥日，先一日臨臥，細嚼胡桃仁半個如糊，用溫醇糯酒一盞送下，不語便睡，至次日交五更服藥。驗病年月遠近，或稱三錢，五七錢，用水半大碗，醇糯酒半大盞，相合熱，和藥服之，至辰時再服。又一服，再依前服藥，不須用胡桃仁。久病不過七服。忌油膩、魚、鱉、雞、兔、豬、犬等物。大有神效。

溫白丸　治臟毒下血。

椿根白皮凡引者，去粗皮，酒浸，曬乾服

上為末，棗肉為丸，如梧桐子大。每服三五十丸，淡酒送，或酒糊丸。

治脫肛痔瘺

胡荽子一升　乳香少許　粟糠半升或一升

上先泥成爐子，止留一小眼，可抵肛門大小，不令透煙火，薰之。

治脫肛

蔓陀羅花子　蓮殼一對　橡碗十六個

上搗碎，水煎三五沸，入朴硝，熱洗，其肛自上。

治痔漏下血不止

紫皮蒜十個，獨科者妙　大椒六十個　豆豉四兩

上搗爛為泥，丸彈子大。空心細嚼一丸，鹽湯下，日進三服，效。

治痔漏

白牽牛頭末四兩　沒藥一錢

上同為細末，如欲服藥，先一日不食晚飯，明日空心，將豬精肉四兩，燒令香熟，薄批，摻藥末在內裹之，漸又細嚼，食盡，然後用宿蒸餅壓之，取下膿血為效，量病大小虛實，加減服之。忌油膩、濕麵、酒色，三日外不忌。一服必效。或用淡水煮肉熟，用上法亦可。又云：服前一日，不食午飯並夜飯，明日空心用之。

又方

黑白牽牛一合，炒黃，為末；豬肉四兩，切碎炒熟，

與藥末攪匀，只作一服，用新白米飯三二匙壓之，取之白蟲為效。

又坐藥

黑鯉魚鱗二三甲，以薄編繭裹，如棗柱樣，納之，痛即止。

淨固丸　治痔漏下血，癢痛。

槐花炒　枳殼去穰，以上各一兩

上為細末，醋糊為丸，如梧桐子大。每服二十丸，米飲湯下，空心，食前。十服見效。

黃連貫眾散　治腸風下血。

黃連　雞冠花　貫眾　大黃　烏梅各一兩　甘草三錢，炙　枳殼炮　荊芥各一兩

上為細末，每服二三錢，溫米飲調服，食前。

槐荊丸　治痔漏。

荊芥、槐花等份為末。水煎一大碗。服丸亦可為之

又方

豆豉炒　槐子炒，各等份

上為末，每服一兩，水煎，空心下。

薰渫藥

鳳眼草　赤皮蔥　椒

三味搗粗，同漿水滾過。坐盆，令熱氣薰痔，但通手渫之。如此不過三次瘉矣。

☆☆小兒病證第十二☆☆

治小兒脾疳。

蘆薈　史君子各等份

上為細末，米飲調下一二錢服之。

玉箸散　治小兒馬脾風。

甘草一寸，煎水　甘遂末一字

上同油、蜜、生薑，銀釵兒攪，調下。後用冷水半盞，調奪命散。

奪命散　治小兒胸膈喘滿。

檳榔　大黃　黑牽牛　白牽牛各等份，皆當各半生熟用之

上為細末，蜜水調服之。

治小兒斑瘡入眼

麩炒蒺藜炙甘草，羌活防風等份搗；

每服二錢漿水下，撥雲見日直到老。

治瘡疹黑陷

鐵腳威靈仙一錢，炒末　腦子一分

上為末，用溫水調下服之，取下瘡痂為效。

治小兒黃瘦腹脹

乾雞糞一兩　丁香末一錢

上為末，蒸餅為丸，如小豆大。每服二十九，米湯下

黃連散　治小兒頭瘡。

川黃連　黃柏去粗皮用　草決明　輕粉各等份

上為細末，用生小油調藥，於瘡上塗之，立癒。

治斑瘡倒靨方

胡桃一個，燒灰存性　乾胭脂三錢

上為末，用胡荽煎酒，調下一錢服之。

又方

人牙燒灰存性，研入麝香少許。每服三錢，溫酒調下少許服之不拘時。

又方

小豬兒尾尖，取血三五點，研入腦子少許，新水調下，食後與服之。

又方

人中白，臘月者最佳，通風處，以火鍛成煤。水調三五錢，陷者自出。

消毒散　治瘡疹已未出，咽喉腫痛。

牛蒡子二兩，炒　甘草半兩，銼，炒　荊芥一分

上為粗末，每服三錢，水一盞半，煎至七分，去滓溫服，不拘時。

治小兒斑瘡入眼

豬懸蹄甲二兩，坩鍋內鹽泥固濟，燒焦為末用　蟬殼二兩，去土，取末一兩　羚羊角鎊為細末，研之用

上二味為末，研入羚羊角細末一分，拌勻。每用一字；百日外兒，服半錢；三歲以上，服三錢。新水或溫水調下，日三四服，夜一二服。一年以外，則難治之。

又方　透耳藥

硃砂一錢　粉霜八分

上研為細末，水調少許，用匙杓頭傾一兩點於耳內

中，後用：

白菊花　綠豆皮　穀精草　夜明砂

上四味為末，用米泔半碗，熬成去滓，入乾柿十餘個，再同熬。每日吃三兩個，仍飲煮乾柿湯。

又方　治小兒斑瘡入眼

硃砂　腦子　水銀　麝香各等份

上四味，研為細末，用水銀調，滴入耳中。

發斑藥

珠子七個，研碎，用新水調勻服之。

☆☆ 破傷風邪第十三陰毒傷寒亦附於此 ☆☆

辰砂奪命丹

鳳凰台　川烏頭生，以上各二錢麝香少許　硃砂少許

上為細末，棗肉和為丸，如彈子大，硃砂為衣，鰾酒送下。量病人年甲虛實，加減用之。小兒半丸，以吐為度；不止，以蔥白湯解之。

治破傷風

病人耳塞並爪甲上刮末，唾津調塗瘡口上，立效。無瘡口者難用。

治破傷風

烏梢蛇一個　兩頭尖四個　全蠍四個

上三味為細末，另用石灰五升，柴灰五升，沸湯五升，淋灰水澄清，下藥熬之，鐵鍋器內攪成膏子，如稠，用唾津調。先用溫漿水洗淨瘡口，後塗藥。即時藥行，吐黃水一日，以新水漱口，即癒。

又方

天南星半生半熟　防風去蘆，二味各等份

上為末，清油調，塗瘡上。追去黃水為驗。

又方

白芷生用　草烏頭尖生用，去皮，二味等份

上為末，每用半錢，冷酒一盞，入蔥白少許，同煎服之。如人行十里，以蔥白熱粥投之，汗出立癒。甚者不過二服。

又方　蜈蚣散

蜈蚣頭　烏頭尖　附子底　蠍梢四味各等份

上為細末，每用一字或半字，熱酒調下。如禁了牙關，用此藥斡開灌之。

治陰毒傷寒，破傷風

草烏頭七個，文武火燒熟，去牙頭　麝香半錢　硃砂一錢

上為細末，每服一字，以熱酒調下，食前服之，汗出為度。忌豬、兔、魚、鱉、羖羖肉。

治陰毒病者

用芥末，以新水調膏藥，貼臍上，汗出為效。

又方

牡蠣、乾薑末，新水調塗，手心握外腎，汗出為效。

☆☆ 諸風疾證第十四 ☆☆

不老丹　治一切諸風，常服烏髭駐顏，明目延年。

蒼朮四斤，米泔水浸軟，竹刀子刮去皮，切作片子。內一斤，用椒三兩，去白炒黃，去椒；一斤，鹽三兩炒黃，去鹽；一斤，好醋

一升煮泣[1]盡；一斤，好酒一升，煮令泣盡　何首烏二斤，米泔水浸軟，竹刀子刮去皮，切作片子，用瓦甑蒸，先鋪黑豆三升，乾棗二升，上放何首烏，上更鋪棗二升，黑豆三升，用炊單覆著，上用盆合定，候豆、棗香熟取出，不用棗、豆　地骨皮去粗皮，重二斤

上件於石臼內，搗為細末，後有椹汁搜和，如軟面劑相似，瓷盆內按平，上更用椹汁，藥上高三指，用紗綿帛覆護[2]之，晝取太陽，夜取太陰，使乾再搗，羅為細末，煉蜜和丸，如梧桐子大。空心，溫酒下六十丸。忌五辛之物。

四仙丹

春甲乙採杞葉，夏丙丁採花，秋庚辛採子，冬壬癸採根皮。

上為末，以桑椹汁為丸。每服五十丸，茶清酒任下。

起死神應丹　治癱瘓、四肢不舉、風痺等疾。

麻黃去根節，河水五升熬，去滓，可成膏子五斤　白芷二兩　桑白皮二兩　蒼朮二兩，去皮　甘松二兩，去土　川芎三兩　苦參三兩半　加浮萍二兩

以上各為細末，用膏子和丸，如彈子大。每服一丸，溫酒一盞化下，臨臥服之。微汗出，勿慮。如未安，隔三二日再服，手足即時軟快。及治卒中風邪，涎潮不利，小兒驚風，服之立效。

愈風丹

芍藥　川芎　白僵蠶炒　桔梗　細辛去葉　羌活各半

[1] 泣：四庫本作「汁」。下「粒」字同。

[2] 護：原作「獲」，繁體形近致訛，據上下文義改。

兩　麻黃去節　防風去蘆　白芷　天麻　全蠍炙，以上各一兩　甘草三錢　南星半兩，生薑製用　硃砂半兩，為衣

為末，煉蜜丸，如彈子大。每服一丸，細嚼，茶酒吞下。

香芎散　治偏正頭風。

貫芎　香附子炒　石膏亂紋者良，水飛　白芷　甘草　薄荷各一兩　一方川烏頭半兩，炮去臍皮用之

上為細末，每服二錢，溫酒或茶清調下服之。

妙功十一丸　治癇。

丁香　木香　沉香　乳香　麝香　荊三稜炮　廣朮炮　黑牽牛微炒　黃連　雷丸炒　鶴虱[1]炒　胡黃連　黃芩　大黃焙　陳皮　青皮　雄黃　熊膽　甘草炙，各二錢半　赤小豆三百六十粒，煮　白丁香直尖者，三百六十個　輕粉四錢　巴豆七粒

上二十三味，為細末，赤小豆爛煮研泥，同蕎麵打糊，和作十一丸，硃砂為衣，陰乾。服時水浸一宿，化一丸。大便出，隨病各有形狀，取出為驗；或作化一番，不可再服。曾經火灸者，不治。遠年愈效。

硃砂滾涎散　治五癇。

硃砂水飛　白礬生用　赤石脂　硝石各等份

上同為細末，研蒜膏如丸[2]綠豆大。每服三十丸，食後，荊芥湯下。

又方

硃砂不以多少，水飛，研為細末。

上用豬心血浸，蒸餅為丸，如綠豆大。每服二十丸，

空心，金銀湯下之。

治諸風疥癬及癩

浮萍一兩　荊芥　川芎　甘草　麻黃各半兩[3]　或加芍藥當歸。

上為粗末，每服一兩，水一碗，入蔥白根、豆豉，同煎至一半，無時服，汗出為度。

治癩塗眉法

半夏生用　羊糞燒，以上各等份

上為末，生薑自然汁調塗。

五九散　**治癩**。

地龍去土　蟬殼　白僵蠶　凌霄　全蠍以上各等九個

上同為末，只作一服，熱酒調下。浴室中汗出黏臭氣為效。

苦參散　**治癘風**。

苦參取頭末稱，二兩　豬肚一個

上以苦參末摻豬肚內，用線縫合，隔宿煮軟，取出，洗去元藥。先不吃飯五頓，至第二日，先飲新水一盞，後將豬肚食之，如吐了，再食之，食罷，待一二時，用肉湯調無憂散五七錢，取出小蟲一二萬，為效。後用皂角一斤，不蛀者，去皮弦及子，捶碎，用水四碗，煮至一碗，用生絹濾去滓，再入苦參末攪，熟稀麵糊膏子相似，取出放冷，後入餘藥相和。藥附後：

[1] 虱：原作「風」，〔批〕「風當作虱」，今據改。

[2] 如丸：〔批〕「如丸」疑當作「丸如」。

[3] 兩：原脫，據四庫本補。

何首烏二兩　防風一兩半　芍藥五錢　人參三錢　當歸一兩，焙

上為細末，入皂角膏子為丸，如桐子大。每服三五十丸，溫酒或茶清送下，不拘時候，日進三服。後用苦參、荊芥、麻黃煎湯洗冷。

☆☆ 水腫黃疸第十五 ☆☆

治通身黃腫

瓜蒂焙乾，三四錢

上為細末，每用半字，於鼻內吹上，日一度，並吹三日，如不癒，後用黃芩末之，煎湯五錢下。

治蠱氣

取環腸草，不以多少，曝乾，水煎，利小便為度。

治黃疸，面目遍身如金色

瓜蒂一十四個　母丁香一個　黍米四十九粒

上先搗瓜蒂為末，次入二味，同為細末。每用半字，夜臥，令病人先噙水一口，兩鼻內各半字，吐了水，令病人便睡，至夜或明日，取下黃水，直候取水定，便服黃連散。病輕者五日，重半月。

黃連散　治黃疸，大小便秘澀，壅熱

黃連三兩　川大黃一兩，銼碎，醋拌，炒過用之　黃芩　甘草炙。各一兩

上為細末，每服二錢，食後，溫水調下，一日三服。

治水腫，不利小便，非其法也。故《內經》云：濕氣在上，以苦吐之。濕氣在下，以苦瀉之。吐瀉後，長服益

元散加海金沙，煎以長流水，服之則癒矣。大忌腳膝上針刺出水，取一時之效，後必死矣。尤忌房室、濕麵、酒、醋、鹽味，犯之必死。

木通散　治水腫。

海金沙　舶上茴香　巴戟　大戟　甘遂　芫花　木通　滑石　通草各等份

上為細末，每服三錢，以大麥麵和作餅子，如當二錢大，爛嚼，生薑湯送下。

☆☆下痢泄瀉第十六☆☆

治痢

紫菀　桔梗　赤芍藥　白朮各等份

上為細末，每服三五錢，細切，羊肝拌之，作麵角兒燒服之，後用白湯送下，食前。

治痢

杜蒺藜炒，碾為末，酒調下三兩服。

香豉丸　治痢

蒜為泥　豉為末

上二味相和，作丸如梧桐子大。米飲湯下五七十丸，食前服之。

治大人、小兒吐瀉腹脹，胸膈痞閉

五靈脂　青皮　陳皮　硫黃　芒硝各等份

上將硝、黃於銚子內，以文武火熔開，用匙刮聚，自然結成砂子，取出研碎，與前三藥同末，麵糊為丸，如綠豆大，小兒麻子、黃米大。每服二十丸，量虛實加減，米飲湯送下，無時。

又方　治瀉

車前子不以多少

上為細末，每服二錢，米飲湯調下服之。水穀分，吐瀉止。

☆☆ 諸雜方藥第十七 ☆☆

治消渴

揀黃連二兩，八九節者良

上銼如㕮咀。以水一碗，煎至半碗，去滓頓服，立止。

百日還丹

佛茄子　樟柳根各等份

上為末，枸杞汁和丸，如雞頭大。每服十丸，新水送下。

酒癥丸

巴豆十六個　全蠍十五個　雄黃一塊　白麵五兩

上為末，滴水丸，如豌豆大，每一丸。如痛飲者，二丸。

立應丸　治臟腑泄痢，膿血不止，腹中疼痛。

乾薑一兩，炮，另末　百草霜一兩　巴豆連皮，一兩，炒用　杏仁一兩，同巴豆和皮炒黑色，杵為泥，後入霜研用

上用黃蠟四兩，熔開蠟，次入前四味，用鐵器攪勻，旋丸桐子大。每服三五丸，甘草湯下。白痢，用乾薑湯下，食前。若水瀉，溫水下。

反胃

黃柏末，熱酒調三五錢，食後服之。

治小便多滑數不禁

金剛骨為末，以好酒調下三錢，服之。

又方

白茯苓去黑皮　乾山藥去皮，白礬水內湛過，慢火焙乾用之

上二味各等份，為細末，稀米飲調下服之。

治卒淋痛

芫花散三錢　茴香二錢，微炒黃色

上為細末，水煎服之。

治趼方

以水調白麵，稀稠得所，糊趼上以紙封之，明日便乾。如不曾破者，剝去麵便行。

治大便秘

生麻子不以多少，研爛，水調服之。

坐劑　治大便久秘，攻之不透者用之。

又用蜜，不計多少，慢火熬令作劑，稀則黏手，硬則脆，稀稠得所，堪作劑，搓作劑樣如棗核大，粗如箸，長一寸許。蘸小油，內於肛門中，坐良久自透。有加鹽少許，以《素問》鹹以軟之。

交加飲子　治久瘧不已，山嵐瘴氣。

肉荳蔻十一個，面裹燒一個　草荳蔻二個，同上法用　厚朴二寸，一半生用，一半熟用，生薑汁製過用　甘草二寸半，一半生用，一半炙用　生薑二塊如棗，紙裹煨過，半生半熟

上為末，每服分一半，水一碗，銀石器內煎至一大

盞，去滓溫服，發日，空心。未癒，則再服。

天真丸　補虛損。

佛袈裟[1]，男用女，女用男，以新水四擔，洗盡血水，以酒煮爛為泥。

威靈仙一兩　當歸半兩　縮砂一兩　蓮子肉二兩，炒熟　乾地黃一兩，酒浸　廣朮半兩　甘草二兩　牡丹皮一兩　牛膝一兩，酒浸　木香半兩　白朮一兩　白茯苓一兩

上為細末，與君主同搗，羅為細末，酒浸，蒸餅為丸，如梧桐子大。每服三五十丸，三進日服[2]。

取雕青

水蛭，取陰乾為末，先以白馬汗擦青處，後用白馬汗調藥塗之。

治蚰蜒入耳中

上用貓尿灌耳中，立出。取貓尿，用盆盛貓，以生薑擦牙大妙。

又方

黑驢乳灌耳中，亦出。

又方

以濕生蟲研爛，塗於耳邊，自出。

☆☆辟穀絕食第十八☆☆

辟穀方

大豆五升，洗淨，蒸三遍，去皮，為細末　大麻子五升，湯浸一宿，漉出蒸三遍，令口開，去皮，為細末用　糯米五升，淘淨，同白茯苓一處蒸熟用之白茯苓五兩，去皮，同上糯米一處蒸熟為用

上將麻仁末一處搗爛如泥，漸入黃豆末，同和勻，便團如拳大，再入甑蒸，從初更著火至半後夜住火，至寅時出甑，午時曝乾，搗為末，服之，以飽為度。不得吃一切物，用麻子汁下。第一[3]頓，一月不飢；第二頓，四十日不飢；第三頓，一千日不飢；第四頓，永不飢。顏色[4]日增，氣力加倍。如渴，飲麻仁汁，轉更不渴，滋潤五臟，若待吃食時分，用葵菜子三合為末，煎湯放冷服之。取其藥如後，初間吃三五日白米稀粥湯，少少吃之，三日後，諸般食飲無避忌。此藥大忌欲事。

又方茯苓餅子

白茯苓四兩，為末　頭白麵一二兩

上同調，水煎，餅麵稀調，以黃蠟代油　成煎餅，蠟可用三兩。飽食一頓，便絕食。至三日覺難受，三日後，氣力漸生，熟果、芝麻湯、米飲、涼水微用些，小潤腸胃，無令涸竭。開食時，用葵菜湯，並米飲稀粥，少少服之。

又方保命丹

人參五兩　麻子仁二兩，炒，去皮　乾地黃　瓜蔞子炒　菟絲子酒浸，以上各二兩　生地黃　乾大棗各三兩　大豆黃一升，煮去沫　黑附子一兩生用，一兩炮，去皮用之　白茯苓　茯神　地骨皮去粗皮　蔓精子煮熟用　杏仁去皮尖用　麥門冬

---

[1] 佛袈裟：胎盤之別名。

[2] 三進日服：四庫本作「日三服」。

[3] 一：原脫，據四庫本補。

[4] 色：原作「保」，據四庫本改。

炒，去心用　地膚子蒸七遍　黍米作粉　粳米作粉　白糯米作粉　天門冬去心　車前子蒸　側柏葉煮三遍，以上各二兩五錢

上同為細末，各揀選精粹者，臘月內合者妙，他時不可合，日月交蝕不可合。如合時，須揀好日，淨室焚香，志心修合，勿令雞犬、婦人見。又將藥末用蠟一斤半，濾去滓，白蜜一斤，共二斤半，一處溶開，和匀，入臼杵二千下，微入酥油，丸如梧桐子大。每服十丸，服至五日。如來日服藥，隔宿先吃糯米一頓，粳米、白麵皆可，次日空心，用糯米粥飲送下。如路行人服，遇如好食吃不妨，要止便止；如吃些小蒸餅，爛嚼嚥，或乾果子，以助藥力，不吃更妙。忌鹽、醋。日後退下藥來，於長流水中洗淨，再服，可百年不飢矣。

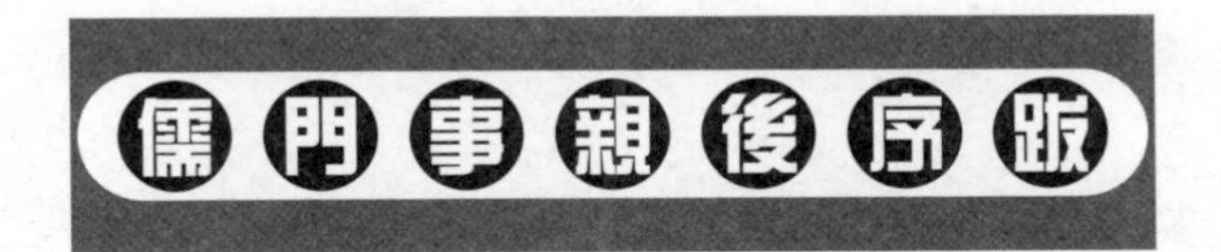

儒門事親後序跋

醫道之大尚矣，其上醫國，其下醫人，而身之所繫，抑其小哉！觀抱朴子之《金匱》、《肘後》，其用心以亦精矣，功亦溥矣，久矣。邵君柏崖，以玉牒之親，存以於天下後世，乃以是書命愚機之壽諸梓，以廣其傳，功豈在抱朴子下哉。愚不學，恐成後人之誚，幸柏崖之去，然日夜是懼，不敢語盡以力。至於根徹鄙奥，劇謬辯非，尚俟後之君子。

嘉靖十九年歲次庚子孟冬朔日錢唐者相聞忠機

於南圃陋室中

memo

memo

memo

memo

國家圖書館出版品預行編目資料

《儒門事親》點校／(金)張從正 原著 余瀛鰲 林菁 田思勝 編選
——初版——臺北市，大展出版社有限公司，2022〔民 111 . 10〕
面；21 公分——（中醫經典古籍；1）
ISBN 978－986－346－386－3（平裝）
1.CST：儒門事親　2.CST：中醫典籍　3.CST：臨床醫學
413.2　　111010633

《儒門事親》點校

原　　著／（金）張從正
編　　選／余瀛鰲　林　菁　田思勝
責任編輯／壽亞荷
發 行 人／蔡森明
出 版 者／大展出版社有限公司
社　　址／台北市北投區（石牌）致遠一路 2 段 12 巷 1 號
電　　話／（02）28236031 · 28236033 · 28233123
傳　　真／（02）28272069
郵政劃撥／01669551
網　　址／www.dah-jaan.com.tw
E-mail／service@dah-jaan.com.tw
登 記 證／局版臺業字第 2171 號
承 印 者／傳興印刷有限公司
裝　　訂／佳昇興業有限公司
排 版 者／弘益企業行
授 權 者／遼寧科學技術出版社
初版 1 刷／2022 年（民 111）10 月

定　價／480 元

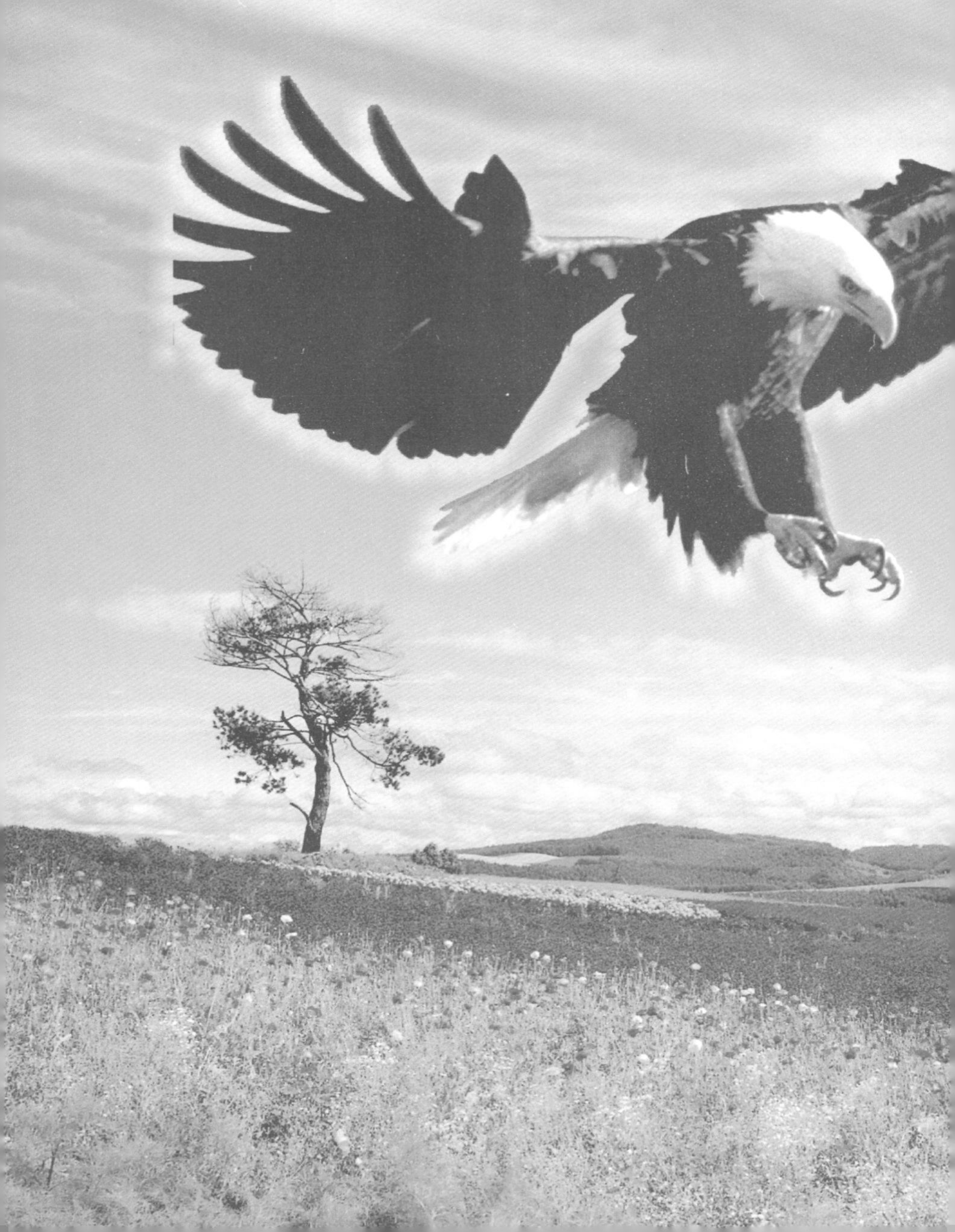

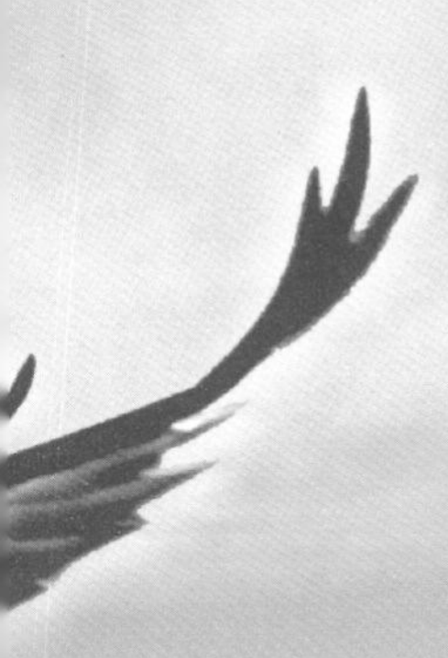

大展好書　好書大展

品嘗好書　冠群可期